总主编　邱智东

全国中医药行业高等教育"十三五"创新教材
高等中医药院校医学、药学类专业实践教学创新系列教材

# 中医临床技能实训教程

（供中医学、中西医临床医学等专业用）

主　编　王　健

U0343422

全国百佳图书出版单位
中国中医药出版社
·北 京·

**图书在版编目（CIP）数据**

中医临床技能实训教程 / 王健主编 .—北京：中国中医药出版社，2023.5
全国中医药行业高等教育"十三五"创新教材
ISBN 978 – 7 – 5132 –7618 – 4

Ⅰ.①中…　Ⅱ.①王…　Ⅲ.①中医临床—中医学院—教材　Ⅳ.①R24

中国版本图书馆 CIP 数据核字（2022）第 078488 号

---

**中国中医药出版社出版**

北京经济技术开发区科创十三街 31 号院二区 8 号楼
邮政编码　100176
传真　010–64405721
三河市同力彩印有限公司印刷
各地新华书店经销

开本 787×1092　1/16　印张 21　字数 463 千字
2023 年 5 月第 1 版　2023 年 5 月第 1 次印刷
书号　ISBN 978 – 7 – 5132 – 7618 – 4

定价　82.00 元
网址　www.cptcm.com

服 务 热 线　010–64405510
购 书 热 线　010–89535836
维 权 打 假　010–64405753

微信服务号　zgzyycbs
微商城网址　https://kdt.im/LIdUGr
官 方 微 博　http://e.weibo.com/cptcm
天猫旗舰店网址　https://zgzyycbs.tmall.com

如有印装质量问题请与本社出版部联系（010–64405510）

全国中医药行业高等教育"十三五"创新教材
高等中医药院校医学、药学类专业实践教学创新系列教材

## 编委会

全国中医药行业高等教育"十三五"创新教材
高等中医药院校医学、药学类专业实践教学创新系列教材

## 《中医临床技能实训教程》编委会

# 编写说明

中医学源远流长，在几千年的发展过程中逐渐形成了完善的理论体系，有效地指导着临床实践，为人类健康事业作出了重要贡献。中医教育、中医医疗、临床实践、社会需求互相衔接，悄然推动着中医事业的发展。加强中医临床实践能力，是中医药院校教学的重要任务，也是人才培养方案的基本目标之一。

合格医学人才的培养不仅是医学知识的传授，更包括临床技能、职业态度、行为和职业道德等多方面的培养。因此，结合国家对中医药人才的培养和需求，长春中医药大学附属医院、中医学院实训中心牵头组织教学一线专家和老师编写了《中医临床技能实训教程》。本教材旨在"强化中医薪火信念，提高临床实践技能、充实道德人文素养"，有效搭建前期课程与临床实践的桥梁，促进医学生理论知识向临床能力的转化。本教材在涵盖了中医临床实践技能相关基础知识的基础上，以中医思维为导向，以解决临床实际问题为原则，突出中医临床职业素养为特点，更加注重人文关怀，强化医疗安全内容。

本教材既可供中医学、中西医临床医学专业大三以上学生使用，也可供广大住院医师参考借鉴。

本教材本着适应临床技能教学，提高医学生动手操作能力，从完整、系统、规范、实用的目的进行编写。内容既突出对中医药的特色与优势的学习，又坚持对西医基础知识与必要的诊疗技能的掌握。通过建立一套符合中医思维特色和认知规律的中医技能训练方法，培养医学生及广大读者的中医实践能力，从而培养高综合素质、高实践能力的中医应用型人才。

本教材包括中医内科基本技能、中医外科基本技能、内科基本技能、外科基本技能、妇科临床基本技能等十四个章节。各章从基本知识、基本技能入手，凝集诊断学和临床各学科专业相关的常用及基本操作，同时参考执业医师考试内容。

　　本教材凝聚了全体编写人员的智慧，虽数易其稿，但难免有纰漏和不足之处，敬请广大读者在使用过程中予以批评指正，以便再版时修订提高，可以更好地为中医技能教学服务。

《中医临床技能实训教程》编委会

2022 年 12 月

# 目　录

# 第一章 中医内科基本技能

## 第一节 门诊病历书写实训

### 一、学习目的

门诊病历作为医务人员在医疗过程中形成的文字材料，是医疗活动记录的重要依据。对于医疗从业人员而言，客观、真实、准确、规范、完整的病历对维持良好的医患关系具有重要意义。

### 二、操作前准备

1.门诊病历封面内容要完整仔细地填写。患者的姓名、性别、年龄、工作单位、住址、电话号、门诊号、公（自）费情况等项。X片、心电图、其他特殊检查、药物过敏情况及住院通知单等项由医师填写。

2.将脉诊包、病历本准备好，在接待患者前采用七步洗手法进行手部清洁，保持相对无菌的环境，并进行医生的自我介绍，与患者亲切交流，缓解患者就诊的心理压力，保持良好的医患沟通状态。

3.初诊患者病历中应含主诉、病史、体格检查、辅助检查、初步诊断、处置意见和医师签名。其中，病史包括现病史、既往史以及与疾病有关的个人史、婚姻、月经、生育史、家族史等。体格检查记录主要阳性体征和有鉴别诊断意义的阴性体征。

初步确定的或可能性最大的疾病诊断名称应分行列出，尽量避免用"待查""待诊"等字样。

处置意见分行列举所用药物及特殊治疗方法、需要进一步检查的项目、生活注意事项、用药方法及期限，必要时可记录患者预约门诊日期等。

4.复诊患者主要记录上次就诊后各项诊疗结果和病情演变的情况；体格检查时可有所侧重，必要情况下，对上次的阳性体征进行复查，并注意是否有新的症状或体征出现；补充必要的辅助检查及特殊检查。3次不能确诊的患者，接诊医师需请上级医师诊视。

5.每次就诊均需填写就诊日期，病历书写一律使用阿拉伯数字，采用24小时制记录。

6.门诊患者需住院做进一步检查和治疗时，由门诊医师填写入院通知单。

7.门诊医师负责为转诊的患者书写病历摘要。

8.法定传染病需注明疫情报告情况。

## 三、操作步骤

填写门诊初诊记录。

## 四、规范要求

初诊病例记录应当包含就诊时间、科别、主诉、现病史、既往史、中医四诊情况、辅助检查结果、诊断及诊疗意见以及医师签名等，接诊医师需在患者就诊的过程中完成门诊病历的书写。

## 五、病史采集流程

### （一）主诉、现病史

**1. 主要症状的病史采集**

（1）起病情况与患病的时间　包括起病时间、发病急缓、发病原因或诱因，均与疾病的诊断有关。如果先后出现数个症状或体征，则应按顺序记录，如心悸3个月、劳累后呼吸困难2周、下肢浮肿3日等。

（2）主要症状的特点　主要症状的特点需全面记录，包括出现的时间、部位、性质、持续时间和程度、缓解或加剧的因素等。

**2.诊治经过**

（1）诊治经过　本次就诊前已经接受过的相关检查结果，治疗所用药物的名称、剂量、给药途径、疗程及疗效等，应记录详细清楚。

（2）病程中的一般情况　包括病程中患者的精神情况、体力状态、饮食情况、睡眠与二便情况等，对评价患者的一般情况及采取何种辅助治疗十分重要。

**3.伴随症状**　医生除要掌握患者的主要症状，也要询问患者身体还有哪些不适。为防止落项，可依据中医问诊"十问歌"（一问寒热二问汗，三问头身四问便，五问饮食六问胸，七聋八渴俱当辨，九问旧病十问因，再将诊疗经过参，个人家族当问遍，妇女经带病胎产，小儿传染接种史，痧痘惊疳嗜食偏），结合病情进行病史采集。

**4.患者病后的情况变化**　如食欲、体重、二便、睡眠等其他特殊情况。

### （二）既往史

1.既往身体素质状况。

2.曾确诊过哪些疾病及患病时间。

3.既往有无手术史、输血史及药物、食物过敏史等。

### （三）小结

回顾患者的病因、症状，查看是否有遗漏之处，总结患者的就诊情况，给予患者诊断及处置，交代患者的病情及注意事项。

## 六、门诊病历格式

### （一）门诊初诊记录

就诊时间：年　月　日　　　　　科别：

姓名：　　　　　　　　　　　　性别：

年龄：　　　　　　　　　　　　职业：

联系方式：

主诉：是患者对自我感觉最痛苦的病情的简要叙述。记录患者自述的症状或体征的性质及持续时间等内容。（注：主诉需精炼准确，可以不用诊断用语，要与现病史一致，遵循客观、实事求是的原则，一般不超过20字。）

现病史：指病后的全过程。包含主症发生的时间、主要病情发展变化、本次就诊前的诊治经过及现在的症状。主要包括以下几点：

1. 记录患者发病的情况，即初次发病时间、诱因、起病缓急、发病时主症及伴随症状。

2. 按疾病发生顺序记录主症的部位、性质、持续时间、程度、加重缓解因素及演变发展情况。

3. 记录患者主症以外的伴随症状，及其与主要症状之间的相互关系。

4. 记录患者从发病后到入院，以及院内外检查治疗的详细情况和治疗效果，即诊治经过（涉及的诊断、药名、手术名均加双引号""）。

5. 结合中医"十问歌"记录患者的寒热、饮食、睡眠、二便等情况。

既往史：指本次患病以前的健康及患病情况（尤其是与本次就诊疾病相关的重要病史，且要按照发病时间先后进行记录），以及传染病史、手术外伤史、输血史、食物或药物过敏史等。

中医四诊情况：应用中医专业术语，从望闻问切四个方面记录患者的体征，如患者的姿态、形体、神态、面色、呼吸、语声、排泄物、异常气味以及患者的舌象和脉象情况等。

体格检查：记录一般情况，如呼吸、脉搏、体温、血压等，重点记录阳性体征及有助于鉴别诊断的阴性体征。

专科检查：根据专科情况记录专科内容。

辅助检查：对患者就诊时已经获得的相关检查结果以及拟行检查项目的具体名称，按检查时间顺序分类记录（注明时间、检查号、检查机构）。

初步诊断：需写出本次就诊的初步诊断，包括中医诊断（病名及证型）和西医诊断，如诊断有多个选项，应当主次分明。如暂不能明确，可在病名后面用"？"表示，并尽可能注明复诊应注意的事项。

处置：指本次的处理用药措施，包括以下 3 点。

1. 中医治疗包含治法、方药和用法等。

2. 西医治疗包含具体用药、用量和用法等。

3. 随诊要求、注意事项等。

医师签名：（字迹应清楚易认）

### （二）门诊复诊记录

就诊时间：　年　月　日　　　　　　科别：

记录内容及要求：

1. 前次诊疗后的病情变化、中医四诊情况、辅助检查结果、补充或更正诊断。

2. 根据患者的病情变化更改诊疗措施。

3. 随诊要求，注意事项等。

医师签名：（字迹应清楚易认）

## 七、示例

### （一）门诊初诊记录示例

就诊时间：2018 年 10 月 31 日　　　　科别：肝脾胃科

姓名：孙某　　　　　　　　　　　　性别：男

年龄：47 岁　　　　　　　　　　　　职业：职员

主诉：间断胃痛 2 年，加重 7 天。

现病史：该患缘于 2 年前，无明显诱因出现胃痛，曾于"某医院"就诊，查胃镜示"糜烂性胃炎"，经系统治疗后好转出院，后胃痛间断发作。7 天前，因情志不畅出现胃痛不适加重伴食道烧灼感。现症：胃痛伴食道烧灼感，食后加重，烦躁易怒，偶伴心前区疼痛，反酸，胃灼热，口中异味，手足心热，纳可，眠差，小便黄，有异味，大便成形，每日 2 次。

既往史：平素身体健康状况良好，否认冠心病，否认高血压病，否认血脂异常，否认糖尿病，否认脑梗死，否认脑出血，否认肺结核，否认肝炎，否认外伤手术史，否认输血史，无食物过敏史，无药物过敏史。

中医四诊情况：神志清楚，反应灵敏，两眼灵活，表情自然，呼吸平稳，发育正常，形体正常，营养良好，语声正常，舌质暗红，苔黄腻，脉弦。

体格检查：T36.5℃，P80 次 / 分，R20 次 / 分，BP128/82mmHg。腹部外形正常，未见腹壁静脉曲张，未见胃肠型及蠕动波，腹部柔软，无液波震颤，无振水音，剑突下压痛。腹部无肿块，肝、胆囊、脾未触及肿块，墨菲征阴性，肝浊音界存在，肝上界位于右锁骨中线第 6 肋间，移动性浊音阴性，双肾区叩痛阴性，双输尿管压痛点无明显压痛。肠鸣音正常，无气过水声，可闻及 4 次 / 分。

辅助检查：胃镜示糜烂性胃炎。（2016 年 9 月 10 日，×× 医院）

初步诊断：

中医诊断：胃痛病

　　　　　肝胃郁热证

西医诊断：慢性胃炎急性发作

处置：

1. 方用丹栀逍遥散加减以疏肝和胃，泄热止痛。

处方：

| | | | |
|---|---|---|---|
| 柴胡 15g | 栀子 15g | 当归 10g | 白芍 20g |
| 茯苓 15g | 甘草 10g | 白术 10g | 薄荷 10g（后下） |
| 大枣 15g | 石膏 30g（先煎） | 知母 15g | 连翘 15g |
| 姜半夏 10g | 煅牡蛎 20g（先煎） | 醋香附 15g | 炒枳实 15g |

5 剂，水煎服，每日 1 剂，取汁 300mL，口服，每日 2 次，每次 150mL，饭后半小时温服。

2. 嘱患者清淡饮食，勿食辛辣刺激性食物，7 天后复诊。

医师签名：

## （二）门诊复诊记录示例

就诊时间：2018 年 11 月 1 日　　　　　　科别：内分泌科

记录内容及要求：

经初诊服药 1 周后，患者口干、乏力、气短、多汗的症状减轻，小便频数的症状明显好转，夜寐安，纳食可，小便黄，大便正常。

体格检查：体温 36.8℃。舌红少津，苔薄黄，脉细数无力。

辅助检查：空腹血糖 9.1mmol/L。（2018 年 10 月 31 日，某医院）

诊断：

中医诊断：消渴病（气阴两虚证）。

西医诊断：糖尿病。

处置：

1. 瑞格列奈片 1mg，日 3 次，口服，以控制血糖。

2. 天麦消渴片 0.12g，日 3 次，口服，以滋阴清热。

3. 中药以益气养阴、润燥生津为法。

处方：

| | | | |
|---|---|---|---|
| 黄芪 20g | 山药 30g | 麦冬 15g | 天花粉 10g |
| 知母 30g | 山茱萸 10g | 五味子 20g | 党参 30g |
| 枸杞子 30g | 莲子肉 10g | 茯苓 10g | 白术 10g |
| 薏苡仁 20g | 炙甘草 6g | | |

5 剂，水煎服，日 1 剂，取汁 300mL。每次 150mL，口服，每日 2 次饭后半小时温服。

4.嘱患者多饮水，适量运动，7天后复诊。

医师签名：

## 八、自我评价

医生可根据中医门诊病历书写自评量表来客观评价操作流程的合格程度（表1-1、表1-2）。

**表1-1　中医门诊病历书写自评量表1**

| 考核内容 | 自我评价 | |
| --- | --- | --- |
| 一般项目填写不全或不准确 | 是□ | 否□ |
| 无就诊时间或时间记录不全面 | 是□ | 否□ |
| 无主诉或主诉为非医学用语 | 是□ | 否□ |
| 无既往史或相关部分缺如 | 是□ | 否□ |
| 查体记录过于简单或针对性不强 | 是□ | 否□ |
| 主要检查结果记录不全面 | 是□ | 否□ |
| 初步诊断缺如 | 是□ | 否□ |
| 处置内容不详细 | 是□ | 否□ |
| 无医师签名 | 是□ | 否□ |
| 其他如错别字、涂改、字迹不清等 | 是□ | 否□ |

**表1-2　中医门诊病历书写自评量表2**

| 类别 | 考核内容 | 分值 | 扣分项目 | 得分 |
| --- | --- | --- | --- | --- |
| 一般项目 | 病历一般项目填写完整，有当次的就诊时间 | 7 | 1.病历一般项目书写不完整扣4分<br>2.无当次就诊时间扣3分 | |
| | 书写内容为医学术语，内容准确具体 | 3 | 根据未使用医学术语的个数扣分，每项扣1分 | |
| 主诉 | 1.主诉完整，有主要症状及持续时间<br>2.能够准确、精练体现患者症状 | 10 | 1.缺少主诉扣10分<br>2.描述不完整、不具体每项扣2分 | |
| 现病史 | 现病史详细，具有思想性，重点突出，含有必要的现症、个人史、既往史、家族史等 | 10 | 1.缺少现病史此项得0分<br>2.初诊现病史与主诉不符合扣5分<br>3.现病史描述逻辑混乱，缺少必要项目，每项扣1分 | |
| 体检 | 中医四诊情况描述准确，书写规范 | 10 | 1.缺少中医四诊情况此项得0分<br>2.中医四诊情况缺项，每项扣2.5分 | |
| | 体格检查记录详细，针对性强 | 10 | 1.体格检查描述不详细扣5分<br>2.体格检查针对性不强扣5分 | |
| | 理化检查与病情相关且合理，并记录主要检查结果 | 10 | 未记录检查结果此项得0分 | |

续表

| 类别 | 考核内容 | 分值 | 扣分项目 | 得分 |
|---|---|---|---|---|
| 诊断 | 有中、西医诊断名称,有中医证候名称,书写规范 | 20 | 缺少中西医诊断每项扣10分,缺少证候名称每项扣5分,病名不规范扣5分 | |
| | 诊断依据充分 | 5 | 诊断依据不充分扣5分 | |
| 处置及其他 | 处方是否合理,如若有传染病情况,表明病情并报告 | 5 | 处方与诊断不相符扣3分,未按照规定报告疫情扣2分 | |
| | 处方用药及用量详细 | 5 | 处方书写不规范扣3分,用法书写不详细扣2分 | |
| 医师签名 | 签名清楚易认 | 5 | 无医师签名扣5分,书写不规范扣3分 | |
| 本病例得分 | | | (病例得分超过60分为合格) | |

# 第二节 住院病例书写实训

## 一、学习目的

通过本节课的学习,使学生能够掌握中医住院病例的规范书写方法。

## 二、操作步骤

### (一)入院记录

入院记录应在患者入院24小时内由经治医师完成书写,包含以下内容。

**1. 一般信息** 记录患者的姓名、性别、年龄、婚姻状况、民族、职业、出生地、住址、工作单位、入院时间、记录时间、发病节气以及病史陈述者等。

**2. 主诉** 写明促使患者此次就诊的主要症状及时间。

**3. 现病史**

(1)记录患者发病的情况,即初次发病的时间、诱因、起病缓急、发病时主症及伴随症状。

(2)按疾病发生顺序记录患者主症的部位、性质、持续时间、程度、加重缓解因素以及演变发展情况。

(3)记录患者主症以外的伴随症状,以及与主要症状之间的相互关系。

(4)记录患者从发病后到入院以及院内外的检查治疗的详细情况和治疗效果,即诊治经过(涉及的诊断、药名、手术名均加"")。

(5)结合中医"十问歌",记录患者的寒热、饮食、睡眠、二便等情况。

**4. 既往史** 记录患者一般健康状况、疾病史、传染病史、手术外伤史、输血史、食物或药物过敏史等。

**5. 个人史** 记录患者的出生地及久居地、吸烟饮酒史、有无疫区接触史、有无吸毒史、有无冶游史以及预防接触史。

**6. 婚育史、月经史（女）** 记录患者的婚姻状况、结婚年龄、配偶健康状况、有无子女等。女性患者记录月经初潮年龄、行经期天数、月经周期、末次月经时间（或闭经年龄）、月经量、痛经及生育等情况。

**7. 家族史** 是否有家族遗传病史。

**8. 中医望闻切诊** 记录患者的神色、形态、气息、发育、营养、语声、舌象、脉象等。

**9. 体格检查**

（1）体温、脉搏、呼吸、血压。

（2）一般情况包含皮肤黏膜、全身淋巴结、头面部、颈部、胸部（胸廓、乳房、肺、心）、腹部、外生殖器及肛门脊柱四肢及神经系统等。

**10. 专科检查** 根据专科情况记录专科内容。

**11. 辅助检查** 对患者入院前所做的与本次疾病相关的主要检查及其结果，按检查时间顺序分类记录（注明时间、检查号、检查机构）。

**12. 初步诊断**

（1）中医诊断（病名及证型）。

（2）西医诊断（按诊断的主次进行书写）。

**13. 医师签名** 书写入院记录的医师签名及上级医师签名，并记录书写完成时间。

## （二）首次病程记录

首次病程记录应在患者入院8小时内由经治医生或值班医生完成书写，包含以下内容。

**1. 病例特点**

（1）现病史

1）记录患者发病的情况，即初次发病时间、诱因、发病时主症及伴随症状，起病缓急。

2）按疾病发生顺序记录患者主症的部位、性质、持续时间、程度、加重缓解因素以及演变发展情况。

3）记录患者主症以外的伴随症状，及其与主要症状之间的相互关系。

4）记录患者从发病后到入院，及院内外的检查治疗的详细情况和治疗效果，即诊治经过（涉的诊断、药名、手术名均加""）。

5）结合中医"十问歌"记录患者的寒热、饮食、睡眠、二便等情况。

（2）既往史 记录患者一般健康状况、疾病史、传染病史、手术外伤史、输血史、食物或药物过敏史等。

（3）体格检查 主要归纳患者相关阳性体征。

1）体温、脉搏、呼吸、血压。

2）一般情况包含皮肤黏膜、全身淋巴结、头面部、颈部、胸部（胸廓、乳房、肺、心）、腹部、外生殖器及肛门、脊柱四肢、神经系统等。

（4）辅助检查　对患者入院前所做的与本次疾病相关的主要检查及其结果，按检查时间顺序分类记录（注明时间、检查号、检查机构）。

**2. 拟诊讨论**

（1）中医辨病辨证依据及鉴别诊断（包括主诉、证候分析及中医鉴别诊断）。

（2）西医诊断依据及鉴别诊断（包括病史、症状、体征、辅助资料及鉴别诊断）。

**3. 初步诊断**

（1）中医诊断（病名及证型）。

（2）西医诊断（按诊断的主次进行书写）。

**4. 诊疗计划**

（1）护理要求。

（2）饮食要求。

（3）确定当前或需要下一步检查的项目，对进一步诊疗方案提供帮助。

（4）中、西医治疗方案。

（5）中医调护方案。

**5. 医师签名**

### （三）日常病程记录

日常病程记录由经治医师完成，包含以下内容。

1. 标明记录的时间，另起一行记录具体内容。

2. 病情稳定的患者至少每 3 天记录 1 次病程，病重患者至少每 2 天记录 1 次，病危患者根据病情变化随时记录，每天至少 1 次。

3. 日常病程记录要记录患者的症状演变、四大生命体征、舌脉情况，说明中医治法、方药变化及其变化依据等，随时记录患者治疗方案的改变情况，针对患者理化检查等结果进行分析说明。

4. 上级医师首次查房记录为入院 48 小时内完成，且每周至少两次。

5. 上级医师查房记录要记录查房时患者的病情、诊断、鉴别诊断分析以及当前的治疗措施，并记录查房医师的姓名和专业技术职务，完善病史、体征、治疗方案。

6. 科主任或具有副主任医师以上专业技术职务任职资格医师首次查房应在入院 72 小时内完成。每周至少 1 次，记录内容包括患者病情变化、理法方药的分析及下一步诊疗意见，同时写明查房医师的姓名及专业技术职务等。

7. 入院后 3 天给予明确诊断。

8. 出院时最后一次病程中记录出院原因及出院注意事项。

### （四）24 小时出入院记录

对入院不足 24 小时的患者的出入院情况进行记录，包含以下内容。

**1. 一般信息**　记录患者的姓名、性别、年龄、职业及出入院时间。

**2. 主诉**　记录患者的主要症状和持续时间。

**3. 入院情况**　包括患者的现病史、既往史、体格检查、实验室及其他检查结果等。

**4. 入院诊断**　中医诊断及西医诊断。

**5. 诊疗经过**　入院后给予患者的护理、饮食、中医调护要求以及中西医治疗方案。

**6. 出院情况**　患者出院时的症状、体征、诊断等。

**7. 出院诊断**　中医诊断及西医诊断。

**8. 出院医嘱**　出院后的注意事项。

**9. 医师签名**　医师签字确认。

### （五）24 小时内入院死亡记录

对入院不足 24 小时死亡的患者的入院死亡情况进行记录，包含以下内容。

**1. 一般信息**　记录患者的姓名、性别、年龄、职业、入院时间及死亡时间。

**2. 主诉**　记录患者的主要症状和持续时间。

**3. 入院情况**　包括患者的现病史、既往史、体格检查、实验室及其他检查结果等。

**4. 入院诊断**　中医诊断及西医诊断。

**5. 诊疗经过**　入院后给予患者的护理、饮食、中医调护要求，中西医治疗方案、抢救经过。

**6. 死亡原因**　对患者死亡情况进行分析。

**7. 死亡诊断**　对患者的死亡下诊断。

**8. 医师签名**　医师签字确认。

### （六）疑难病例讨论

记录病例讨论的日期、主持人（科主任或具有副主任医师以上专业技术资格）、参加人员、具体讨论的内容（病例的诊断困难以及疗效不确切等）及主持人总结提出意见。

### （七）转科记录

住院期间转科由转入科室会诊医师同意接收后，填写转入记录和转出记录。转出记录是由转出科室医师在患者转出前书写完成（紧急情况除外）。转入记录是由转入科室医师书写，需在转入 24 小时内完成，包含以下内容。

**1. 一般信息**　包括患者的姓名、性别、年龄、入院日期、转出（转入）日期、转出（转入）科室。

**2. 其他**　包含主诉、入院情况、入院诊断、诊疗经过、目前情况、诊断、转科目的及注意事项（转入后诊疗计划）以及医师签名等。

### （八）阶段小结

患者住院时间较长时，经治医师会每月对患者的病情及诊疗情况进行总结，包含以下内容。

**1. 一般信息**　包括患者入院日期、小结日期以及患者的姓名、性别、年龄。

**2. 其他**　包含主诉、入院情况、入院诊断、诊疗经过、目前情况、诊断、诊疗计划以及医师签名。

### （九）抢救记录

患者病情危重，需要采取抢救措施并于抢救结束后 6 小时内完成抢救记录。主要记录患者的病情变化情况、抢救时间（精确到分钟）、抢救措施。

### （十）有创诊疗操作记录

记录诊疗过程中进行的各种诊断、治疗性操作（如腹腔穿刺、胸腔穿刺等）。包括操作名词、时间、步骤、结果，患者的情况、有无不良反应，操作过程是否顺利，告知患者术后的注意事项以及操作医师签名。

### （十一）会诊记录

患者住院期间由其他科室或其他医疗机构协助诊疗时，需要相关医师填写会诊记录。内容包含申请会诊记录和会诊意见记录。

1. 申请会诊记录由申请医师书写，内容包含患者的基本信息、病情、诊疗情况、会诊的目的、申请时间以及申请会诊医师签名等。

2. 会诊意见记录由会诊科室医师书写，内容包含会诊意见、会诊时间、会诊医师签名等。普通会诊应在申请发出后 48 小时内完成，急会诊则应 10 分钟内到场。会诊意见应该在病程中体现执行情况。

### （十二）出院记录

出院记录是经治医师对患者此次住院期间的诊疗情况进行的总结，需在患者出院后 24 小时内完成。包含以下内容。

**1. 一般信息**　记录患者的姓名、性别、年龄、职业、入院日期、出院日期、出院原因。

**2. 其他**　包含入院诊断、出院诊断、入院情况、诊疗经过、出院情况、出院医嘱、中医调护、医师签名等。

### （十三）死亡记录

死亡记录是对死亡患者住院期间的诊疗和抢救经过的记录，需在患者死亡后 24 小时内完成。包含以下内容。

**1. 一般信息**　记录患者的姓名、性别、年龄、入院日期、死亡时间（具体到分钟）。

**2. 其他**　包含入院情况、入院诊断、诊疗经过（需要对抢救过程详细记录，并写明患者病情变化）、死亡原因、死亡诊断等。

## （十四）交接班记录

经治医师变更时，由交（接）班医师简要总结患者的病情以及目前的诊疗情况，交班记录在交班前完成，接班记录在接班 24 小时内完成，包含以下内容。

**1. 一般信息**　记录患者的姓名、性别、年龄、入院日期、交（接）班日期。

**2. 其他**　包含主诉、入院情况、初步诊断、诊疗经过、病情变化、目前诊断、交班注意事项（接班诊疗计划）、医师签名等。

## （十五）死亡病例讨论

对特殊死亡病例进行讨论和分析，需要在患者死亡一周内完成死亡病例讨论。由科室主任或副主任职称以上医师主持，内容包含讨论日期、主持人及参加人员、具体讨论病例诊疗意见、主持人小结意见及记录者的签名等。

## （十六）病危（重）通知书

医师向患者家属告知病情，并由患者家属签字确认，包含以下内容。

1. 一般信息包含患者姓名、性别、年龄、科室。

2. 患者病情危重情况、诊断。

3. 患者家属签名，医师签名并注明日期。

4. 一式两份，医患各一份。

## 三、自我评价

中医住院病历书写自评量表见表 1-3。

表 1-3　中医住院病历书写自评量表

| 项目 | 考核的基本要求 | 项目编号 | 病例缺陷内容 | 扣分标准 | 扣分 |
|---|---|---|---|---|---|
| 书写基本要求 | 1. 病历书写要求内容客观真实，记录及时完整，书写字迹清晰、工整，语句通顺，标点正确 | 1 | 病历书写不工整，字迹不清晰 | 5/ 页 | |
| | | 2 | 伪造病历等造成原则错误 | 单项否决 | |
| | 2. 使用蓝黑墨水或蓝黑碳素笔书写 | 3 | 未使用蓝黑墨水或蓝黑碳素笔 | 1/ 项 | |
| | 3. 签名需清晰，能够辨认 | 4 | 模仿或代签字 | 5 | |
| | 4. 书写过程中出现错别字时，在错字上划上双划线，不得以任何方式掩盖原字 | 5 | 涂改病历达两处以上 | 1/ 项 | |
| | | 6 | 项目填写不全 | 5/ 项 | |
| | 5. 项目填写齐全 | 7 | 修改处缺修改时间和修改人签字 | 1/ 项 | |
| | | 8 | 病历书写格式不规范 | 1/ 项 | |
| | | 9 | 书写格式不准确 | 1/ 项 | |

续表

| 项目 | 考核的基本要求 | 项目编号 | 病例缺陷内容 | 扣分标准 | 扣分 |
|---|---|---|---|---|---|
| 入院记录要求 | 1. 入院 24 小时内由住院医师以上人员完成入院记录<br>2. 主诉简明扼要，与诊断相符，不超过 25 字<br>3. 现病史内容齐全，突出重点，层次分明，应用术语，写明疾病起始、演变、诊疗过程<br>4. 既往史、个人史、婚育史、家族史内容齐全<br>5. 体格检查项目齐全，记录准确，突出重点<br>6. 专科检查详细，突出 | 10 | 入院记录未在 24 小时内完成 | 20 | |
| | | 11 | 缺主诉或主诉描述有缺陷，不准确 | 10 | |
| | | 12 | 现病史内容缺失 | 2/项 | |
| | | 13 | 主诉与现病史描述不符 | 单项否决 | |
| | | 14 | 未使用专业术语 | 1/项 | |
| | | 15 | 既往史、个人史、婚育史、家族史内容缺失 | 5/项 | |
| | | 16 | 体格检查记录有缺项 | 1/项 | |
| | | 17 | 阳性体征未记录，无法突出疾病重点 | 2/项 | |
| | | 18 | 专科检查不详细，有缺项 | 2/项 | |
| | | 19 | 初步诊断不准确，有缺失 | 10/项 | |
| | | 20 | 住院医师、主治医师签字缺失 | 1 | |
| 病程记录 | 1. 首次病程记录应该在患者入院 8 小时内完成<br>2. 首次病程记录包括病例特点、诊断依据、鉴别诊断、初步诊断、诊疗计划等<br>3. 对于病情稳定的患者，至少每 3 天进行 1 次日常病程记录；病重者每天至少记录 1 次，随时记录病情变化。入院 3 天内明确诊断，出院前一天或当天在病程记录中体现上级医师同意出院的意见<br>4. 患者入院后 48 小时内，完成上级医师首次查房，每周至少 2 次。副主任以上职称医师在患者入院 72 小时内完成首次病程记录，每周至少 1 次<br>5. 针对住院时间长的患者，医师每月要对患者的病情、诊疗做总结<br>6. 转入（出）记录要在 24 小时内完成<br>7. 抢救记录规范 | 21 | 首次病程记录未在 8 小时内完成或缺失 | 20 | |
| | | 22 | 首次病程记录中病例特点、中西医诊断依据、鉴别诊断、中西医诊断及诊疗计划记录不完整或缺失 | 5/项 | |
| | | 23 | 日常病程记录未在规定时间内完成 | 5 | |
| | | 24 | 患者入院后 3 天内无确诊记录 | 10 | |
| | | 25 | 病程记录中未表明患者可以出院的意见及出院后的注意事项，缺失上级医师同意出院记录 | 5 | |
| | | 26 | 病程中签字不全 | 2/项 | |
| | | 27 | 阶段小结记录不完整或缺失 | 5/项 | |
| | | 28 | 无转入（出）记录或未在 24 小时内完成 | 5/项 | |
| | | 29 | 抢救记录缺失或抢救记录不规范 | 5/项 | |
| | | 30 | 无创诊疗操作记录缺失或书写不规范 | 5/项 | |

续表

| 项目 | 考核的基本要求 | 项目编号 | 病例缺陷内容 | 扣分标准 | 扣分 |
|------|---------------|---------|-------------|---------|------|
| 其他 | 1.病危（重）通知书中告知患者家属患者病情的危重情况，请家属签字 | 31 | 病危（重）通知书缺失或内容记录不全 | 5/项 | |
| | 2.会诊记录、死亡记录项目记录齐全 | 32 | 会诊记录缺失或内容填写不正确 | 5/项 | |
| | 3.交（接）班记录及时、详细、规范 | 33 | 交（接）班记录缺失或记录不及时、不详细、不规范 | 10 | |
| | 4.出院记录齐全，格式规范 | 34 | 死亡记录缺失或未在规定时间内完成 | 5/项 | |
| | 5.疑难病例讨论（死亡病例讨论）记录规范 | 35 | 疑难病例讨论（死亡病例讨论）缺失或记录不详细、不规范 | 5/项 | |
| | | 36 | 出院记录缺失或内容不详细、规范 | 10 | |

# 第三节　病史采集

## 一、肺系疾病史采集

### （一）学习目的

通过本节课的学习，使学生们能够掌握肺系疾病的问诊流程和问诊特点。

### （二）操作前准备

检查学生着装，准备病历本、脉诊包、舌象图片，根据课堂学生人数情况将学生进行合理分组，保证每组 5～7 人。

### （三）操作步骤

1.医生自我介绍并询问患者的一般情况。

2.询问主诉，了解患者此次就诊的主要症状及时间。

3.询问患者现病史，了解患者此次发病的情况及主症特点（包括不同症状的发病特点，有鉴别诊断意义的特征性表现）。

4.询问患者除主症以外的伴随症状以及病情发展情况。

5.询问患者自患病以来的诊疗经过及疗效结果，询问具有诊断价值的辅助检查结果、诊断、治疗及效果。

6.询问患者目前状况。

7.询问中医症状，用十问歌补充。

8.运用中医望、闻、切对患者进行检查。

9. 询问患者既往史、过敏史。

10. 询问患者个人史、家族史。

11. 问诊技巧：现病史的问诊要点是围绕病因，病机（病位、病性），病与证的诊断展开问诊。在问诊过程中避免使用难懂的医学术语。在问诊过程中选择不同的询问方式（开放式问诊、选择式问诊、封闭式问诊），避免全程使用封闭式问诊。问诊过程中适当使用肢体语言。

12. 人文关怀：规范着装，使用礼貌用语，问诊过程中尊重患者，保护患者隐私，酌情告之病情，倾听并亲切地回答患者的提问，医患共情。

13. 肺系疾病问诊特点：注意体温的变化、体温的最高温度及持续时间；注意咳嗽、呼吸的变化；注意痰的特点，比如痰量、痰色、痰的质地、气味等。

## （四）示例

基本情况：李某，男，38 岁。发热、咽痛 3 天，门诊就诊。问诊模板见表 1-4。

表 1-4 问诊模板

| | 医生 | 患者 |
|---|---|---|
| 1.问候及患者信息确认 | 您好！我是实习医生，我该怎么称呼您 | 我叫李某 |
| 2.现病史 | 哪里不舒服 | 发烧了 |
| | 从什么时候开始的 | 有 3 天了 |
| | 量体温了吗？多少度 | 刚开始是 37.8℃，今天早上都烧到 39.3℃了 |
| | 现在量一下体温吧 | 好的 |
| | 有什么诱因吗？着凉了么 | 前几天降温，应该是有点着凉了 |
| | 自己有没有做什么降温的措施？吃药了吗 | 自己发汗了，但也没什么用，还吃了治疗感冒的药物，吃后就退烧了，过会儿又开始发烧，就没再吃 |
| | 感觉怕冷吗 | 怕冷 |
| | 平时身体怎么样，也经常怕冷吗 | 没有，平时身体还行 |
| | 出汗吗，流鼻涕、咳嗽有吗 | 流鼻涕，鼻子不通气，没有汗也不咳嗽 |
| | 鼻涕是什么颜色的 | 开始是清鼻涕，今早开始有点变黄了 |
| | 还有什么其他的症状吗？比如头疼、身上没劲这种 | 头疼，感觉浑身都酸疼，特别难受。而且我嗓子有点疼 |
| | 嗓子疼是从什么时候开始的 | 好像开始发烧就有点不对劲，后来就越来越重了 |
| | 张嘴让我看一下嗓子 | |
| | 吃饭、睡觉怎么样 | 睡觉一直都挺好的，这几天发烧吃不进东西了 |
| | 二便呢 | 小便有点黄，大便挺正常的，一天一次 |
| | 伸舌我看一下 | |
| | 我诊一下脉，先伸出左手……再伸出右手 | |
| | 以前身体怎样，有过什么病吗 | 没有 |

续表

| 医生 | 患者 |
|---|---|
| 3. 相关病史 您抽烟、喝酒吗 | 不抽烟，平时喝点酒 |
| 喝酒多少年了？每天大约喝多少？白酒还是啤酒 | 从二十几岁就开始喝酒了，工作后喝的就更频繁了，一般喝白酒，大概每次 2 两吧 |
| 对什么药物、食物过敏吗？喝酒还是要适量，过多对身体没有好处 | 没有过敏的 |
| 结婚了吗？爱人和孩子身体怎么样？你这次发烧她们有类似的症状吗 | 爱人和孩子身体都很好，没有被我传染 |
| 父母身体怎么样 | 父母身体都挺好的 |
| 量体温到时间了，我看一下……38.4℃，现在也是在发烧的 | 那大夫您看我是吃点药还是怎么办 |
| 我大概回顾一下。您 3 天前因为受凉出现发热，当时体温 37.8℃，发汗以及口服感康效果都不是特别好，现在发热恶寒，无汗，咽痛，鼻塞流浊涕，头痛，周身酸痛，食欲差，神疲无力，眠可，小便黄，大便正常，不咳嗽 | 对，医生我应该就是感冒了吧，不会是什么大毛病吧 |
| 您需要检查一下血常规，明确一下是不是存在细菌或病毒的感染，不要紧张，根据您的症状及舌脉，考虑为感冒寒包火证，西医诊断考虑为上呼吸道感染，稍后您急检下血常规 | 行，医生，做完检查您给我开点药吧 |
| 可以，中医中药针对感冒也有很好的疗效，一会我给您开一些口服的中药汤剂 | 谢谢您！医生 |

## （五）自我评价

肺系疾病问诊自评量表见表 1-5。

### 表 1-5　问诊自评量表

| A. 问诊流程 | 结果得分 | | |
|---|---|---|---|
| 自我介绍、患者一般情况 | 掌握□ | 部分掌握□ | 不会问□ |
| 询问主诉 | 掌握□ | 部分掌握□ | 不会问□ |
| 现病史 | 掌握□ | 部分掌握□ | 不会问□ |
| 伴随症状 | 掌握□ | 部分掌握□ | 不会问□ |
| 询问患者患病以来的诊疗经过及结果与疗效 | 掌握□ | 部分掌握□ | 不会问□ |
| 询问患者目前状况 | 掌握□ | 部分掌握□ | 不会问□ |
| 运用中医望闻切对患者进行检查 | 掌握□ | 部分掌握□ | 不会问□ |
| 询问患者既往史、过敏史 | 掌握□ | 部分掌握□ | 不会问□ |
| 询问患者个人史、家族史 | 掌握□ | 部分掌握□ | 不会问□ |
| 掌握肺系病的问诊技巧及特点 | 掌握□ | 部分掌握□ | 不会问□ |

续表

| B. 问诊技巧 | 结果得分 | | |
|---|---|---|---|
| 围绕病因、病机展开问诊 | 掌握□ | 部分掌握□ | 不会问□ |
| 在问诊过程中避免使用难懂的医学术语 | 掌握□ | 部分掌握□ | 不会问□ |
| 在问诊过程中选择不同的询问方式 | 掌握□ | 部分掌握□ | 不会问□ |
| 问诊过程中适当使用肢体语言 | 做到□ | 未做到□ | |
| C. 人文关怀 | 结果得分 | | |
| 规范着装，使用礼貌用语 | 规范着装□ | 使用礼貌用语□ | |
| 倾听并亲切回答患者的提问 | 倾听□ | 亲切回答患者提问□ | |
| 医患共情 | 做到□ | 未做到□ | |

## 二、肝胆系疾病史采集

### （一）学习目的

通过本节课的学习，使学生们能够掌握肝胆系疾病的问诊流程及问诊特点。

### （二）操作前准备

检查学生着装，准备病历本、脉诊包、舌象图片，根据课堂学生人数情况，将同学进行合理分组，保证每组 5 ～ 7 人。

### （三）操作步骤

1. 自我介绍、患者一般情况。

2. 主诉：询问患者此次就诊的主要症状及时间。

3. 现病史。询问患者此次发病情况及主症特点（包括不同症状的发病特点，有鉴别诊断意义的特征性表现）。

4. 伴随症状。询问患者除主症以外的伴随症状及病情发展情况。

5. 询问患者患病以来的诊疗经过，询问具有诊断价值的辅助检查结果、诊断、治疗及效果。

6. 询问患者目前状况。

7. 询问中医症状，用十问歌补充。

8. 运用中医望闻切对患者进行检查。

9. 询问患者既往史、过敏史。

10. 询问患者个人史、家族史。

11. 问诊技巧。现病史的问诊要点是围绕病因，病机（病位、病性），病与证的诊断展开问诊。在问诊过程中避免使用难懂的医学术语。在问诊过程中选择不同的询问方式（开放式问诊、选择式问诊、封闭式问诊），避免全程使用封闭式问诊。问诊过程中适当使用肢体语言。

12. 人文关怀。规范着装，使用礼貌用语，问诊过程中尊重患者，保护患者隐私，酌情告之病情，倾听并亲切地回答患者的提问，医患共情。

13.肝胆系疾病问诊特点，注意发病的诱因，如情绪的变化、饮食的变化；若出现疼痛症状则需问诊疼痛的性质等。

### （四）示例

基本情况：张某，男性，46岁，工人。右胁肋胀痛1周，门诊就诊。问诊模板见表1-6。

**表 1-6 问诊模板**

| | 医生 | 患者 |
|---|---|---|
| 1.问候及患者信息确认 | 您好！我是实习医生，您是张某吗 | 是的 |
| 2.现病史 | 哪里不舒服 | 肝这疼 |
| | 多长时间了 | 1周了 |
| | 怎么个疼法？是胀痛、刺痛，还是隐痛 | 胀着疼 |
| | 有什么诱因吗？1周前是因为生气了？还是吃什么了 | 1周前吃了一顿自助，可能比较油，还喝了点酒 |
| | 去没去哪看过？自己吃啥药没有 | 没有 |
| | 一直疼吗？怎么能缓解 | 这几天光喝粥了，好了点但还是疼 |
| | 食欲怎么样？凉的热的能吃吗 | 食欲不好，凉的热的都能吃 |
| | 有没有口干、口苦、口黏的症状？恶心吐吗 | 口苦、黏，不干，恶心但是不吐 |
| | 打嗝有嗳气吗？肚子疼不疼 | 都没有 |
| | 怕冷怕热吗？出汗吗 | 都还行 |
| | 平时睡眠怎么样？大小便正常吗 | 睡觉还行，小便黄，大便不痛快 |
| | 伸舌我看一下 | 舌红，苔黄腻 |
| | 我诊一下脉，先伸出左手……再伸出右手 | 脉弦滑数 |
| 3.相关病史 | 以前身体怎样，有过什么病吗 | 没有 |
| | 做过什么检查吗？量过血压吗？以前身体怎样，有过什么病吗 | 都没事 |
| | 您抽烟、喝酒吗？最近有什么事情让您很累或很有压力吗 | 喝酒，不抽烟。好像也没有 |
| | 喝酒多少年了？每天喝多少 | 从二十几岁就喝酒，1天2两白酒吧 |
| | 对什么药物、食物过敏吗 | 没有 |
| | 爱人和孩子怎么样？有患类似疾病的吗 | 爱人和孩子身体都很好 |
| | 父母或兄弟姐妹有人患什么病的吗？有患类似疾病的吗 | 独生子，父母身体都挺好的 |
| | 好的，我大概回顾一下。您1周前饮食油腻后，右胁肋胀痛不适，口苦、口黏，胸闷，纳呆，恶心，未呕吐，无嗳气，小便黄赤，大便不爽 | 对，医生您说我会不会是肝炎？（患者主动提问） |
| | 您需要进一步检查才能明确病情。不要紧张，根据您的症状及舌脉，我考虑您为胁痛，肝胆湿热证。您需要查一下肝脏超声、肝功、血尿淀粉酶以进一步明确病情 | 好的，医生，这是检查结果，您看看 |
| | 根据检查结果，考虑您是脂肪肝，我先给您开点儿中药建议您戒酒，适当运动，定期复查 | 谢谢您！医生 |

（五）自我评价

肝胆系疾病问诊自评量表见表1-7。

**表1-7 问诊自评量表**

| A. 问诊流程 | 结果得分 | | |
|---|---|---|---|
| 自我介绍、患者一般情况 | 掌握□ | 部分掌握□ | 不会问□ |
| 询问主诉 | 掌握□ | 部分掌握□ | 不会问□ |
| 现病史 | 掌握□ | 部分掌握□ | 不会问□ |
| 伴随症状 | 掌握□ | 部分掌握□ | 不会问□ |
| 询问患者患病以来的诊疗经过及结果与疗效 | 掌握□ | 部分掌握□ | 不会问□ |
| 询问患者目前状况 | 掌握□ | 部分掌握□ | 不会问□ |
| 运用中医望闻切对患者进行检查 | 掌握□ | 部分掌握□ | 不会问□ |
| 询问患者既往史、过敏史 | 掌握□ | 部分掌握□ | 不会问□ |
| 询问患者个人史、家族史 | 掌握□ | 部分掌握□ | 不会问□ |
| 掌握肝胆系疾病的问诊技巧及特点 | 掌握□ | 部分掌握□ | 不会问□ |
| B. 问诊技巧 | 结果得分 | | |
| 围绕病因、病机展开问诊 | 掌握□ | 部分掌握□ | 不会问□ |
| 在问诊过程中避免使用难懂的医学术语 | 掌握□ | 部分掌握□ | 不会问□ |
| 在问诊过程中选择不同的询问方式 | 掌握□ | 部分掌握□ | 不会问□ |
| 问诊过程中适当使用肢体语言 | 做到□ | 未做到□ | |
| C. 人文关怀 | 结果得分 | | |
| 规范着装，使用礼貌用语 | 规范着装□ | 使用礼貌用语□ | |
| 倾听并亲切地回答患者的提问 | 倾听□ | 亲切回答患者提问□ | |
| 医患共情 | 做到□ | 未做到□ | |

## 三、经络肢体疾病史采集

### （一）学习目的

通过本节课的学习，使学生们能够掌握经络肢体疾病的问诊流程及问诊特点。

### （二）操作前准备

检查学生着装，准备病历本、脉诊包、舌象图片，根据课堂学生人数情况，将同学进行合理分组，保证每组5～7人。

### （三）操作步骤

1. 自我介绍、患者一般情况。

2. 主诉：询问患者此次就诊的主要症状及时间。

3. 现病史询问患者此次发病情况及主症特点（包括不同症状的发病特点，有鉴别诊断意义的特征性表现）。

4. 伴随症状。询问患者除主症以外的伴随症状以及病情发展情况。

5. 询问患者患病以来的诊疗经过，询问具有诊断价值的辅助检查结果、诊断、治疗及效果。

6. 询问患者目前状况。

7. 询问中医症状，用十问歌补充。

8. 运用中医望闻切对患者进行检查。

9. 询问患者既往史、过敏史。

10. 询问患者个人史、家族史。

11. 问诊技巧。现病史的问诊要点是围绕病因，病机（病位、病性），病与证的诊断展开问诊。在问诊过程中避免使用难懂的医学术语。在问诊过程中选择不同的询问方式（开放式问诊、选择式问诊、封闭式问诊），避免全程使用封闭式问诊。问诊过程中适当使用肢体语言。

12. 人文关怀。规范着装，使用礼貌用语，问诊过程中尊重患者，保护患者隐私，酌情告之病情，倾听并亲切地回答患者的提问，医患共情。

13. 经络肢体疾病问诊特点。注意久居环境的影响，如是否感受寒湿或湿热之邪；职业性质的影响等。

## （四）示例

基本情况：薛某，女性，62岁，教师。四肢关节肿痛6年，加重1个月，门诊就诊。问诊模板见表1-8。

表1-8　问诊模板

| | 医生 | 患者 |
|---|---|---|
| 1. 问候及患者信息确认 | 您好！我是实习医生，您是薛某吗 | 是的 |
| 2. 现病史 | 哪里不舒服 | 这里（患者用手指向关节）痛 |
| | 从什么时候开始的 | 大概6年前 |
| | 第一次发作时有什么诱因吗？比如吃什么了或者着凉了 | 不清楚 |
| | 在哪看过吗 | 没看过，就在家自己吃止痛药 |
| | 痛的地方能碰吗，遇冷或者遇热哪个更舒服些 | 没有明显感觉 |
| | 这次是因为什么来看的？加重了吗 | 1个月前突然加重 |
| | 还有没有别的症状，比如出汗、头晕、胸闷心慌、反酸恶心、腹痛腹泻等 | 早上起来僵硬得1个小时，每个关节都伸展不开，畏寒肢冷，腰膝酸软 |
| | 平时睡眠怎么样？饮食二便呢 | 睡得差，饮食一般，二便正常 |
| | 伸舌我看一下 | 舌红，苔黄腻 |
| | 我诊一下脉，先伸出左手……再伸出右手 | 脉滑数 |

| | 医生 | 患者 |
|---|---|---|
| 3.相关病史 | 以前身体怎样，有过什么病吗 | 没有 |
| | 做过什么检查吗？量过血压吗？以前身体怎样，有过什么病吗 | 都没事 |
| | 您抽烟、喝酒吗？最近有什么事情让您很累或很有压力吗 | 不抽烟，不喝酒。好像也没有 |
| | 对什么药物、食物过敏吗？抽烟对心脏不好，应该戒掉了 | 没有 |
| | 爱人和孩子有患过类似疾病的吗 | 爱人和孩子身体都很好 |
| | 父母或兄弟姐妹有人患什么病的吗？有患类似疾病的吗 | 独生子，父母都没有这病 |
| | 好的，我大概回顾一下。您6年前无明显诱因出现四肢关节肿痛，屈伸不利，晨僵大于1个小时，自服"止痛药"，未予重视。逐渐出现四肢关节肿大、僵硬、变形。1个月前无明显诱因上述症状加重，畏寒肢冷，腰膝酸软，食纳一般，眠差，二便调 | 对 |
| | 您需要进一步检查才能明确病情。不要紧张，根据您的症状及舌脉，我考虑您为痹病，肝肾亏虚证，西医诊断考虑为类风湿关节炎。稍后您需要急检下血常规、血沉、类风湿因子、抗环瓜氨酸多肽抗体等，以进一步明确病因 | 行，医生，您再给我开点药吧 |
| | 我可以先给您开点中药，但具体病情必须等结果回报才能进一步明确 | 谢谢您！医生 |

## （五）自我评价

经络肢体疾病问诊自评量表见表1-9。

**表1-9 问诊自评量表**

| A.问诊流程 | 结果得分 | | |
|---|---|---|---|
| 自我介绍、患者一般情况 | 掌握□ | 部分掌握□ | 不会问□ |
| 询问主诉 | 掌握□ | 部分掌握□ | 不会问□ |
| 现病史 | 掌握□ | 部分掌握□ | 不会问□ |
| 伴随症状 | 掌握□ | 部分掌握□ | 不会问□ |
| 询问患者患病以来的诊疗经过及结果与疗效 | 掌握□ | 部分掌握□ | 不会问□ |
| 询问患者目前状况 | 掌握□ | 部分掌握□ | 不会问□ |
| 运用中医望闻切对患者进行检查 | 掌握□ | 部分掌握□ | 不会问□ |
| 询问患者既往史、过敏史 | 掌握□ | 部分掌握□ | 不会问□ |
| 询问患者个人史、家族史 | 掌握□ | 部分掌握□ | 不会问□ |
| 掌握经络肢体疾病的问诊技巧及特点 | 掌握□ | 部分掌握□ | 不会问□ |

| B. 问诊技巧 | 结果得分 | | |
|---|---|---|---|
| 围绕病因、病机展开问诊 | 掌握☐ | 部分掌握☐ | 不会问☐ |
| 在问诊过程中避免使用难懂的医学术语 | 掌握☐ | 部分掌握☐ | 不会问☐ |
| 在问诊过程中选择不同的询问方式 | 掌握☐ | 部分掌握☐ | 不会问☐ |
| 问诊过程中适当使用肢体语言 | 做到☐ | 未做到☐ | |
| C. 人文关怀 | 结果得分 | | |
| 规范着装，使用礼貌用语 | 规范着装☐ | 使用礼貌用语☐ | |
| 倾听并亲切地回答患者的提问 | 倾听☐ | 亲切回答患者提问☐ | |
| 医患共情 | 做到☐ | 未做到☐ | |

## 四、脾胃系疾病史采集

### （一）学习目的

通过本节课的学习，使学生们能够掌握脾胃系疾病的问诊流程及问诊特点。

### （二）操作前准备

检查学生着装，准备病历本、脉诊包、舌象图片，根据课堂学生人数情况，将同学进行合理分组，保证每组 5～7 人。

### （三）操作步骤

1. 自我介绍、患者一般情况。

2. 主诉：询问患者此次就诊的主要症状及时间。

3. 现病史。询问患者此次发病情况，以及主症特点（包括不同症状的发病特点，有鉴别诊断意义的特征性表现）。

4. 伴随症状。询问患者除主症以外的伴随症状及病情发展情况。

5. 询问患者患病以来的诊疗经过、结果及疗效，询问具有诊断价值的辅助检查结果、诊断、治疗及效果。

6. 询问患者目前状况。

7. 询问中医症状，用十问歌补充。

8. 运用中医望闻切对患者进行检查。

9. 询问患者既往史、过敏史。

10. 询问患者个人史、家族史。

11. 问诊技巧。现病史的问诊要点是围绕病因，病机（病位、病性），病与证的诊断展开问诊。在问诊过程中避免使用难懂的医学术语。在问诊过程中选择不同的询问方式（开放式问诊、选择式问诊、封闭式问诊），避免全程使用封闭式问诊。问诊过程中适当使用肢体语言。

12. 人文关怀。规范着装，使用礼貌用语，问诊过程中尊重患者，保护患者隐私，酌情告之病情，倾听并亲切地回答患者的提问，医患共情。

13.脾胃系疾病问诊特点。注意饮食的情况，如是否饥不欲食或过食不适；注意二便的情况，如大便的性质、形状等。

## （四）示例

基本情况：张某，女，35岁，职员。反复腹泻半年，加重一周，门诊就诊。问诊模板见表1-10。

表 1-10 问诊模板

| | 医生 | 患者 |
|---|---|---|
| 1.问候及患者信息确认 | 您好！我是实习医生，您是张某吗 | 是的 |
| 2.现病史 | 请问您怎么不舒服 | 拉肚子了 |
| | 多久啦 | 反反复复半年了 |
| | 请把发病情况讲一讲 | 刚开始没什么特别的原因，在工作紧张时就出现大便稀薄，次数增多，日行2～3次，近2月病情加重，大便不成形，日3～5次，腹痛欲便，泻后痛减。这周连夜做项目，压力大，腹泻又加重了，一天拉7～8次 |
| | 这次发病有没有暴饮暴食或者吃了什么特殊的东西吗？比如海鲜或者什么东西不太新鲜 | 没有 |
| | 您觉得这次发病有什么原因吗 | 可能工作压力比较大吧，这一周连夜做项目，很紧张。以前也是一生气、一紧张就拉得厉害些 |
| | 大便是什么样的 | 稀糊状，还夹着不消化的食物 |
| | 大便有没有血或黏冻？大便有没有呈果酱色？大便有没有混有油脂 | 没有 |
| | 有没有大便解不干净，肛门坠胀的感觉 | 没有吧 |
| | 腹痛在什么部位 | 脐周围 |
| | 怎样的痛 | 胀痛。拉肚子前肚子胀痛，痛了就想拉肚子，拉好了就不痛了，肠鸣很厉害 |
| | 还有其他什么不适？发烧吗？恶心呕吐有吗？近期有没有明显消瘦 | 应该没有 |
| | 您这样反反复复，有没有到医院做过检查 | 3个月前做过肠镜，医生说没啥问题，都正常 |
| | 吃过什么药吗 | 以前在药店里配了些"黄连素"常备着，但要是拉肚子吃"黄连素"也不一定管用 |
| | 这次有没有去看过医生 | 看了，验了血常规和大便常规都没有问题，医生认为是"肠炎"，开了"易蒙停"，但腹泻还是那样 |
| | 胃口怎么样 | 不想吃饭，也没劲儿 |
| | 平时有没有怕冷怕热 | 没有 |
| | 睡眠好吗 | 还行 |
| | 请让我看看您的舌头，再搭个脉 | 好 |

| 医生 | 患者 |
| --- | --- |
| 3. 相关病史　以前还得过其他病吗 | 没有，除了拉肚子，没别的问题 |
| 开过刀吗？有没有外伤过 | 没有 |
| 有没有输血史 | 没有 |
| 有没有药物过敏史 | 没有 |
| 平时有没有吸烟、喝酒或其他不良好 | 没有 |
| 是本地人吗？有没有疫区疫水接触史 | 没有 |
| 结婚了没有 | 结婚了，有一个儿子 |
| 家人身体好吗 | 老公和女儿都很健康 |
| 父母身体好吗 | 我父亲有结肠癌史，已手术及化疗。母亲身体挺好 |
| 好的，我大概回顾一下，您反复腹泻半年，曾经在外院做肠镜检查，没有异常。常在工作压力大或精神紧张时出现腹泻，和饮食关系不大。这周因为压力大，腹泻加重，1天拉7～8次，腹泻腹痛，便后疼痛缓解，没有出血和黏冻，没有排便不尽，没有肛门坠胀的感觉，没有吃过不洁食物，没有发热，没有体重减轻，没有恶心呕吐，血常规和大便常规都正常，配了易蒙停，腹泻未缓解，对吗 | 基本是这样的，医生，我的腹泻为啥那么顽固，要不要再做一个肠镜，别是长了坏东西啊 |
| 您先别着急，您上次做肠镜是3个月前，结果是正常的，所以我们可以先治疗看看，要是症状不缓解，再复查也不迟 | 嗯，好吧。那我平时生活中需要注意些什么呢 |
| 您看，每次您腹泻都是因为情绪紧张，工作压力大造成，所以情绪放松很重要，饮食要清淡，吃便于消化吸收的食物，不要暴饮暴食，还要注意保暖 | 好的，谢谢，那下一步我该怎么办 |
| 一会儿我要给您做个体格检查，再确定治疗方案 | 谢谢您 |

## （五）自我评价

脾胃系疾病问诊自评量表见表1-11。

### 表1-11　问诊自评量表

| A. 问诊流程 | 结果得分 | | |
| --- | --- | --- | --- |
| 自我介绍、患者一般情况 | 掌握☐ | 部分掌握☐ | 不会问☐ |
| 询问主诉 | 掌握☐ | 部分掌握☐ | 不会问☐ |
| 现病史 | 掌握☐ | 部分掌握☐ | 不会问☐ |
| 伴随症状 | 掌握☐ | 部分掌握☐ | 不会问☐ |
| 询问患者患病以来的诊疗经过及结果与疗效 | 掌握☐ | 部分掌握☐ | 不会问☐ |
| 询问患者目前状况 | 掌握☐ | 部分掌握☐ | 不会问☐ |
| 运用中医望闻切对患者进行检查 | 掌握☐ | 部分掌握☐ | 不会问☐ |
| 询问患者既往史、过敏史 | 掌握☐ | 部分掌握☐ | 不会问☐ |
| 询问患者个人史、家族史 | 掌握☐ | 部分掌握☐ | 不会问☐ |
| 掌握脾胃疾病的问诊技巧及特点 | 掌握☐ | 部分掌握☐ | 不会问☐ |

续表

| B. 问诊技巧 | 结果得分 | | |
|---|---|---|---|
| 围绕病因、病机展开问诊 | 掌握□ | 部分掌握□ | 不会问□ |
| 在问诊过程中避免使用难懂的医学术语 | 掌握□ | 部分掌握□ | 不会问□ |
| 在问诊过程中选择不同的询问方式 | 掌握□ | 部分掌握□ | 不会问□ |
| 问诊过程中适当使用肢体语言 | 做到□ | 未做到□ | |
| C. 人文关怀 | 结果得分 | | |
| 规范着装，使用礼貌用语 | 规范着装□ | 使用礼貌用语□ | |
| 倾听并亲切地回答患者的提问 | 倾听□ | 亲切回答患者提问□ | |
| 医患共情 | 做到□ | 未做到□ | |

## 五、气血津液疾病史采集

### （一）学习目的

通过本节课的学习，使学生们能够掌握气血津液疾病的问诊流程及问诊特点。

### （二）操作前准备

检查学生着装，准备病历本、脉诊包、舌象图片，根据课堂学生人数情况，将同学进行合理分组，保证每组 5～7 人。

### （三）操作步骤

1. 自我介绍、患者一般情况。

2. 主诉：询问患者此次就诊的主要症状及时间。

3. 现病史：询问患者此次发病情况及主症特点（包括不同症状的发病特点，有鉴别诊断意义的特征性表现）。

4. 伴随症状：询问患者除主症以外的伴随症状，以及病情发展情况。

5. 询问患者患病以来的诊疗经过，询问具有诊断价值的辅助检查结果、诊断、治疗及效果。

6. 询问患者目前状况。

7. 询问中医症状，用十问歌补充。

8. 运用中医望闻切对患者进行检查。

9. 询问患者既往史、过敏史。

10. 询问患者个人史、家族史。

11. 问诊技巧：现病史的问诊要点是围绕病因，病机（病位、病性），病与证的诊断展开问诊。在问诊过程中避免使用难懂的医学术语。在问诊过程中选择不同的询问方式（开放式问诊、选择式问诊、封闭式问诊），避免全程使用封闭式问诊。问诊过程中适当使用肢体语言。

12. 人文关怀：规范着装，使用礼貌用语，问诊过程中尊重患者，保护患者隐私，酌情告之病情，倾听并亲切地回答患者的提问，医患共情。

13. 气血津液疾病问诊特点：气血津液病病种比较多，常规问诊即可，无需特殊注意。

## （四）示例

基本情况：王某，女性，62 岁，农民。倦怠乏力、口干多饮 6 个月，加重 1 月，门诊就诊。问诊模板见表 1-12。

表 1-12　问诊模板

| | 医生 | 患者 |
| --- | --- | --- |
| 1. 问候及患者信息确认 | 您好！我是实习医生，您是王某吗 | 是的 |
| 2. 现病史 | 哪里不舒服 | 最近总觉得没劲，口干、口渴 |
| | 从什么时候开始的 | 大概 6 个月前 |
| | 第一次发作时有什么诱因吗 | 也没什么诱因，6 个月之前出现浑身没劲，口干、喝水多。头晕、口里发黏，吃不下饭，肚子胀 |
| | 在哪看过吗 | 没怎么看过，也没测过血糖 |
| | 这次是因为什么来看的？加重了吗 | 没啥原因这 1 个月突然就严重了，就想过来看看 |
| | 从半年前就一直这样吗？吃没吃药？怎么能缓解一下 | 一直难受，没吃药 |
| | 口干口渴的时候测过血糖吗 | 没有 |
| | 口渴的时候喝水能好一些吗？不喝水尿多不多 | 都没事 |
| | 怕冷怕热吗平时？凉的热的都能吃吗 | 都还行，没啥特殊的 |
| | 还有没有别的症状，比如出汗、头晕、两胁胀痛等 | 有头晕、肚子胀 |
| | 平时睡眠怎么样？二便呢 | 睡觉挺好，大便正常，小便频、量多 |
| | 伸舌我看一下 | 舌红苔白 |
| | 我诊一下脉，先伸出左手……再伸出右手 | 脉弱 |
| 3. 相关病史 | 以前身体怎样，有过什么病吗 | 没有 |
| | 做过什么检查吗？量过血压吗？以前身体怎样，有过什么病吗 | 有血压高 |
| | 您抽烟、喝酒？最近有什么事情让您很累或很有压力吗 | 不抽烟，不喝酒。工作比较轻松 |
| | 对什么药物、食物过敏吗？抽烟对心脏不好，应该戒掉了 | 没有哦 |
| | 爱人和孩子有患类似疾病的吗？您平时脾气急吗 | 爱人和孩子身体都很好 |
| | 父母或兄弟姐妹有人患什么病的吗？有患类似疾病的吗 | 独生子，父母身体都挺好的 |
| | 好的，我大概回顾一下，您 6 个月前无明显诱因出现倦怠乏力、口干多饮，自测空腹血糖 8.2mmol/L，未诊治、未监测。近 1 月上证加重，伴有脘腹胀闷，纳谷不香，胸闷气短，口黏，无明显怕冷怕热，大便溏稀，1～2 次/日，小便正常，口干多饮，头晕 | 对，医生您说我能不能是糖尿病了 |
| | 您需要进一步检查才能明确病情。不要紧张，根据您的症状及舌脉，我考虑你为消渴病，气阴两虚证，西医诊断考虑为糖尿病，不除外 1 型糖尿病等。稍后您需要急检下肝功、肾功、血糖、血脂、糖代谢以进一步明确病因 | 医生，检查吧 |
| | 好的，等结果回报后再进行下一步治疗 | 谢谢您医生 |

（五）自我评价

气血津液疾病问诊自评量表见表 1-13。

表 1-13 问诊自评量表

| A. 问诊流程 | 结果得分 | | |
|---|---|---|---|
| 自我介绍、患者一般情况 | 掌握□ | 部分掌握□ | 不会问□ |
| 询问主诉 | 掌握□ | 部分掌握□ | 不会问□ |
| 现病史 | 掌握□ | 部分掌握□ | 不会问□ |
| 伴随症状 | 掌握□ | 部分掌握□ | 不会问□ |
| 询问患者患病以来的诊疗经过及结果与疗效 | 掌握□ | 部分掌握□ | 不会问□ |
| 询问患者目前状况 | 掌握□ | 部分掌握□ | 不会问□ |
| 运用中医望闻切对患者进行检查 | 掌握□ | 部分掌握□ | 不会问□ |
| 询问患者既往史、过敏史 | 掌握□ | 部分掌握□ | 不会问□ |
| 询问患者个人史、家族史 | 掌握□ | 部分掌握□ | 不会问□ |
| 掌握气血津液疾病的问诊技巧及特点 | 掌握□ | 部分掌握□ | 不会问□ |
| B. 问诊技巧 | 结果得分 | | |
| 围绕病因、病机展开问诊 | 掌握□ | 部分掌握□ | 不会问□ |
| 在问诊过程中避免使用难懂的医学术语 | 掌握□ | 部分掌握□ | 不会问□ |
| 在问诊过程中选择不同的询问方式 | 掌握□ | 部分掌握□ | 不会问□ |
| 问诊过程中适当使用肢体语言 | 做到□ | 未做到□ | |
| C. 人文关怀 | 结果得分 | | |
| 规范着装，使用礼貌用语 | 规范着装□ | 使用礼貌用语□ | |
| 倾听并亲切地回答患者的提问 | 倾听□ | 亲切回答患者提问□ | |
| 医患共情 | 做到□ | 未做到□ | |

## 六、肾系疾病史采集

（一）学习目的

通过本节课的学习，使学生们能够掌握肾系疾病的问诊流程及问诊特点。

（二）操作前准备

检查学生着装，准备病历本、脉诊包、舌象图片，根据课堂学生人数情况，将同学进行合理分组，保证每组 5 ～ 7 人。

（三）操作步骤

1. 自我介绍、患者一般情况。

2. 主诉：询问患者此次就诊的主要症状及时间。

3. 现病史。询问患者此次发病情况及主症特点（包括不同症状的发病特点，有鉴别诊断意义的特征性表现）。

4. 伴随症状。询问患者除主症以外的伴随症状，以及病情发展情况。

5. 询问患者患病以来的诊疗经过及结果与疗效，询问具有诊断价值的辅助检查结果、诊断、治疗及效果。

6. 询问患者目前状况。

7. 询问中医症状，用十问歌补充。

8. 运用中医望闻切对患者进行检查。

9. 询问患者既往史、过敏史。

10. 询问患者个人史、家族史。

11. 问诊技巧。现病史的问诊要点是围绕病因，病机（病位、病性），病与证的诊断展开问诊。在问诊过程中避免使用难懂的医学术语。在问诊过程中选择不同的询问方式（开放式问诊、选择式问诊、封闭式问诊），避免全程使用封闭式问诊。问诊过程中适当使用肢体语言。

12. 人文关怀。规范着装，使用礼貌用语，问诊过程中尊重患者，保护患者隐私，酌情告之病情，倾听并亲切地回答患者的提问，医患共情。

13. 肾系疾病问诊特点。注意出现症状的诱因，如外界环境的改变以及情绪的变化；若出现水肿，注意问诊水肿最初的部位，如从眼睑或者从下肢等。

## （四）示例

基本情况：孙某，女性，52 岁。周身水肿 1 年余，加重 1 周，门诊就诊。问诊模板见表 1-14。

表 1-14　问诊模板

| | 医生 | 患者 |
| --- | --- | --- |
| 1. 问候及患者信息确认 | 您好！我是实习医生，您是孙某吗 | 是的 |
| 2. 现病史 | 您哪里不舒服 | 浑身都肿 |
| | 从什么时候开始的 | 大概 1 年前 |
| | 当时发作时有什么诱因吗？比如吃什么了或者着凉了 | 也没什么诱因，就是慢慢发现眼皮，手脚都肿了 |
| | 在哪看过吗 | 当地县医院看过，查尿常规有蛋白阳性，大夫说是肾小球肾炎 |
| | 这次是因为什么来看病的？加重了吗 | 自己吃了很多汤药也没见好转，这周哄孩子累的，觉得加重了，我有点害怕，就过来挂号看看咋回事 |
| | 怕冷还是怕热 | 比较怕冷 |
| | 还有没有别的症状，比如小便少、食欲差、拉肚子什么的 | 小便不太多，不爱吃饭，吃点东西就饱了，偶尔有拉肚子，尤其吃凉的东西之后 |
| | 平时睡眠怎么样 | 还可以吧 |
| | 伸舌头我看一下 | 舌质淡胖，苔白腻 |

续表

| | 医生 | 患者 |
|---|---|---|
| 2. 现病史 | 我诊一下脉，先伸出左手……再伸出右手 | 脉沉缓 |
| | 以前身体怎样，有过什么病吗 | 体检过，尿蛋白阳性，诊断是慢性肾小球肾炎 |
| | 做过什么检查吗？量过血压吗？以前身体怎样，有过什么病吗 | 没有 |
| | 您抽烟、喝酒吗 | 不抽烟，不喝酒 |
| 3. 相关病史 | 对什么药物、食物过敏吗 | 没有 |
| | 爱人和孩子怎么样？有患类似疾病的吗？您平时脾气急吗 | 爱人和孩子身体都很好。脾气挺好的 |
| | 父母或兄弟姐妹有人患什么病的吗？有患类似疾病的吗 | 几个兄弟身体还可以，父母身体都挺好的 |
| | 好的，我大概回顾一下。您大约1年前无明显诱因出现浑身水肿，在当地诊所口服中药，水肿症状间断出现，近1周劳累后水肿加重，活动后加重，晨起水肿减轻 | 对，我需要进一步检查一下吗？（患者主动提问） |
| | 您需要进一步检查才能明确病情。不要紧张，根据您的症状及舌脉，我考虑您为水肿病，水湿浸渍证，西医诊断考虑为慢性肾小球肾炎。稍后您需要检查下尿常规，尿蛋白定量，做一个泌尿系超声，以进一步明确病情 | 行，医生，做完检查您给我开点药吧 |
| | 我可以先给您开点中药，注意饮食清淡，忌辛辣刺激油腻的食物 | 谢谢您！医生 |

## （五）自我评价

肾系疾病问诊自评量表见表1-15

### 表 1-15　问诊自评量表

| A. 问诊流程 | 结果得分 | | |
|---|---|---|---|
| 自我介绍、患者一般情况 | 掌握□ | 部分掌握□ | 不会问□ |
| 询问主诉 | 掌握□ | 部分掌握□ | 不会问□ |
| 现病史 | 掌握□ | 部分掌握□ | 不会问□ |
| 伴随症状 | 掌握□ | 部分掌握□ | 不会问□ |
| 询问患者患病以来的诊疗经过及结果与疗效 | 掌握□ | 部分掌握□ | 不会问□ |
| 询问患者目前状况 | 掌握□ | 部分掌握□ | 不会问□ |
| 运用中医望闻切对患者进行检查 | 掌握□ | 部分掌握□ | 不会问□ |
| 询问患者既往史、过敏史 | 掌握□ | 部分掌握□ | 不会问□ |
| 询问患者个人史、家族史 | 掌握□ | 部分掌握□ | 不会问□ |
| 掌握肾系疾病的问诊技巧及特点 | 掌握□ | 部分掌握□ | 不会问□ |
| B. 问诊技巧 | 结果得分 | | |
| 围绕病因、病机展开问诊 | 掌握□ | 部分掌握□ | 不会问□ |
| 在问诊过程中避免使用难懂的医学术语 | 掌握□ | 部分掌握□ | 不会问□ |
| 在问诊过程中选择不同的询问方式 | 掌握□ | 部分掌握□ | 不会问□ |
| 问诊过程中适当使用肢体语言 | 做到□ | 未做到□ | |
| C. 人文关怀 | 结果得分 | | |
| 规范着装，使用礼貌用语 | 规范着装□ | 使用礼貌用语□ | |
| 倾听并亲切地回答患者的提问 | 倾听□ | 亲切回答患者提问□ | |
| 医患共情 | 做到□ | 未做到□ | |

## 七、心脑系疾病史采集

### （一）学习目的

通过本节课的学习，使学生们能够掌握心脑系疾病的问诊流程及问诊特点。

### （二）操作前准备

检查学生着装，准备病历本、脉诊包、舌象图片，根据课堂学生人数情况，将同学进行合理分组，保证每组 5～7 人。

### （三）操作步骤

1. 自我介绍、患者一般情况。
2. 主诉：询问患者此次就诊的主要症状及时间。
3. 现病史。询问患者此次发病情况及主症特点（包括不同症状的发病特点，有鉴别诊断意义的特征性表现）。
4. 伴随症状。询问患者除主症以外的伴随症状及病情发展情况。
5. 询问患者患病以来的诊疗经过，询问具有诊断价值的辅助检查结果、诊断、治疗及效果。
6. 询问患者目前状况。
7. 询问中医症状，用十问歌补充。
8. 运用中医望闻切对患者进行检查。
9. 询问患者既往史、过敏史。
10. 询问患者个人史、家族史。
11. 问诊技巧。现病史的问诊要点是围绕病因、病机（病位、病性）、病与证的诊断展开问诊。在问诊过程中避免使用难懂的医学术语。在问诊过程中选择不同的询问方式（开放式问诊、选择式问诊、封闭式问诊），避免全程使用封闭式问诊。问诊过程中适当使用肢体语言。
12. 人文关怀。规范着装，使用礼貌用语，问诊过程中尊重患者，保护患者隐私，酌情告之病情，倾听并亲切地回答患者的提问，医患共情。
13. 心脑系疾病问诊特点。注意疾病的发病特点，如起病缓急，是否与天气及情绪相关；心系系统疾病应注意胃脘部的问诊，脑系系统疾病问诊患者既往是否患有高血压等病史以及家族史等。

### （四）示例

基本情况：王某，男性，65 岁。发作性胸痛 2 年，加重 22 小时，门诊就诊。问诊模板见表 1–16。

表 1-16　问诊模板

| | 医生 | 患者 |
|---|---|---|
| 1. 问候及患者信息确认 | 您好！我是实习医生，您是王某吗 | 是的 |
| 2. 现病史 | 您哪里不舒服 | 这里（患者用手指向胸骨后）疼 |
| | 从什么时候开始的 | 昨天开始特别疼，以前也有过 |
| | 第一次出现疼痛大约什么时间？有什么诱因吗 | 两年前因为干活劳累，生气出现过 |
| | 疼痛持续多长时间 | 3～5 分钟 |
| | 疼痛位置固定吗 | 固定 |
| | 有没有其他地方疼痛 | 就胸骨后疼痛，别的地方没有 |
| | 在哪看过吗 | 没怎么看过，之前一直以为是胃病，自己吃点胃药，没有去医院看过 |
| | 这次是因为什么来看的？加重了吗 | 就是昨天晚上生气后，胸骨后特别疼，然后胃不舒服，昨晚上还吐了，寻思今天来医院看看 |
| | 从昨天开始一直疼吗？吃没吃药？怎么能缓解一下 | 一直疼，没吃药，打嗝、叹气或者排气后能缓解一些 |
| | 疼的时候胸闷、气短吗 | 没有 |
| | 平时怕冷怕热？凉的热的都能吃吗 | 胃怕凉，这半年不敢吃凉的 |
| | 还有没有别的症状 | 有的时候两侧有点胀，不明显 |
| | 平时睡眠怎么样？二便呢 | 睡眠不好，大小便正常 |
| | 伸舌我看一下 | 舌质暗红，苔薄 |
| | 我诊一下脉，先伸出左手……再伸出右手 | 脉弦细 |
| 3. 相关病史 | 以前身体怎样，有过什么病吗 | 没有 |
| | 您抽烟、喝酒吗？最近有什么事情让您很累或很有压力吗 | 抽烟，不喝酒。好像也没有 |
| | 抽烟多少年了？每天抽多少 | 抽烟有 20 年了，每天 20 支，不喝酒 |
| | 对什么药物、食物过敏吗？抽烟对心脏不好，应该戒掉了 | 没有 |
| | 爱人和孩子怎么样？有患类似疾病的吗？您平时脾气急吗？ | 爱人和孩子身体都很好 |
| | 父母或兄弟姐妹有人患什么病的吗？有患类似疾病的吗 | 独生子，父母身体都挺好的 |
| | 好的，您的病情我简单重复一下：您 2 年前于劳累、激动后胸骨后疼痛，呈烧灼样，伴出汗，疼痛无放射，持续 3～5 分钟，休息后可自行缓解，偶尔自服治疗"胃病"的药物效果不明显，未就医。此后，上述症状时轻时重，未系统治疗。22 小时前，患者因情绪激动出现胸骨后疼痛，伴胃脘部不适，善太息，嗳气或矢气后舒服，无恶心、呕吐，持续不缓解，患病以来，睡眠差，二便正常，无消瘦 | 对，医生您说我会不会是心梗了 |
| 3. 相关病史 | 您需要进一步检查才能明确病情。不要紧张，根据您的症状及舌脉，我考虑您为胸痹心痛病，气滞心胸证，西医诊断考虑为冠心病，不除外心梗等。稍后您需要急检下心肌酶、心肌标志物，做一个心电图以进一步明确病情 | 行，医生，我先去做检查，做完其他检查，您给我开点药吧 |
| | 我可以先给您开点中药，其他的等理化检查结果回报 | 谢谢您！医生 |

## （五）自我评价

心脑系疾病问诊自评量表见表 1–17。

**表 1–17　问诊自评量表**

| A. 问诊流程 | 结果得分 | | |
|---|---|---|---|
| 自我介绍、患者一般情况 | 掌握□ | 部分掌握□ | 不会问□ |
| 询问主诉 | 掌握□ | 部分掌握□ | 不会问□ |
| 现病史 | 掌握□ | 部分掌握□ | 不会问□ |
| 伴随症状 | 掌握□ | 部分掌握□ | 不会问□ |
| 询问患者患病以来的诊疗经过及结果与疗效 | 掌握□ | 部分掌握□ | 不会问□ |
| 询问患者目前状况 | 掌握□ | 部分掌握□ | 不会问□ |
| 运用中医望闻切对患者进行检查 | 掌握□ | 部分掌握□ | 不会问□ |
| 询问患者既往史、过敏史 | 掌握□ | 部分掌握□ | 不会问□ |
| 询问患者个人史、家族史 | 掌握□ | 部分掌握□ | 不会问□ |
| 掌握心脑系疾病的问诊技巧及特点 | 掌握□ | 部分掌握□ | 不会问□ |
| B. 问诊技巧 | 结果得分 | | |
| 围绕病因、病机展开问诊 | 掌握□ | 部分掌握□ | 不会问□ |
| 在问诊过程中避免使用难懂的医学术语 | 掌握□ | 部分掌握□ | 不会问□ |
| 在问诊过程中选择不同的询问方式 | 掌握□ | 部分掌握□ | 不会问□ |
| 问诊过程中适当使用肢体语言 | 做到□ | 未做到□ | |
| C. 人文关怀 | 结果得分 | | |
| 规范着装，使用礼貌用语 | 规范着装□ | 使用礼貌用语□ | |
| 倾听并亲切地回答患者的提问 | 倾听□ | 亲切回答患者提问□ | |
| 医患共情 | 做到□ | 未做到□ | |

# 第四节　临床常见病诊疗思维实训

## 一、咳嗽

咳嗽是以发出咳声或伴咳吐痰液为主要表现的病症。咳嗽既是独立性的一种疾患，又是肺系多种疾病的一个主要症状。历代将有声无痰称为咳，有痰无声称为嗽，有声有痰称为咳嗽。

### （一）实训目标

1. 掌握咳嗽的辨证论治思路、具体治法与治疗用药。
2. 熟悉咳嗽的临床诊断技能及类证鉴别。

### （二）实训方法

1. SP 教学法。
2. 病例分析法。

## （三）课前准备

标准化病人、记录。

## （四）实训内容

**1. 问主诉**　患者主要症状（咳嗽）、咳嗽的病程时间及加重的时间。

**2. 问疾病发展过程**

（1）问诱发因素

1）是否感受风、寒、暑、湿、燥、火六淫外邪——辨外感。

2）是否伴随多种肺系疾病日久——辨内伤之肺阴亏耗。

3）是否嗜食生冷、嗜酒过度、过食肥甘厚味或辛辣刺激之品——辨内伤之痰湿壅肺与痰热郁肺。

4）是否与情绪变化相关——辨内伤之肝火犯肺。

（2）问诊疗经过　本次起病是否就诊，何时何地做何种检查，有过何种诊断，有过何种治疗，症状变化情况（好转、进展、出现新症状）。

（3）问缓解因素　在休息、保暖、平复情绪、用药等情况下，咳嗽是否有好转。

**3. 问症状**

（1）辨疾病　咳嗽病的主要表现是咳逆有声或伴咽痒咳痰。在临床接诊过程中应注意与感冒、肺痨、肺胀、肺痈、喘证、哮证等疾病鉴别，以明确诊断（表1-18～表1-20）。

表1-18　咳嗽与感冒鉴别表

| | 咳嗽 | 感冒 |
|---|---|---|
| 证候特征 | 仅以咳嗽为主要临床表现，或咳而有声，或咯吐痰涎，或两者兼见 | 可有咳嗽症状，但以恶寒、发热，汗出后身凉脉静；鼻塞，流涕，多嚏，咽痒，咽痛，周身酸楚不适等最为痛苦 |
| 联系 | 咳嗽与感冒常并见，临床诊断依据症状孰轻孰重 | |

表1-19　咳嗽与喘证、肺胀、哮病鉴别表

| | 咳嗽 | 喘证 | 肺胀 | 哮病 |
|---|---|---|---|---|
| 证候特征 | 仅以咳嗽为主要临床表现，或咳而有声，或咯吐痰涎，或两者兼见 | 以呼吸困难为主要临床表现，甚则张口抬肩，鼻翼扇动，不能平卧 | 除咳嗽症状外，并有胸部膨满，喘咳上气，烦躁心慌，甚则肢体浮肿、面色晦暗、口唇颜面发绀等 | 以喉中哮鸣有声，呼吸气促困难，甚则喘息不得平卧 |
| 兼证 | 不伴喘证可兼咳嗽 | | 因多种慢性肺系疾病反复迁延而致，可兼咳嗽、呼吸困难 | 可兼咳嗽 |

**表 1-20　咳嗽与肺痈、肺痨鉴别表**

|  | 咳嗽 | 肺痈 | 肺痨 |
|---|---|---|---|
| 证候特征 | 仅以咳嗽为主要表现，或咳而有声，或咯吐痰涎，或两者兼见 | 咳嗽，胸痛，发热，咳吐腥臭脓血痰 | 咳嗽，咳血，潮热，盗汗，多见身体消瘦，病程较长 |
| 病机 | 肺失宣肃，肺气上逆 | 热壅血瘀，蕴毒成脓 | 痨虫蚀肺 |

（2）辨证型　咳嗽是肺系疾病常见的主要症状，也可因他脏及肺引起，深入分析这一症状的特点，可以作为辨别其病理性质的重要依据。

辨外感与内伤：外感咳嗽多起病急，病程短，常伴恶寒发热等表证；内伤咳嗽多为久病，常反复发作，病程较长，常伴其他脏腑失调的症状（表 1-21、表 1-22）。

**表 1-21　外感咳嗽**

|  |  | 风寒袭肺 | 风热犯肺 | 风燥伤肺 |
|---|---|---|---|---|
| 主症特点 | 咳 | 咳嗽声重 | 咳嗽频剧，气粗或咳声音哑 | 干咳 |
|  | 痰 | 痰稀色白 | 痰黏稠或稠黄 | 无痰或少痰 |
| 兼次证 |  | 鼻塞，流清涕，肢体酸楚，恶寒，发热，恶寒 | 鼻流黄涕，口渴，肢楚，恶风，身热 | 喉痒，唇鼻干燥，或痰中带血，口干，咽干而痛，微寒，身热 |
| 舌苔 |  | 舌苔薄白 | 舌质红，苔薄黄 | 舌质红，苔薄白或薄黄 |
| 脉象 |  | 浮或浮紧 | 浮数或浮滑 | 浮数或小数 |

**表 1-22　内伤咳嗽**

|  |  | 痰湿壅肺 | 痰热郁肺 | 肝火犯肺 | 肺阴亏耗 |
|---|---|---|---|---|---|
| 主症特点 | 咳 | 咳声重浊，痰出咳缓 | 咳嗽气息声粗，喉中有痰声 | 气逆作咳，咳时面红耳赤 | 干咳，咳声短促 |
|  | 痰 | 痰白黏腻或稠厚或稀薄，晨起咳痰加重 | 痰多、质黏厚或稠黄，痰有腥臭味，或吐血痰 | 常感痰滞咽喉，咳之难出，量少质黏，或痰如絮条 | 痰少黏白，或痰中带血 |
| 兼次证 |  | 胸闷，脘痞，呕恶，纳差，腹胀，大便时溏 | 胸胁胀满，咳时引痛，面赤，或有口干，身热 | 烦热咽干，口干口苦，胸胁胀痛，可随情绪波动 | 午后潮红，颧红，手足心热，盗汗，口干咽燥，日渐消瘦，神疲 |
| 舌苔 |  | 舌质淡，苔白腻 | 舌质红，苔薄黄腻 | 舌质红，苔薄黄少津 | 舌质红，少苔 |
| 脉象 |  | 濡滑 | 滑数 | 弦数 | 细数 |
| 病位 |  | 脾、肺 | 脾、肺 | 肝、肺 | 肾、肺 |

## （五）体格检查

体格检查包括体型、鼻、咽、喉、支气管及肺部等，注意两肺呼吸音及有无哮鸣音、湿啰音或爆裂音。

## （六）辅助检查

辅助检查主要包括影像学检查，诱导痰细胞学检查，肺功能检查和气道高反应性检查，呼出气一氧化碳测定（FeNO），24 小时食管 pH- 多通道阻抗监测等，有助于诊断。

## （七）咳嗽病辨证思路思维导图

咳嗽病辨证思路思维见图 1-1。

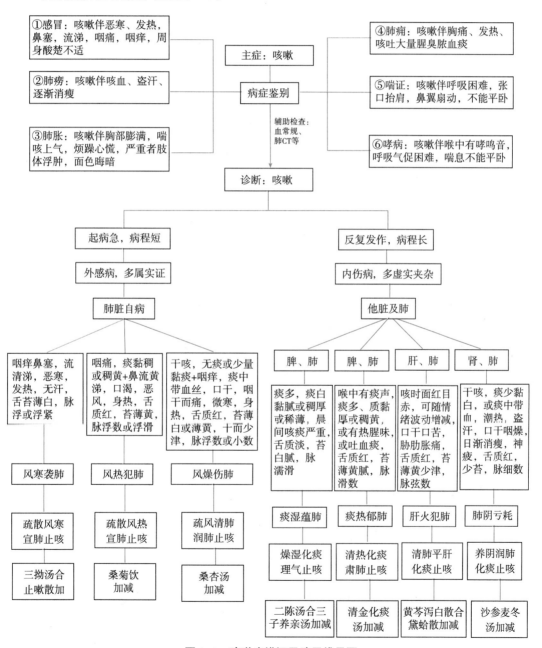

**图 1-1　咳嗽病辨证思路思维导图**

## （八）实战演练

李某，男，41 岁。10 天前外出淋雨后发热，最高体温 38℃，恶寒无汗，周身疼痛，咽痛，鼻塞流涕，轻咳，自行服用泰诺林后体温降至正常，流涕减少，周身疼痛减轻。但 1 周来咳嗽逐渐加重，自服甘草片、罗红霉素无效。刻下症见：咳嗽剧烈，咯痰不爽，黄色黏稠痰，咽干咽痛，鼻流黄涕，口渴多饮。无胸闷、胸痛。查体：舌质红，舌苔薄黄，脉浮数。听诊双肺呼吸音粗。自备胸片：双侧肺纹理增强。

患者着凉后出现咳嗽就诊，故中医诊断：咳嗽。虽然曾一度有鼻塞流涕、发热恶寒、周身疼痛等感冒症状，但来诊时感冒症状基本消失，所以不诊断"感冒"。此外，临床上见到以咳嗽为主要症状的疾病，还应该考虑如下几种疾病。①肺痈：初期以发热、咳嗽为主要症状，但病情进展，以咳嗽、胸痛、发热、咳吐大量腥臭脓血痰为特征。②肺痨：多见于体质消瘦患者，咳嗽，常伴有咳血、潮热、盗汗等，病情较长，进行胸片、痰细菌学检查可以鉴别。

风热犯肺之征象

可排除肺痈

辨证依据：本病患者感受风寒，风寒袭表，入里化热，风热犯肺，肺失清肃，发为咳嗽。热邪伤及津液，津液不足，则咳痰不爽；热邪熏蒸，则咳痰色黄质黏稠，鼻流黄涕；津液受损，不能上润咽喉，则咽干咽痛；热伤津液，患者欲饮水自救，则口渴多饮。

治法：宣肺清热，止咳化痰。

方药：桑菊饮加减。

桑叶 10g，菊花 10g，干芦根 15g，生甘草 6g，薄荷 10g，杏仁 10g，桔梗 10g，连翘 10g，贝母 10g，枇杷叶 10g，蝉蜕 10g，麦冬 15g。3 剂，水煎服，每日 1 次，分 2 次服。

调护：注意保暖，清淡饮食，避免肥甘厚味，不宜食用辛辣香燥之品，戒烟戒酒。

## （九）实训要点

**1. 咳嗽** 既是独立性的一种疾患，又是肺系多种疾病的一个主要症状。

**2. 辨外感与内伤** 外感咳嗽，多是新病，起病急，病程短，初起多兼有寒热、头痛、鼻塞等肺卫表证，多属邪实。内伤咳嗽，起病慢，往往有较长的咳嗽病史，常兼他脏病证。

**3. 辨虚实寒热** 咳嗽痰少，或干咳无痰者，多属燥热、气火、阴虚；痰多者，常属痰湿、痰热、虚寒；痰白清稀者，属风、属寒；痰白而稠厚者属湿；痰黄而黏稠者，属热；痰中带血者，多属肺热或阴虚。

## 二、喘证

喘证是以呼吸困难，甚至张口抬肩、鼻翼扇动、不能平卧等为主要临床表现的病证。

## （一）实训目标

1. 掌握喘证的辨证论治思路、具体治法与治疗用药。
2. 熟悉喘证的临床诊断技能及类证鉴别。

## （二）实训方法

1. SP 教学法。
2. 病例分析法。

## （三）课前准备

标准化病人、记录。

## （四）实训内容

**1. 问主诉** 患者主要症状（喘）、喘证的病程时间及加重的时间。

**2. 问疾病发展过程**

（1）问诱发因素

1）是否感受六淫外邪——辨实证风寒闭肺、表寒里热。

2）是否伴随多种肺系疾病日久——辨内伤之肺气虚。

3）是否嗜食生冷、嗜酒过度、过食肥甘厚味或辛辣刺激之品——辨内伤之痰浊阻肺与痰热遏肺。

4）问是否与情绪变化相关——辨内伤之肝气乘肺。

（2）问诊疗经过 本次起病是否就诊，何时何地做过何种检查，有过何种诊断，有过何种治疗，症状变化情况（好转、进展、出现新症状）。

（3）问缓解因素 在休息、保暖、平复情绪、用药等情况下，喘证是否有好转。

**3. 问症状**

（1）辨疾病 喘证是以呼吸困难，甚至张口抬肩、鼻翼扇动、不能平卧等为主要临床表现的病证。在临床接诊过程中应注意与咳嗽、肺胀、哮病、气短等疾病鉴别，以明确诊断（表 1–23、表 1–24）。

表 1–23　喘证与咳嗽、肺胀、哮病鉴别表

| | 喘证 | 咳嗽 | 肺胀 | 哮病 |
|---|---|---|---|---|
| 证候特征 | 以呼吸困难为主要临床表现，甚则张口抬肩，鼻翼扇动，不能平卧 | 仅以咳嗽为主要临床表现，或咳而有声，或咳吐痰涎，或两者兼见 | 除咳嗽症状外，并有胸部膨满，喘咳上气，烦躁心慌，甚则肢体浮肿，面色晦暗、口唇、颜面发绀等 | 喉中哮鸣有声，呼吸气促困难，甚则喘息不得平卧 |
| 兼证 | 可兼咳嗽 | 不伴喘证 | 是多种慢性肺系疾病反复迁延而致，可兼喘促、呼吸困难 | 可兼喘证 |

表 1-24　喘证与气短鉴别表

|  | 喘证 | 气短 |
|---|---|---|
| 证候特征 | 呼吸困难，张口抬肩，不能平卧 | 气短即少气，呼吸微弱而喘促，或气不足以息，似喘而无声，尚可平卧 |

（2）辨证型　喘证是肺系疾病常见的主要症状，也可因他脏及肺引起，深入分析这一症状的特点，可以作为辨别其病理性质的重要依据。

辨实证与虚证：实喘由外邪侵袭、内伤饮食、情志所致，症见呼吸深长有余，呼出为快，气粗声高，伴有痰鸣咳嗽，脉数有力。虚喘多由久病迁延，或劳欲损伤所致，病程较长，常反复发作，症见呼吸短促难续，深吸为快，其怯声低，少有痰鸣咳嗽，脉微弱或浮大中空，病势徐缓，时轻时重，遇劳则甚（表 1-25、表 1-26）。

表 1-25　实喘

|  | 主症特点 | 兼次症 | 舌苔 | 脉象 |
|---|---|---|---|---|
| 风寒闭肺 | 喘促，呼吸急促，胸部胀闷 | 咳嗽，痰多，稀薄色白，头痛，鼻塞，喷嚏，流清涕，无汗，恶寒，口不渴 | 苔薄白而滑 | 浮紧 |
| 表寒里热 | 喘逆上气，胸胀或痛，息粗，鼻扇 | 咳而不爽，咳痰黏稠，形寒，身热，烦闷，身痛，口渴，溲黄，便干 | 舌质红，苔薄白或黄 | 浮数或滑 |
| 痰热遏肺 | 喘咳气涌，胸部胀痛 | 痰多黏稠色黄，或痰中带血，或目睛胀凸，胸中烦热，有汗，渴喜冷饮，尿赤，或便秘 | 舌质红，苔黄或黄腻 | 滑数 |
| 痰浊阻肺 | 喘而胸满闷窒，甚则胸盈仰息 | 咳嗽痰多，黏腻色白，咳吐不利；脘闷，呕恶，纳呆，口黏不渴 | 舌质淡，苔厚腻色白 | 滑 |
| 肝气乘肺 | 情志刺激诱发，突然呼吸短促，息粗气憋 | 胸闷胸痛，咽中如窒，喉中痰声不重 | 舌红，苔薄黄 | 弦 |
| 水凌心肺 | 喘咳气逆，依息难以平卧 | 咳痰稀白，心悸，面目肢体浮肿，小便量少，怯寒肢冷，唇甲青紫 | 舌淡胖或紫暗有瘀斑 | 沉细 |

表 1-26　虚喘

|  | 主症特点 | 兼次症 | 舌苔 | 脉象 |
|---|---|---|---|---|
| 肺气虚 | 喘促短气，气怯声低，喉有鼾声 | 咳声低弱，痰吐稀薄，自汗畏风，极易感冒 | 舌质淡红或舌红苔剥 | 软弱或细数 |
| 肾气虚 | 喘促日久，气息短促，呼多吸少，动则尤甚，气不得续 | 形瘦神惫，小便常因咳嗽而失禁，或尿后余沥，面青唇紫 | 舌淡苔薄或黑润，或舌红少津 | 微细或沉弱，或脉细数 |
| 喘脱 | 喘逆剧甚，张口抬肩，鼻翼扇动，端坐不能平卧，稍动则喘剧欲绝 | 心慌动悸，烦躁不安，肢厥，面青唇紫，汗出如珠 | 舌淡无华或干瘦枯萎，少苔或无苔 | 浮大无根，或见歇止，或模糊不清 |

## （五）体格检查

体格检查可出现呼吸频率增快，听诊两肺呼吸音增粗，或可闻及干啰音、湿啰音。

## （六）辅助检查

辅助检查主要包括血常规、动脉血气分析、BNP、痰培养、胸部 X 线或 CT、心电图、动态心电图、肺功能等，有助于诊断。

## （七）喘证辨证思路思维导图

喘证辨证思路思维导图见图 1-2。

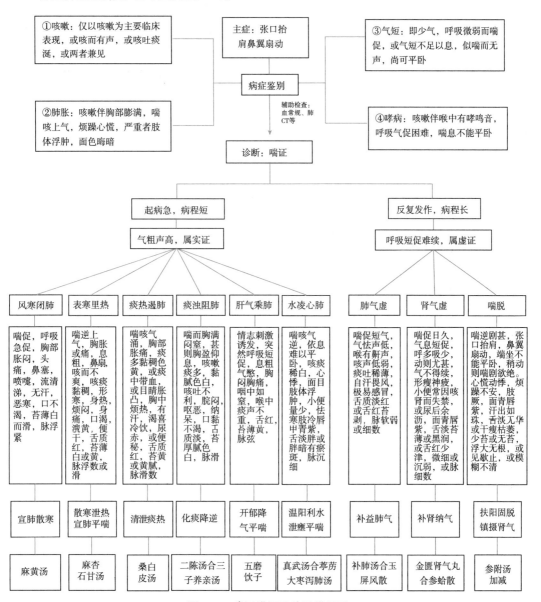

**图 1-2 喘证辨证思路思维导图**

## （八）实战演练

王某，男，62岁。患者咳嗽、喘息时有发作约10年，曾被诊断为"慢性支气管炎"，每次发作多由着凉或劳累。经休息或口服"消炎药"可好转。3天前，患者因感冒再次发病，现咳嗽喘息加重，喘促异常，不能平卧，息粗鼻扇，张口抬肩，咳嗽，痰多而黏、咳吐不爽、色黄、胸部胀痛，恶寒发热，烦闷身痛，口渴汗出，尿黄便干，舌质红，苔薄黄，脉浮数。

可排除感冒、咳嗽

表寒里热证之表

患者以咳嗽、喘息为主要症状，喘促异常，不能平卧，息粗鼻扇，张口抬肩，具备喘证的主要症状，故考虑喘证诊断成立。

辨证依据：患者以咳嗽、喘息10余年，本次因外感而发作，外感寒邪，内舍于肺，郁而化热，而表寒未解。肺气上逆，故见喘促异常，不能平卧，息粗鼻扇，张口抬肩；热邪煎津成痰，故见咳嗽痰多而黏、咳吐不爽、色黄；表证未解，则恶寒，脉浮；肺热内盛，则烦闷身痛，热邪迫津外出故见汗出，热邪伤津，津不上呈故见口渴；舌质红、苔薄黄、脉浮数皆为表寒里热证之象。

治法：宣肺泄热。

方药：麻杏石甘汤。

麻黄6g，苦杏仁10g，石膏30g（先煎），生甘草6g，桑白皮10g，瓜蒌30g，荆芥10g，麦冬10g，大黄3g（后下）。3剂，水煎服，每日1次，分2次服。

调护：注意保暖，清淡饮食，避免肥甘厚味，不宜食用辛辣香燥之品，戒烟戒酒。

## （九）实训要点

1.喘证有虚实两个方面，有邪者为实，因邪壅于肺，肺失宣降所致；无邪者属虚，因肺不主气，肾失摄纳所致。

2.该患者病位在肺，属性为虚实夹杂，肺气不足为本虚，表寒肺热壅盛为标实。

## 三、心悸

心悸是指心中悸动不安，甚则不能自主的一类病证。临床多呈阵发性，每因情绪波动或劳累过度而发，发作时常伴有不寐、胸闷、气短，甚则眩晕、喘促、心痛、晕厥。病情较轻者为惊悸，病情较重者为怔忡。

### （一）实训目标

1.掌握心悸的辨证论治思路、具体治法与治疗用药。

2.熟悉心悸的临床诊断技能及类证鉴别。

### （二）实训方法

1.SP教学法。

2.病例分析法。

（三）课前准备

标准化病人、记录本。

（四）实训内容

**1. 问主诉**

主症 + 时间。主症：心慌不能自主。时间：本次发病的时间和整个病程的时间。

**2. 问症状**

（1）问主症 发病的特点：呈阵发性或持续性，初次发作还是反复发作。心悸的特点：需要辨虚实，还应辨脉象的变化，另外，临床辨证还应结合引起心悸的原发病的诊断，以提高辨证的准确性（表 1–27 ～表 1–29）。

表 1–27 辨虚实

| 虚证 | 气虚 | 血虚 | 阴虚 | 阳虚 |
|---|---|---|---|---|
| 临床表现 | 主症 + 乏力、气短 | 主症 + 面色无华、口唇色淡 | 主症 + 五心烦热、潮热盗汗 | 主症 + 畏寒肢冷 |
| 实证 | 痰 | 饮 | 瘀 | 毒 |
| 临床表现 | 主症 + 胸闷胀满 | 主症 + 肢面浮肿 | 主症 + 面色晦暗，唇甲青紫 | 主症 + 发热，恶风，全身酸痛，神疲乏力，咽喉肿痛，咳嗽，口干渴 |

表 1–28 辨脉搏的频率和节律

| 类别 | 表现 |
|---|---|
| 脉率快 | 数：一息六至；疾：一息七至；极：一息八至；脱：一息九至；浮合脉：一息十至以上 |
| 脉率慢 | 缓：一息四至；迟：一息三至 |
| | 损：一息而至；败：一息一至；夺精脉：两息一至 |
| 脉律 | 结：脉来缓，时而一止，止无定数 |
| | 促：脉来数，时而一止，止有定数 |
| | 代：脉来时见一止，止有定数，良久方来 |

表 1–29 辨病与辨证相结合

| 辨病 | 辨证 |
|---|---|
| 功能性心律失常 | 心虚胆怯、心神动摇 |
| 冠心病 | 阳虚血瘀、痰瘀交阻 |
| 病毒性心肌炎 | 风温（肺卫）——热毒（心）——气阴两虚、瘀阻 |
| 风心病 | 风湿热邪，痹阻心脉 |
| 病态窦房结综合征 | 心阳不振 |
| 肺心病 | 虚实夹杂、心肾阳虚、水饮内停 |

（2）问伴随症状

1）以"自觉心中悸动不安，神情紧张，不能自主"为主要症状，呈阵发性和持续性。

2）可伴有胸闷不适、易激动、心烦少寐、乏力头晕等症，中老年发作频繁者，可伴有心胸疼痛，甚则喘促、肢冷汗出，或见晕厥、猝死。

3）可见数、疾、促、结、代、迟、雀啄等频率、节律异常的脉象。

4）常由情志刺激如惊恐、紧张以及劳倦、饮酒、饱食等因素诱发。

（3）问鉴别诊断

1）心悸与奔豚相鉴别：心悸与奔豚鉴别见表1-30。

**表1-30　心悸与奔豚相鉴别**

| 病证 | 病因 | 病机 | 症状 |
|---|---|---|---|
| 心悸 | 体虚劳倦、七情所伤、感受外邪、药食不当 | 气血阴阳亏虚，心失所养或邪扰心神、心神不宁 | 心慌不能自主 |
| 奔豚 | 因恐慌忧思而生 | 神志伤动，气积于肾 | 发至小腹，上至心下，游走无时 |

2）心悸与卑惵相鉴别：心悸与卑惵相鉴别见表1-31。

**表1-31　心悸与卑惵相鉴别**

| 病证 | 病因 | 症状 | 神志改变 |
|---|---|---|---|
| 心悸 | 体虚劳倦、七情所伤、感受外邪、药食不当 | 心慌不能自主 | 无 |
| 卑惵 | 心血不足，心神失养 | 心慌，神气衰颓，怕见人，居暗处，内疚，抑郁自卑 | 以神志异常为主要表现 |

3）惊悸与怔忡相鉴别：惊悸与怔忡相鉴别见表1-32。

**表1-32　惊悸与怔忡相鉴别**

| 病证 | 相同点 | 不同点 | | |
|---|---|---|---|---|
| | | 病因 | 症状 | 病性 | 病势 |
| 惊悸 | 都有心慌、心跳的自觉症状 | 多与精神因素有关 | 骤然起病呈阵发性，时作时止，可自行缓解 | 实证居多 | 病情较轻 |
| 怔忡 | | 久病体虚，心脏受损，无精神因素也可发病 | 持续心悸，心中惕惕，不能自控，稍劳即发 | 虚证居多，或虚中夹实 | 病情较重 |

**3. 问疾病发展过程**

（1）问诱发因素　问是否有体质因素、饮食劳倦、情志所伤（惊恐或紧张）、感受外邪或药物所伤而引起。

（2）问诊疗经过　本次起病是否就诊，何时何地做过何种检查，有过何种诊断，有过何种治疗，症状变化情况（好转、进展、出现新症状）。

（3）问缓解因素　在休息、平复情绪、或用药等情况下，心悸是否有好转。

（五）体格检查

心脏叩诊、听诊及舌苔脉象。

（六）辅助检查

心电图、动态心电图检查有助于心律失常的诊断；心肌酶谱检查、测血压、胸部 X 线、CT 及心脏彩超检查有助于病因的诊断。

（七）心悸病辨证思路思维导图

心悸病辨证思路思维导图见图 1-3。

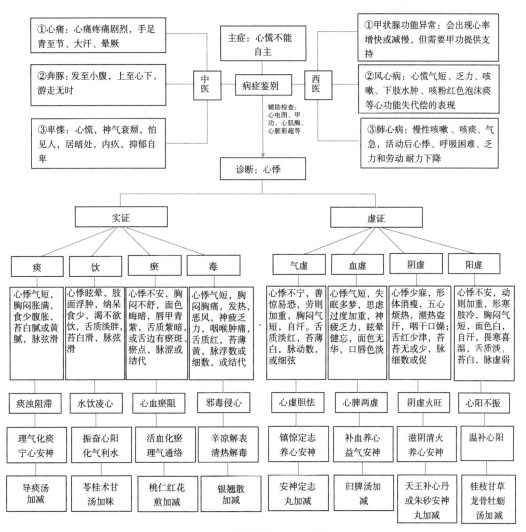

图 1-3　心悸病辨证思路思维导图

## （八）实战演练

某女，50岁。近1个月出现**心慌不能自主**，心胸憋闷，无胸痛，两胁胀痛，善太息，口苦咽干，饮食尚可，睡眠欠佳，二便调，<u>舌质紫暗，有瘀点，脉结</u>。平素情志不遂，<u>心电图及24小时动态心电图均提示频发室性早搏</u>。

以心慌不能自主为主症，经心电图或24小时动态心电图检查分别诊断为房性早搏、室性早搏，故符合心悸的诊断要点。

心血瘀阻之征象

诊断：心悸。证候：心血瘀阻。
辨病辨证分析：患者以心慌不能自主为主症，故心悸诊断成立。患者情志不遂，气机不畅，可致心血瘀阻，心脉不畅，而致心悸不安。血瘀气滞，心阳被遏，故心胸憋闷。两胁胀痛、善太息，为气滞之征。舌质紫暗有瘀点、脉结为血瘀之征。根据以上分析，本病病位在心，病性为邪实。
治法：活血化瘀，理气通络。
方药：桃仁红花煎加减。
桃仁10g，红花10g，丹参15g，赤芍15g，制香附10g，延胡索15g，青皮10g，当归10g，川芎10g，降香10g，柴胡6g，枳壳10g，珍珠母30g（先煎）。5剂，水煎服，每日1剂，分2次服。
调护：调畅情志，饮食清淡，适当运动。

## （九）实训要点

1. 以心中急剧跳动不能自主为主症即可诊断为心悸，常伴有气短、胸闷、眩晕，甚至喘促、晕厥等症，脉象或数，或迟，或节律不齐。

2. 本病为本虚标实之证，其本为气血不足，阴阳亏损，其标为血瘀、痰浊、水饮、邪毒，临床表现多为虚实夹杂。

3. 心悸的辨证可从脉象的变化进行鉴别，还应注意辨证与辨病相结合。

4. 心悸的治疗，虚者治当补益气血，调理阴阳；实者治当化痰涤饮，活血化瘀，配合重镇安神之品。

### 四、胸痹心痛

胸痹心痛是以胸部闷痛不适，甚则胸痛彻背，短气，喘息不得卧为主症的一种病证。轻者仅感胸闷不适，呼吸欠畅；重者则有胸痛，严重者胸痛彻背，背痛彻心，持续不解，面色苍白，大汗淋漓。

（一）实训目标

1.掌握胸痹心痛的辨证论治思路、具体治法与治疗用药。
2.熟悉胸痹心痛的临床诊断技能及类证鉴别。

（二）实训方法

1.SP 教学法。
2.病例分析法。

（三）课前准备

标准化病人、记录本。

（四）实训内容

**1.问主诉**　主症＋时间。主症：左胸部憋闷疼痛。时间：本次发病的时间和整个病程的时间。

**2.问症状**

（1）问主症　发病的特点：疼痛可窜及肩背、前臂、咽喉、胃脘部。突然发病，时作时止，反复发作，几秒至数十分钟不等，可伴有心悸、气短、喘促、面色苍白、自汗等。

（2）辨疾病　心痛的特点：以左侧胸膺部及膻中部位憋闷、疼痛为主症。心痛应注意真心痛与厥心痛、胃痛、悬饮相鉴别（表 1-33～表 1-35）。

表 1-33　真心痛与厥心痛鉴别

| | 真心痛 | 厥心痛 |
|---|---|---|
| 病机 | 心脉闭塞 | 心脉挛急或狭窄 |
| 症候特征 | 猝然大痛，四肢不温，面白唇紫，大汗淋漓，脉微欲绝，经休息或服药物不能缓解 | 疼痛时经休息或含服药物可以缓解 |
| 病情轻重 | 病重，疼痛时间长，超过半小时以上 | 病较轻，疼痛时间短 |
| 心肌酶谱 | 心肌酶升高 | 心肌酶正常 |
| 肌钙蛋白 | 肌钙蛋白阳性或升高 | 肌钙蛋白阴性或正常 |

表 1-34　真心痛与胃痛鉴别

| | 真心痛 | 胃痛 |
|---|---|---|
| 病机 | 心脉闭塞 | 胃失和降，不通则痛 |
| 病位 | 膻中或胸膺部 | 胃脘部 |
| 疼痛特征 | 持续性压榨样疼痛，心痛彻背，背痛彻心 | 隐痛或胀痛，多为反复发作 |
| 兼症 | 心悸气短，汗出肢冷，面色苍白，唇甲青紫，常见心衰心脱，甚至猝死 | 嗳气，泛酸，呃逆，呕吐，腹胀 |
| 辅助检查 | 心电图异常，心肌酶升高 | 心电图和心肌酶无变化 |

**表 1-35　胸痹心痛与悬饮相鉴别**

| | 胸痹心痛 | 悬饮 |
|---|---|---|
| 共同点 | 二者均有胸痛表现 | |
| 好发年龄 | 中年以上 | 任何年龄 |
| 疼痛特征 | 持续性压榨样疼痛，心痛彻背，背痛彻心 | 胸部胀痛，持续不减 |
| 诱发因素 | 饱餐、寒冷刺激、情绪激动 | 咳唾、转侧、呼吸 |
| 辅助检查 | 心电图异常，心肌酶升高 | 心电图和心肌酶无变化 |

（3）辨证型　心痛应根据疼痛的性质、伴随症状辨气血阴阳之亏虚，以及气滞、血瘀、痰阻、寒凝等邪实之不同（表 1-36、表 1-37）。

**表 1-36　辨气虚、血虚、阴虚、阳虚**

| 病机 | 症状 |
|---|---|
| 气虚 | 疲乏，气短，心慌心悸，舌质淡，胖嫩或有齿痕，脉细濡或沉细或结代 |
| 血虚 | 心悸怔忡，失眠多梦，面色无华，脉细或涩 |
| 阴虚 | 心烦口干，盗汗，舌红苔少，脉细数 |
| 阳虚 | 畏寒肢冷，精神倦怠，面白舌淡，脉沉细或沉迟 |

**表 1-37　辨气滞、血瘀、痰阻、寒凝**

| 病机 | 症状 |
|---|---|
| 气滞 | 心胸闷痛，憋闷，胁肋胀痛，苔薄白，脉弦 |
| 血瘀 | 心区刺痛，面色晦暗，唇甲青紫，舌紫暗或见瘀斑，脉弦细或涩 |
| 痰阻 | 心区闷痛，肢体沉重，头晕面浮，舌大有齿痕，苔腻，脉濡滑 |
| 阳虚 | 心区绞痛，肢冷面青，舌淡脉伏或沉细 |

**3. 问疾病发展过程**

1）问诱发因素　问是否因寒邪侵袭、饮食不当、情志失调、久坐少动、年老体虚等因素而引起。

2）问诊疗经过　本次起病是否就诊，何时何地做过何种检查，有过何种诊断，有过何种治疗，症状变化情况（好转、进展、出现新症状）。

3）问缓解因素　轻者经休息即可缓解，稍重者需含服芳香温通类药物，若疼痛剧烈，持续不解，汗出肢冷，面色苍白，唇甲青紫，脉散乱或微细欲绝，甚则有心脱、心衰之虞者则属真心痛之危候，可致猝死。

（五）体格检查

心脏叩诊、听诊及舌苔脉象。

（六）辅助检查

**1. 冠心病心肌缺血的相关检查**　心电图是常用的检查，特别是对于动态观察更有临床价值，也可行心电图负荷试验或 24 小时动态心电图监测、心肌核素显影等寻找心肌缺血证据，必要时可选择冠状动脉造影以明确病因或诊断。

**2.冠心病心肌坏死的相关检查** 可行血清心肌酶学、血清肌钙蛋白 T 和血清肌钙蛋白 I 测定，尤其是重视动态观察更有临床意义。

**3.冠心病相关危险因素检查** 应明确冠心病相关危险因素，可行血清脂质成分、血糖等检测，以监测血压等。

### （七）胸痹心痛病辨证思路思维导图

胸痹心痛病辨证思路思维导图见图 1-4。

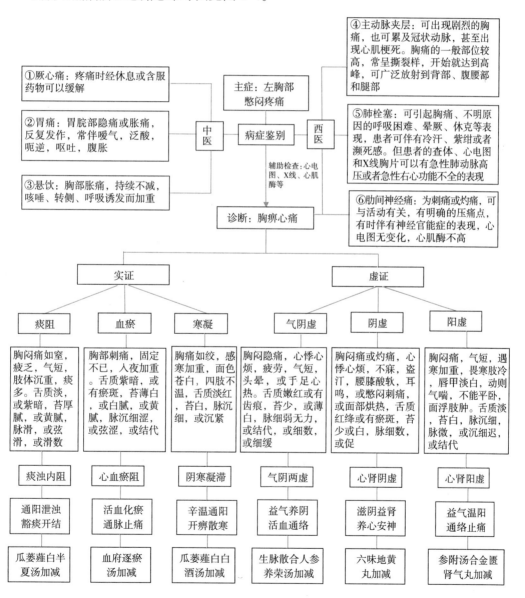

**图 1-4　胸痹心痛病辨证思路思维导图**

## （八）实战演练

> 某男，65岁。两年前开始出现<u>左胸部憋闷、刺痛，反复发作，经休息可以缓解</u>。近一周来疼痛又发作，<u>动则加剧，经休息可稍减轻，疼痛固定不移，痛引肩背，伴疲乏、气短、肢体沉重</u>，二便正常，<u>舌质紫暗，有瘀斑，苔白腻，脉弦滑</u>。经心电图检查诊断为<u>心肌缺血</u>。冠脉造影提示：左前降支中远段有一局限性偏心性狭窄55%。

> 患者以左胸部憋闷疼痛为主症，伴疲乏、气短，肢体沉重等症，且经心电图检查提示心肌缺血，符合心痛诊断要点。

> 心血瘀阻之征象，兼并痰浊

> 诊断：心痛。证候：心血瘀阻，兼痰浊。
> 辨证依据：患者以左胸部憋闷、疼痛为主症，故心痛诊断成立。瘀血阻于心脉，不通则痛，故见胸部刺痛，固定不移；心脾气虚，则见疲乏气短；舌质紫暗、有瘀斑，为瘀血内阻之征象，苔白腻主痰浊内阻，脉弦主痛，滑脉主痰浊。根据以上分析，患者病位在心脾，病性为虚实夹杂，以实证为主，其本为心脾气虚，其标为痰瘀阻络。
> 治法：活血化瘀，化痰通络止痛。
> 方药：血府逐瘀汤合涤痰汤加减。
> 桃仁10g，红花10g，当归10g，赤芍15g，川芎12g，柴胡6g，牛膝15g，桔梗10g，法半夏10g，陈皮6g，枳实10g，石菖蒲10g，竹茹10g，延胡索15g，甘草6g。7剂，水煎服，每日1剂，分2次服。
> 调护：调畅情志，饮食清淡，忌肥甘厚味之品，劳逸结合。

## （九）实训要点

1. 以左胸部憋闷疼痛为主症即可诊断为心痛，常伴有心悸、气短、头晕目眩等症。轻者仅感觉胸闷如窒。

2. 心痛病性为本虚标实，本虚为气、血、阴、阳之虚，标实为痰浊、血瘀、寒凝、气滞。病机关键为心脉挛急、狭窄或闭塞。

3. 心痛治疗当急则治标，缓则治本。祛邪治标常以芳香温通、通阳、活血化瘀、宣痹涤痰为主；扶正固本常以益气养阴、温阳补气、养血滋阴、补益肝肾等方法。

## 五、眩晕

眩指眼花或眼前发黑，晕是头晕甚或感觉自身或外界景物旋转，两者常同时并见，故统称为"眩晕"。轻者闭目可止，重者如坐车船，旋转不定，不能站立，可伴恶心、呕吐、汗出、面色苍白等，严重者可猝然仆倒。

## （一）实训目标

1.掌握眩晕的辨证论治思路、具体治法与治疗用药。
2.熟悉眩晕的临床诊断技能及类证鉴别。

## （二）实训方法

1. SP 教学法。
2.病例分析法。

## （三）课前准备

标准化病人、记录。

## （四）实训内容

**1. 问主诉** 患者主要症状（眩晕）、眩晕的病程时间以及加重的时间。

**2. 问疾病发展过程**

（1）问诱发因素

1）是否与情志（如长期恼怒焦虑）相关——风阳——病位在肝（实证）。

2）是否与嗜酒肥甘、饥饱劳倦、饮食不节相关——痰浊——病位在脾（实证）。

3）问发病前是否有外伤史或脑部久病史——瘀血（实证）。

4）问是否素体虚弱或久病不愈、产后体虚——气血亏虚（虚证）。

5）问有无劳欲过度、是否为年老人——肝肾阴虚（虚证）。

（2）问诊疗经过 本次起病是否就诊，何时何地做过何种检查，有过何种诊断，有过何种治疗，症状变化情况（好转、进展、出现新症状）。

（3）问缓解因素 在不变动体位、平卧休息、平复情绪、用药等情况下，眩晕是否有好转。

**3. 问症状**

（1）辨疾病 眩晕病的主要表现是以头晕目眩为主症，常伴有恶心呕吐、耳鸣耳聋、眼球震颤、汗出、面色苍白等症。在临床接诊过程中应注意与中风、厥证、痫病、头痛相鉴别，以明确诊断（表 1-38、表 1-39）。

表 1-38　眩晕与头痛鉴别表

|  | 头痛 | 眩晕 |
|---|---|---|
| 证候特征 | 仅以头痛为主要临床表现 | 以头部昏眩为主症 |
| 联系 | 临床中头痛与眩晕可并见 | |

表 1-39　眩晕与厥证、中风、痫病鉴别表

|  |  | 眩晕 | 厥证 | 中风 | 痫病 |
|---|---|---|---|---|---|
| 相同点 | | 头晕仆倒 | | | |
| 不同点 | 不省人事 | 无 | 有 | 有 | 有 |
| | 伴随症状 | 可伴有恶心呕吐、耳鸣耳聋、眼球震颤、汗出、面色苍白 | 多伴有四肢厥冷、短时间自醒、醒后无后遗症 | 多伴有后遗症，如半身不遂、口舌歪斜、舌强语塞等 | 伴口吐涎沫、两目上视、四肢抽搐、口中发出猪羊叫声等症状，很快苏醒，醒后如常人 |

（2）辨证型

眩晕辨证可从诱发因素、伴随症状等方面进行标本虚实、脏腑的辨别。

1）辨虚实　眩晕以虚证居多，夹痰夹火亦兼有之。一般新病多实，久病多虚，体壮者多实，体弱者多虚；呕恶、面赤、头胀痛者多实，体倦乏力、耳鸣如蝉者多虚；发作期多实，缓解期多虚；面白而肥为气虚多痰，面黑而瘦为血虚有火；病久常虚中夹实，虚实夹杂（表 1-40）。

表 1-40　眩晕虚实辨别表

| 项目 | | 实证 | 虚证 |
|---|---|---|---|
| 起病 | | 起病较急，突然发作 | 起病较缓，遇劳而发 |
| 病程 | | 病程相对较短 | 病程较长 |
| 眩晕 | | 重，视物旋转 | 轻 |
| 兼证 | 痰湿 | 头重昏蒙、胸闷呕恶，苔腻 | 两目干涩，腰膝酸软面色苍白、神疲乏力 |
| | 瘀血 | 头昏头痛、痛点固定、唇舌紫暗、瘀斑 | |
| | 风火 | 面赤、烦躁、口苦、肢麻震颤 | |
| 脉象 | | 脉盛 | 脉虚 |

2）辨脏腑

眩晕脏腑辨别见表 1-41。

表 1-41　眩晕脏腑辨别表

| 病位 | 脾 | 胃 | 肝 | 肾 |
|------|----|----|----|----|
|      | 虚 | 实 | 实 | 虚 |
| 诱因 | 遇劳即发 | 饮食不节 | 多与情志相关 | 年老体虚 |
| 兼症 | 纳呆乏力<br>面色苍白 | 纳呆呕吐<br>头痛 | 头胀痛、急躁易怒<br>口苦面赤 | 腰膝酸软<br>耳鸣如蝉 |
| 舌 | 舌淡 | 苔腻 | 舌红苔黄 | 舌暗 |
| 脉 | 脉细弱 | 脉滑 | 脉弦或弦数 | 脉弱、尺甚 |
| 诱因 | 遇劳即发 | 饮食不节 | 多与情志相关 | 年老体虚 |
| 兼症 | 纳呆乏力<br>面色苍白 | 纳呆呕吐<br>头痛 | 头胀痛、急躁易怒<br>口苦面赤 | 腰膝酸软<br>耳鸣如蝉 |
| 舌 | 舌淡 | 苔腻 | 舌红苔黄 | 舌暗 |
| 脉 | 脉细弱 | 脉滑 | 脉弦或弦数 | 脉弱、尺甚 |

（五）体格检查

体格检查包括呼吸、脉搏、血压、体温、神经系统查体（尤注意有无眼震、眩晕是否与转头有关）。

（六）辅助检查

辅助检查主要包括血常规（排除贫血引起的眩晕，必要时行骨髓检查）；颈椎 X 线、经颅多普勒检查（有助于诊断颈椎病、椎基底动脉供血不足、脑动脉硬化）；头颅、颈部 CTA、头颈部 MRI（排除颅内中枢性疾病）；心电图、心脏彩超（排除心源性疾病所致眩晕）；必要时进行电测听、脑干诱发电位，有助于梅尼埃病诊断。

（七）眩晕病辨证思路思维导图

眩晕病辨证思路思维导图见图 1-5。

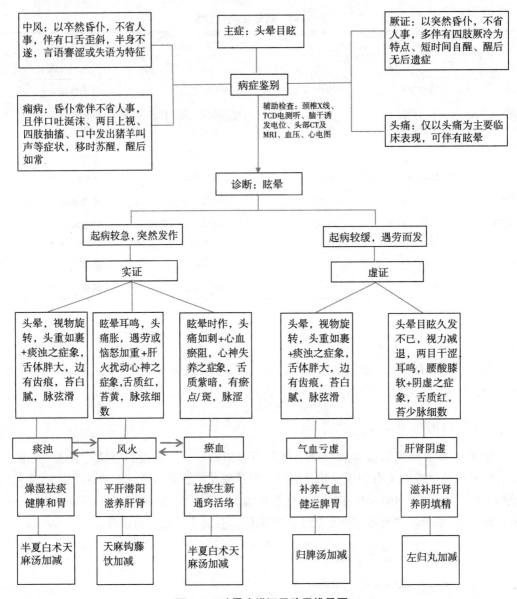

**图1-5　眩晕病辨证思路思维导图**

## （八）实战演练

华某，男，68岁。昨日于田间劳作时突觉眼花头晕，闭目稍作休息后缓解。此症状已反复发作两年余，每于劳累后加重。患者平素体弱，便溏，不欲饮食，常觉疲乏无力。刻下症见：头晕眼花时作，乏力，面色淡白，唇甲淡白，心悸少寐，无恶心呕吐，无恶寒发热，无咳嗽咳痰，纳呆，便溏。舌淡，苔薄白，脉弱。

患者以头晕眼花为主症，闭目即止，每因劳累而发作，故中医诊断：眩晕病。眩晕病多神志清楚，临床上见到以头晕为主要症状的疾病，还应该注意以下情况：①中风：卒然昏仆，不省人事，多伴有半身不遂、口舌㖞斜、舌强语塞等后遗症。②厥证：以突然昏仆，不省人事，或伴有四肢厥冷为特点，短时间自醒、醒后无后遗症。③痫病：其昏仆常伴有昏迷不省人事，且伴口吐涎沫、两目上视、四肢抽搐、口中发出猪羊叫声等症状，很快苏醒，醒后如常人。

气血亏虚之征象

辨证依据：患者年老体弱，气血亏虚，不能上荣髓海空虚，脑失所养，而发生眩晕。患者平素纳呆便溏，脾胃虚弱，无以化气生血，气血亏虚，上不荣于头面则面色苍白，外不能荣养四肢则疲乏无力。舌淡、脉弱，亦为气血亏虚之象。根据以上分析，患者病在脑窍，与脾相关，病性以虚证为主。
治法：益气养血，健运脾胃。
方药：归脾汤加减。
白术 10g，当归 15g，白茯苓 20g，黄芪 15g，龙眼肉 15g，远志 10g，酸枣仁 20g，木香 10g，人参15g，生姜 3 片，大枣 3 枚，炙甘草 6g。3 剂，水煎服，每日 1 剂，分 2 次温服。
调护：注意保持情绪稳定，忌忧思烦躁，避免劳累，注意休息，清淡饮食。

## （九）实训要点

1. 眩晕既是独立的疾患，又是多种疾病的一个常见症状，所以临床辨病时要学会抓不同疾病之间的主症特点。

2. 眩晕的诊断要点以眼花、眼黑、头晕目眩、视物旋转为主症，轻者闭目自止，重者如坐舟车，甚则仆倒。

3. 眩晕辨证分虚实两类。实证多为风阳上扰，痰浊中阻，瘀血阻窍；虚证多为气血亏虚，肝肾阴虚。

4. 眩晕与头痛的辨证选方易混淆，当注意相似证型之间的选方区分：

（1）痰浊之症 选用半夏白术天麻汤加减。

（2）血瘀之症 选用通窍活血汤加减。

（3）肝阳头痛／风阳眩晕 均选用天麻钩藤饮加减。

（4）气虚头痛 选用益气聪明汤加减。

（5）血虚头痛　加味四物汤加减。而气血亏虚之眩晕选归脾汤。

（6）肾虚头痛　大补元煎加减。肝肾阴虚之眩晕选左归丸加减。

## 六、胃痛

胃痛是以上腹胃脘部近心窝处疼痛为主症的病证，又称胃脘痛。胃脘部一般系指上、中、下三脘部位，或指两侧肋骨下缘连线以上至鸠尾的梯形部位。

### （一）实训目标

1. 掌握胃痛的辨证论治思路、具体治法与治疗用药。

2. 熟悉胃痛的临床诊断技能及类证鉴别。

### （二）实训方法

1. SP 教学法。

2. 病例分析法。

### （三）课前准备

标准化病人、记录本。

### （四）实训内容

**1. 问主诉**　患者主要症状（胃痛）、胃痛的病程时间以及加重的时间。

**2. 问疾病发展过程**

（1）问诱发因素

1）感寒、食寒而发；感热、食热而发——辨寒热。

2）五味过极，纵恣口腹，饥饱失调，偏嗜烟酒，或用伤胃药物——壅遏气机，进而发病。

3）情志抑郁恼怒——肝失条达、脾失运化。

4）劳倦太过，失血过多；或久病不愈；或身体素虚等——气血阴阳内伤，不荣则痛。

（2）问诊疗经过　本次起病是否就诊，何时何地做过何种检查，有过何种诊断，有过何种治疗，症状变化情况（好转、进展、出现新症状）。

（3）问缓解因素

1）遇寒缓解，得温缓解——辨寒热。

2）餐后缓解，空腹缓解——辨虚实。

3）情志、休息等其他因素缓解——辨脏腑、气血阴阳。

**3. 问症状**

（1）辨疾病　胃痛是以胃脘部疼痛为主要表现，常伴有食欲不振、痞闷或胀满、恶心呕吐、吞酸嘈杂等症。临床中需要与真心痛、胃痞病相鉴别（表1–42）。

表1-42 胃痛与胃痞、真心痛鉴别表

|  | 胃痛 | 胃痞 | 真心痛 |
|---|---|---|---|
| 部位 | 胃脘部 | 胃脘部 | 心居胸中,其痛常及心下,出现胃痛的表现 |
| 主证 | 多表现为胀痛、刺痛、隐痛,有反复发作史 | 心下痞塞满闷,触之无形,按之不痛 | 多为当胸而痛,其痛多为绞痛、紧缩样痛或压榨样痛,病势危急 |
| 兼证 | 伴有嗳气、反酸、嘈杂等 | 伴有嗳气、反酸、嘈杂等 | 痛引肩臂,伴有心悸、气短,甚则汗出等症 |

（2）辨证型　胃痛的发生,主要由外邪犯胃、饮食伤胃、情志不畅和脾胃虚寒等,导致胃气郁滞,胃失和降,不通则痛。初病多实,不通则痛;病久多虚,不荣则痛,或虚实夹杂所致(表1-43、表1-44)。

表1-43 胃痛虚证

|  |  | 胃阴不足 | 脾胃虚寒 |
|---|---|---|---|
| 主症特点 | 疼痛特点 | 胃脘隐痛或隐隐灼痛 | 胃脘隐痛 |
|  | 诱发及缓解因素 | 无 | 遇寒或饥时痛剧,得熨或进食则缓,喜暖喜按 |
| 兼次证 |  | 嘈杂似饥,饥不欲食,口干不欲饮,咽干唇燥,大便干结或腑行不畅 | 面色不华,神疲肢怠,四末不温,食少便溏,或泛吐清水 |
| 舌苔 |  | 舌体瘦,舌质红,少苔或无苔 | 舌质淡而胖,边有齿痕,苔薄白 |
| 脉象 |  | 细数 | 虚弱 |

表1-44 胃痛实证

|  |  | 寒邪客胃 | 胃中蕴热 | 胃络瘀阻 | 肝胃气滞 | 肝胃郁热 |
|---|---|---|---|---|---|---|
| 主症特点 | 疼痛特点 | 胃痛暴作,疼痛剧烈 | 胃脘疼痛,痛势急迫,脘闷灼热 | 胃脘疼痛,状如针刺或刀割,痛有定处 | 胃脘胀痛,连及两胁,攻撑走窜 | 胃脘灼痛,痛势急迫 |
|  | 诱发及缓解因素 | 得温痛减,遇寒加重 | 无 | 拒按 | 每因情志不遂而加重 | 无 |
| 兼次证 |  | 口淡不渴,或渴喜热饮,或有感受风寒病史 | 口干喜冷饮,或口臭不爽,口舌生疮,甚至大便秘结,腑行不畅 | 病程日久,胃痛反复发作而不愈;呕血、便血之后面色晦暗无华,唇暗;女子月经延期,色暗 | 喜太息,不思饮食,精神抑郁,夜寐不安 | 嘈杂泛酸,口干口苦,渴喜凉饮,烦躁易怒 |
| 舌苔 |  | 舌质淡,苔薄白 | 舌质红,苔黄少津 | 舌暗有瘀斑 | 舌苔薄白 | 舌质红,苔黄 |
| 脉象 |  | 弦紧 | 滑数 | 涩 | 弦滑 | 弦滑数 |

## （五）体格检查

体格检查主要为腹部查体,包括视诊、听诊、叩诊、触诊。注意结合心脏查体、基础生命体征、肺部听诊等以鉴别其他系统疾病；注意 Murphy、McBurney 等。

## （六）辅助检查

胃镜为最有价值的诊断手段，一般可以判断病变性质，胃黏膜活检病理检查对诊断具有决定意义。心电图、全腹 CT、肠镜等检查具有重要的鉴别诊断意义。

## （七）胃痛病辨证思路思维导图

胃痛病辨证思路思维导图见图 1-6。

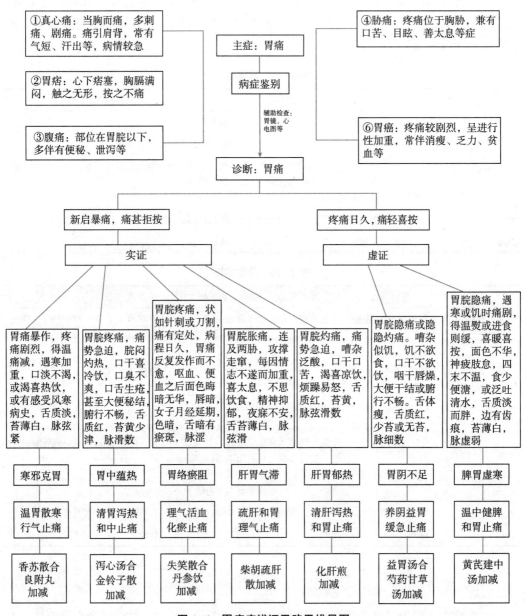

图 1-6　胃痛病辨证思路思维导图

## （八）实战演练

张某，女，31岁。7天前与家人争吵后，胃脘部突发胀痛不适，后每因情绪波动，胃痛时轻时重，遂来我院就诊。刻下症见：胃痛，连及两胁，伴有胃脘胀满，泛酸，喜太息，纳差，夜寐不安。查体：上腹部压痛（+），无反跳痛。舌苔薄白，脉弦滑。自备胃镜：浅表性胃炎。

患者因情绪不畅后导致胃痛，前来就诊，故中医诊断：胃痛。患者近日突发胃痛，病程较短，病情较急，故辨虚实胃痛考虑为实证；患者胃痛诱因、加重因素均与情绪相关，辨脏腑考虑与肝相关；胃痛以胀痛为主，无刺痛、位置固定等症状，结合舌脉，考虑便气血为在气；无寒热偏嗜，暂不辨寒热。同时，也需结合心电图等与心痛、胃癌相鉴别。

情志致病，辨脏腑在肝，辨气血在气

辨证依据：本病患者情绪不畅，肝气郁结，横逆犯胃 肝胃气滞 故胃脘胀痛。气病多游走不定，胁为肝之分野，故胃痛连胁，攻撑走窜，每因情志不遂而加重气机不畅，故太息为快；胃失和降，受纳失司，故不思饮食；肝郁不舒，则精神抑郁，夜寐不安；舌苔薄白，脉弦滑为肝胃不和之象。

治法：疏肝和胃，理气止痛。

方药：柴胡疏肝散加减。

柴胡10g，枳壳10g，炙甘草6g，醋香附10g，陈皮10g，川芎10g，白芍10g，青皮6g，郁金10g。3剂，水煎服，每日1剂，分2次服。

调护：和喜怒而安居处，节阴阳以调刚柔。

## （九）实训要点

**1. 辨寒热** 外受寒凉或过食生冷而发病或加重，胃中绞痛，得温熨或饮热汤则痛减，口淡不渴或渴饮而不欲咽者属寒；胃中灼痛，痛势急迫，得冷饮或冷熨而痛减，口干渴或口苦者属热。

**2. 辨虚实** 凡属暴痛，痛势剧烈，痛而拒按，食后痛甚或痛而不移，病无休止者属实，不通则痛；若疼痛日久或反复发作，痛势缠绵，痛而喜按，得食痛减，或劳倦加重、休息后减轻者属虚，不荣则痛。

**3. 辨气血** 从疼痛的性质而言，若以胀痛为主，伴有嗳气者属于气滞；痛如针刺或刀割或夜间痛甚，伴吐血、黑便者属于血瘀。从疼痛的部位而言，若以游走不定、攻冲作痛者为气滞；痛处固定或扪之有积块者为血瘀。从病程而论，初病多在气，久病多入血络。

**4. 辨脏腑** 在胃多属胃病初发，常因外感、伤食所引起，症见胃脘胀痛、闷痛，嗳气，痛无休止，大便不爽，脉滑等。在肝多属反复发作，每与情志不遂有关，胃脘胀痛连及胁肋，窜走不定，太息为快，脉弦等。在脾多属久病，胃中隐痛，饥时为甚，进食可缓，劳倦则重，休息则轻，面色萎黄，疲乏无力，大便溏薄，脉缓。

## 七、泄泻

泄泻是以排便次数增多，粪便稀溏，甚至泻出如水样为主症的病证。泄者，泄漏之意，大便稀溏，时作时止，病势较缓；泻者，倾泻之意，大便如水倾注而直下，病势较急。故前贤以大便溏薄势缓者为泄，大便清稀如水而直下者为泻，但临床所见，难于截然分开，故合而论之。

### （一）实训目标

1. 掌握泄泻的辨证论治思路、具体治法与治疗用药。
2. 熟悉泄泻的临床诊断技能及类证鉴别。

### （二）实训方法

1. SP 教学法。
2. 病例分析法。

### （三）课前准备

标准化病人、记录。

### （四）实训内容

**1. 问主诉**  患者主要症状（泄泻）、泄泻的病程时间以及加重的时间。

**2. 问疾病发展过程**

（1）问诱发因素

1）是否感受寒湿暑热之邪——辨外感。

2）是否存在饱食过量，或饮食不节，或误食馊腐不洁之物——辨饮食所伤。

3）是否与情绪变化相关——辨肝气乘脾。

4）是否存在长期泄泻——辨脾肾不足。

（2）问诊疗经过  本次起病是否就诊，何时何地做过何种检查，有过何种诊断，有过何种治疗，症状变化情况（好转、进展、出现新症状）。

（3）问缓解因素  在休息、保暖、平复情绪、用药等情况下，泄泻是否有好转。

**3. 问症状**

（1）辨疾病  泄泻的主要表现为粪质稀溏，或完谷不化，或如水样，大便次数增多，每日三至五次，甚至十余次，常先有腹胀、腹痛，旋即泄泻。腹痛常与肠鸣同时存在（表 1-45）。

表 1–45 泄泻与痢疾鉴别表

|  | 泄泻 | 痢疾 |
|---|---|---|
| 病因 | 感受外邪，饮食所伤，情志失调及脏腑虚弱 | 湿热、疫毒和寒湿 |
| 病机要点 | 脾虚湿盛 | 湿热、疫毒和寒湿与肠道气血相搏结，气机阻滞，腑气不通 |
| 主症 | 排便次数增多，粪便稀溏，甚至泻出如水样 | 腹痛、里急后重、下痢赤白脓血 |

（2）辨证型 暴泻起病突然，病程短，泻下急迫而量多；久泻起病缓慢，病程长，泻下势缓而量少，时轻时重，且有反复发作病史（表 1–46、表 1–47）。

表 1–46 暴泻

|  | 寒湿泄泻 | 湿热泄泻 | 暑湿泄泻 | 食滞胃肠 |
|---|---|---|---|---|
| 主症特点 | 泻下清稀，甚至如水样，有时如鹜溏 | 腹痛即泻，泻下急迫，势如水注，或泻而不爽，粪色黄褐而臭 | 夏季盛暑之时，腹痛泄泻，泻下如水，暴急量多，粪色黄褐 | 腹痛肠鸣，泻后痛减，泻下粪便臭如败卵，夹有不消化之物 |
| 兼次证 | 腹痛肠鸣，脘闷食少，或兼有恶寒发热，鼻塞头痛，肢体酸痛 | 烦热口渴，小便短赤，肛门灼热 | 发热心烦，胸闷脘痞，泛恶纳呆，自汗面垢，口渴尿赤 | 脘腹痞满，嗳腐酸臭，不思饮食 |
| 舌苔 | 苔薄白或白腻 | 舌质红，苔黄腻 | 舌质红，苔黄厚而腻 | 舌苔垢浊或厚腻 |
| 脉象 | 脉濡缓 | 脉濡数或滑数 | 脉濡数 | 脉滑 |

表 1–47 久泻

|  | 肝气乘脾 | 脾胃虚弱 | 肾阳虚衰 |
|---|---|---|---|
| 主症特点 | 肠鸣攻痛，腹痛即泻，泻后痛缓，每因抑郁恼怒或情绪紧张而诱发 | 大便时溏时泻，反复发作，稍有饮食不慎，大便次数即增多，夹见水谷不化 | 每于黎明之前，脐腹作痛，继则肠鸣而泻，完谷不化，泻后则安 |
| 兼次证 | 平素多有胸胁胀闷，嗳气食少，矢气频作 | 饮食减少，脘腹胀闷不舒，面色少华，肢倦乏力 | 形寒肢冷，腹部喜暖，腰膝酸软 |
| 舌苔 | 舌苔薄白或薄腻 | 舌质淡，苔白 | 舌质淡，苔白 |
| 脉象 | 细弦 | 脉细弱 | 脉沉细 |
| 病位 | 肝、脾 | 脾 | 肾、脾 |

## （五）体格检查

体格检查包括粪便的望诊及腹部的触诊，对病性诊断有一定的帮助。

## （六）辅助检查

辅助检查包括便常规、便培养、肠镜、腹部 CT 等检查。

## （七）泄泻病辨证思路思维导图

泄泻病辨证思路思维导图见图 1-7。

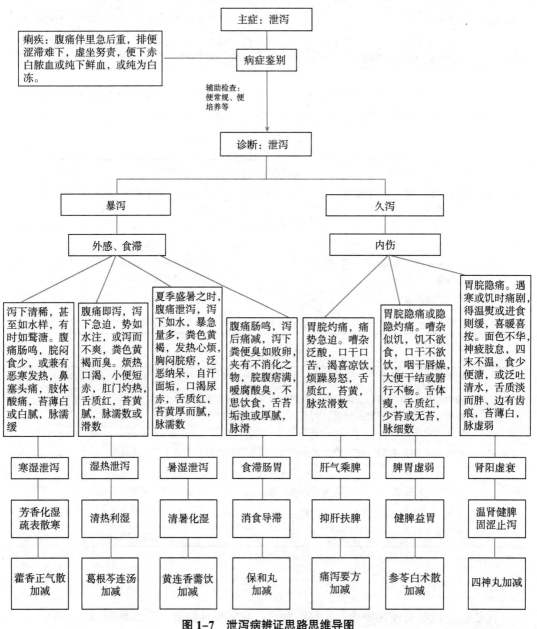

**图 1-7　泄泻病辨证思路思维导图**

## （八）实战演练

久泻，与肝、脾相关

李某：女性，46岁。5年前因情绪波动出现腹泻，自行服用黄连素后症状好转，此后多因情绪波动出现腹泻，未予系统治疗。两天前中午因情绪波动出现腹痛，肠鸣，拉肚子，排便后肚子疼痛减轻，打嗝多，排气多，无特殊气味。现症：腹泻，日4～5次，腹痛肠鸣，便质稀薄，泻后痛减，两胁胀痛，嗳气少食，矢气频作，食欲差。无恶寒发热，无肛门灼热等症。舌苔薄白，脉弦。

患者情绪波动后出现腹泻就诊，故中医诊断：泄泻。患者反复腹泻5年，本次就诊未见暴泻如注，故考虑久泻；每因情绪波动腹泻症状反复，本次亦为相同诱因，伴有肠鸣、打嗝、矢气等症状，故考虑为肝气乘脾证。此外，还需考虑患者有无寒热偏嗜、恶寒恶热、饮食不当等因素。

可排除寒、热偏性

辨证依据：本病情绪波动，气机郁结，肝失条达，肝气横逆，乘脾犯胃，气滞于中则腹痛；脾运无权，水谷下趋则泄泻；肝失疏泄，脾虚不运，故胸胁胀闷，嗳气食少；舌苔薄白，脉弦，是为肝旺脾虚夹湿之象。

治法：抑肝扶脾。

方药：痛泻要方加减。

陈皮10g，炒白术15g，白芍10g，防风10g，川楝子10g，青皮6g，山药15g。3剂，水煎服，每日1剂，分2次服。

调护：和喜怒而安居处，节阴阳以调刚柔。

## （九）实训要点

**1. 辨暴泻与久泻** 一般而言，暴泻者突然起病，病程较短，腹泻如倾，次频量多，泻下如水，或肠鸣腹痛，或不鸣不痛；久泻者起病缓慢，病程较长，泄泻呈间歇性发作，经久反复，并因情绪因素、饮食不当、劳倦过度而复发。

**2. 辨虚实** 急性暴泻，泻下清稀，次数频多，腹痛拒按，泻后痛减，多属实证；慢性久泻，病势缓，病程长，反复发作，大便不成形，次数不多，腹痛不甚，喜温喜按，神疲肢冷，多属虚证。

**3. 辨寒热** 大便清稀如水样，或完谷不化者，腹痛畏寒，多属寒证；大便色黄褐而臭秽，泻下急迫，肛门灼热者，多属热证。

## 八、胁痛

胁痛是以一侧或两侧胁肋疼痛为主要表现的一种病证，古又称"季肋痛""胁下痛""肝着"等。胁，指两侧胸部自腋以下至第十二肋骨部的总称。

### （一）实训目标

1. 掌握胁痛的辨证论治思路、具体治法与治疗用药。

2. 熟悉胁痛的临床诊断技能及类证鉴别。

## （二）实训方法

1. SP 教学法。

2. 病例分析法。

## （三）课前准备

标准化病人、记录。

## （四）实训内容

**1. 问主诉**　患者主要症状（胁肋疼痛）、胁肋疼痛的病程时间以及加重的时间。

**2. 问疾病发展过程**

（1）问诱发因素

1）是否有湿热疫毒之邪侵袭，郁结少阳，使枢机不利，肝胆经气失于疏泄——辨外感。

2）是否有跌打损伤，使胁络受伤，瘀血停留，阻塞胁络，不通则痛——辨外伤。

3）是否嗜酒无度，过食肥甘或辛辣之品，损伤脾胃，湿热内生，郁于肝胆，使肝胆失于疏泄——辨内伤之湿热内生，郁结肝胆。

4）是否与情绪变化相关——辨内伤之肝郁气滞。

5）是否有劳欲久病，使精血亏虚，肝阴不足，血不养肝，脉络失养——辨内伤之久病劳欲。

（2）问诊疗经过　本次起病是否就诊，何时何地做过何种检查，有过何种诊断，有过何种治疗，症状变化情况（好转、进展、出现新症状）。

（3）问缓解因素　在休息、保暖、平复情绪、用药等情况下，胁痛是否有好转。

**3. 问症状**

（1）辨疾病　胁痛的主要表现是一侧或两侧胁肋部疼痛。在临床接诊过程中应注意与胸痛、胃痛、悬饮、黄疸、积聚、鼓胀等疾病鉴别，以明确诊断（表 1-48～表 1-50）。

表 1-48　胁痛与胸痛鉴别表

| | 胁痛 | 胸痛 |
|---|---|---|
| 证候特征 | 胁痛病位在肝胆，疼痛部位在胁肋，并有口苦、善呕、目眩等症 | 胸痛病位主要在心，其表现以胸痛为主，并兼见心悸、胸闷、少寐等 |
| 联系 | 胁痛与胸痛均可因情志不舒、肝气郁滞所致 | |

表 1-49　胁痛与黄疸、积聚、鼓胀鉴别表

| | 胁痛 | 黄疸 | 积聚 | 鼓胀 |
|---|---|---|---|---|
| 证候特征 | 以一侧或两侧胁肋部疼痛为主症 | 以身目发黄为主症 | 以腹中结块为主症 | 以腹大如鼓，青筋暴露为主症 |
| 联系 | 黄疸、积聚、鼓胀不仅与胁痛有相同或相类似的病机，且在黄疸、积聚、鼓胀发生发展的过程中皆可出现胁肋疼痛这一症状 | | | |

表 1–50　胁痛与胃痛鉴别表

| | 胁痛 | 胃痛 |
|---|---|---|
| 证候特征 | 胁痛位于胁肋，兼有口苦、目眩、善太息等症 | 胃痛病位主要在胃，疼痛部位以胃脘为主，兼见嗳气频作、嘈杂吞酸等症 |
| 病机 | 胁痛与胃痛都有肝郁气滞的相似病机 | |

（2）辨证论治　胁痛是肝胆系疾病常见的主要症状，也可因他脏引起，深入分析这一症状的特点，可以作为辨别其病理性质的重要依据（表 1–51）。

1）辨虚实　实证：以气滞、郁热、血瘀、湿热为主，多病程短，来势急，症见疼痛而拒按，脉实有力。虚证：多为阴血不足，脉络失养，胁痛隐隐，绵绵不休，病程长，来势缓，并伴见全身阴血亏耗的表现。

2）辨气血　大抵胀痛多属气郁，且疼痛游走不定，时轻时重，症状轻重与情绪变化有关；刺痛多属血瘀，且痛处固定不移，疼痛持续不解，局部拒按，入夜尤甚。

表 1–51　分证论治

| | 肝郁气滞 | 肝胆湿热 | 瘀血阻络 | 胆腑郁热 | 肝阴不足 |
|---|---|---|---|---|---|
| 主症特点 | 胁肋胀痛，走窜不定，甚则引及胸背肩臂，疼痛每因情志变化而增减 | 胁肋胀痛或灼热疼痛，常因饮食油腻而诱发加重 | 胁肋刺痛，痛有定处而拒按，入夜尤甚 | 右胁灼热疼痛，或绞痛，或胀痛，或钝痛，或剧痛，口苦 | 胁肋隐痛，悠悠不休，遇劳加重 |
| 兼次证 | 胸闷腹胀，嗳气频作，得嗳气而胀痛稍舒，纳少，口苦 | 口苦口黏，胸闷纳呆，恶心呕吐，小便黄赤，大便黏滞，或兼身热目黄 | 胁肋下或有积块 | 疼痛放射至右肩胛，脘腹不舒，恶心呕吐，大便不畅，或见黄疸、发热 | 口干咽燥，心中烦热，头晕目眩 |
| 舌苔、脉象 | 苔薄白，脉弦 | 舌质红，舌苔黄腻，脉弦滑数 | 舌质紫暗，脉沉涩 | 舌质红，苔黄，脉弦滑 | 舌红少苔，脉细弦而数 |
| 治法 | 疏肝理气，和络止痛 | 清热利湿，疏利肝胆 | 活血化瘀，疏肝通络 | 清解郁热，利胆通腑 | 养阴柔肝，和络止痛 |
| 方药 | 柴胡疏肝散加减 | 龙胆泻肝汤加减 | 血府逐瘀汤加减 | 清胆汤加减 | 一贯煎加减 |

（五）诊断

以一侧或两侧胁肋部疼痛为主要表现者，可以诊断为胁痛。胁痛的性质可以表现为刺痛、胀痛、灼痛、隐痛、钝痛、掣痛等。部分患者可伴见胸闷、脘腹饱胀、嗳气呃逆、急躁易怒、口苦口干、厌食恶心等症。常有饮食不节、情志不遂、外感湿热、跌扑闪挫、劳欲久病等病史。

（六）辅助检查

1.检测肝功能，以了解有无肝损害情况。

2.检测血清中的甲、乙、丙、丁、戊型肝炎的病毒相关指标，以了解有无病毒性肝炎。

3.彩色多普勒超声（或）CT、MRI、经内镜逆行性胰胆管造影（ERCP）、经皮肝穿刺胆道造影（PTC）等检查可以为肝炎、肝硬化、肝胆结石、急慢性胆囊炎、脂肪肝、肿瘤等疾病的诊断提供依据。

4.血脂、血浆蛋白、肝纤维化指标、自身免疫抗体、肿瘤标志物（AFP、CA199等）等指标，可为脂肪肝、肝硬化、自身免疫性肝病、原发性肝癌、胰腺癌等疾病的诊断提供帮助。

5.胃镜、钡剂X线造影、纤维结肠镜可以为胃肠病变的诊断提供依据。

### （七）胁痛病辨证思路思维导图

胁痛病辨证思路思维导图见图1-8。

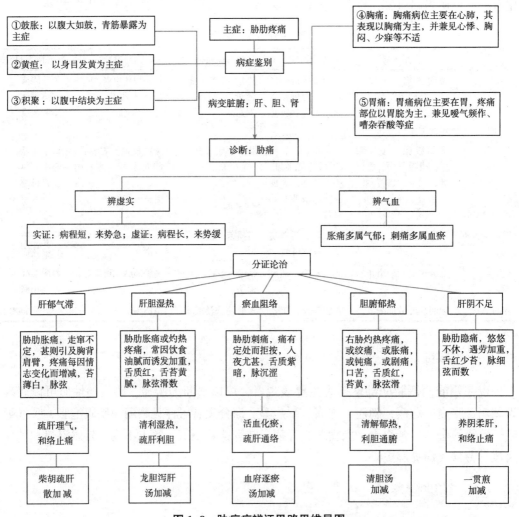

**图 1-8　胁痛病辨证思路思维导图**

## （八）实战演练

吕某，男，43 岁，右上腹部肝区疼痛一年余，半年前体检诊断为中度脂肪肝，疼痛以胀痛为主，时发时止，近来饮酒后疼痛加重 1 周，伴汗多，胸闷太息，心烦易怒，纳眠可，小便黄热，大便黏，便后肛门有灼热感。舌红，苔黄厚而腻，脉弦滑。

患者右上腹部肝区疼痛一年余就诊，故中医诊断：胁痛。本病因肝气失于疏泄，气机滞阻不畅，饮食不调，湿热内蕴，湿蕴生痰，痰湿瘀滞。故胁部肝区疼痛，胸闷太息，心烦易怒，小便黄热，舌红、舌苔黄厚而腻，脉弦滑均为肝气郁结，湿热中阻之象。临床上见到以胁痛为主要症状的疾病，还应该考虑如下几种疾病。①胸痛：胸痛的病位主要在心肺，其表现宜胸痛为主，并兼见心悸、胸闷、少寐等。②胃痛：胃痛的病位主要在胃部，疼痛部位以胃脘为主，兼见嗳气、嘈杂、吞酸等症。③悬饮：悬饮病位主要在肺，疼痛每牵及胸，疼痛亦因咳唾而加重，并有病侧胁痛胀满，甚则病侧胸廓隆起。

方药：柴胡疏肝散加减。

柴胡 14g、白芍 9g、制香附 12g、川芎 9g、枳壳 12g、陈皮 14g、甘草 10g、青皮 10g、川楝子 12g、延胡索 12g、浮小麦 30g、麻黄根 30g、白茅根 30g、虎杖 10g。6 剂，水煎服，日 1 剂，分 2 次服。

方解：本方以柴胡疏肝散疏肝理气、活血止痛，加青皮破气化滞、川楝子行气泄热、延胡索活血行气止痛。以增强行气活血之功，又加麻黄根、浮小麦止汗，白茅根、虎杖清利湿热。后用炒苍术、厚朴与方中相陈皮伍取平胃散之行气化湿运脾之功。诸药合用，共奏疏肝理气、活血止痛、清利湿热之效，使气机畅，湿热除，疼痛消。

治法：宣肺清热，止咳化痰。

调护：注意保暖，清淡饮食，避免肥甘厚味，不宜食用辛辣香燥之品，戒烟戒酒。

## （九）实训要点

**1. 胁痛**　是以一侧或两侧胁肋疼痛为主要表现的一种病症。

**2. 辨虚实**　实证以气滞、郁热、血瘀、湿热为主，多病程短，来势急，症见疼痛而拒按，脉实有力。虚证多为阴血不足，脉络失养，胁痛隐隐，绵绵不休，病程长，来势缓，并伴见全身阴血亏耗的表现。

**3. 辨气血**　大抵胀痛多属气郁，且疼痛呈游走不定，时轻时重，症状轻重与情绪变化有关；刺痛多属血瘀，且痛处固定不移，疼痛持续不已，局部拒按，入夜尤甚。

## 九、水肿

水肿是以头面、眼睑、四肢、腹背甚至全身浮肿为特征的一类病证，严重者还可伴有胸水、腹水等。

## （一）实训目标

1. 掌握水肿的辨证论治思路、具体治法与治疗用药。

2. 熟悉水肿的临床诊断技能及类证鉴别。

## （二）实训方法

1. SP 教学法。
2. 病例分析法。

## （三）课前准备

标准化病人、记录。

## （四）实训内容

**1. 问主诉**　患者主要症状（水肿）、水肿的病程时间以及加重的时间。

**2. 问疾病发展过程**

（1）问诱发因素

1）是否感受风邪、水湿等邪气——辨外感。

2）是否伴随内脏亏虚、正气不足，或反复感邪，失治误治，损伤正气——辨内伤。

3）是否存在饮食不节，劳倦过度——辨内伤。

4）是否存在痈疡疮毒——辨阳水湿毒浸淫。

5）是否有乳蛾、心悸、紫癜等病史。

（2）问诊疗经过　本次起病是否就诊，何时何地做过何种检查，有过何种诊断，有过何种治疗，症状变化情况（好转、进展、出现新症状）。

（3）问缓解因素　在休息、保暖、用药等情况下，水肿是否有好转。

**3. 问症状**

（1）辨疾病　水肿病是以头面、眼睑、四肢、腹背甚至全身浮肿为特征的一类病证。在临床接诊过程中应注意与鼓胀、肥胖等疾病鉴别，以明确诊断（表 1-52 ～表 1-54）。

**表 1-52　水肿与鼓胀鉴别表**

| | 水肿 | 鼓胀 |
| --- | --- | --- |
| 主症 | 头面、眼睑、四肢、腹背甚至全身浮肿为主 | 腹部胀大坚满，四肢枯瘦，甚则腹部大如鼓 |
| 演变过程 | 初从眼睑抑或下肢，后及四肢全身，皮色一般无改变，后期可伴胸水、腹水，不能平卧 | 初起按之柔软，逐渐坚硬，脐新凸起，皮色苍黄，晚期可出现四肢浮肿、吐血昏迷等危象 |
| 病因 | 外感六淫、饮食不节、劳倦太过 | 情志不遂、酒食不节、感染血吸虫、他病转化而来 |
| 病位 | 肺、脾、肾 | 肝、脾、肾 |
| 腹壁 | 无青筋暴露 | 有青筋暴露 |

**表 1-53　肾性水肿与心性水肿鉴别表**

| | 肾性水肿 | 心性水肿 |
| --- | --- | --- |
| 水肿特点 | 先从眼睑、颜面开始，继则延及四肢、周身 | 从下肢足跗开始，继则遍及全身 |
| 兼次症 | 腰部酸重，面色㿠白 | 心悸，胸闷气促，面青唇紫，脉结代 |

表 1-54　水肿与肥胖鉴别表

|  | 水肿 | 肥胖 |
|---|---|---|
| 病因 | 风邪袭表，疮毒内犯，外感风湿，久病劳倦 | 饮食不节，缺乏运动，先天禀赋 |
| 主症 | 以颜面、四肢浮肿为主，严重者可见腹部胀满，全身皆肿，按之有凹陷 | 以形体肥胖为主要表现，按之无凹陷 |
| 共同点 | 形体肥胖甚则臃肿 | |

（2）辨证型　水肿病证首先需要辨阳水、阴水，区分其病理属性。其次辨别病变脏腑，其主要涉及肺、脾、肾。

辨阳水与阴水：阳水起病急骤，从面目先肿，腰以上较甚，肤色光亮而薄，按之凹陷易于恢复，多属实证；阴水起病缓慢，从下肢先肿，腰以下为甚，肤色萎黄或晦暗，按之恢复较慢，多属虚证（表 1-55、表 1-56）。

表 1-55　阳水

|  | 风水泛滥 | 湿毒浸淫 | 水湿浸渍 | 湿热壅盛 |
|---|---|---|---|---|
| 肿胀特点 | 眼睑浮肿，继则四肢及全身皆肿 | 眼睑浮肿，延及周身 | 全身水肿，按之没指 | 遍体浮肿，皮肤绷紧光亮 |
| 兼次症 | 恶寒，发热，肢节酸重，小便不利等 | 身发疮痍，甚者溃烂，恶风发热 | 身体困重，胸闷，纳呆，泛恶 | 胸脘痞闷，烦热口渴，小便短赤，大便干结 |
| 舌苔 | 风寒：舌苔薄白　风热：舌质红 | 舌质红，苔薄黄 | 苔白腻 | 苔黄腻 |
| 脉象 | 风寒：浮滑或浮紧　风热：浮滑数 | 浮数或浮滑 | 沉缓 | 沉数或濡数 |
| 病位 | 肺 | 肺、脾 | 脾 | 脾 |

表 1-56　阴水

|  | 脾阳虚衰 | 肾阳衰微 |
|---|---|---|
| 肿胀特点 | 身肿，腰以下尤甚，按之凹陷不起 | |
| 主症 | 小便短少，面色萎黄，纳减便溏 | 尿量减少或增多，心悸、气促、腰部冷痛酸重 |
| 兼次证 | 神倦肢冷，脘腹胀闷 | 四肢厥冷，怯寒神疲，面色㿠白或灰滞 |
| 舌苔 | 舌质淡，苔白腻或白滑 | 舌质淡，体胖，苔白 |
| 脉象 | 沉缓或沉弱 | 沉细或沉迟无力 |
| 病位 | 脾 | 肾 |

（五）体格检查

体型、皮肤、四肢、胸、腹部等部位体格检查，注意皮肤弹性检查、有无移动性浊音、震水音等。

（六）辅助检查

辅助检查主要包括血常规、尿常规、肾功能、肝功能、心电图、腹部彩超。根据病变脏腑的不同可加相应的检查项目，如考虑心性水肿加心脏彩超、胸部 X 线片，肾性水肿加 24 小时尿蛋白总量、蛋白电泳、血脂、补体 $C_3$、补体 $C_4$ 及免疫球蛋白，肾穿刺活检有助于明确病理类型，鉴别原发性或继发性肾脏疾病，尤其针对女性患者排除狼疮性肾炎所致水肿，须查抗核抗体、双链 DNA 抗体，必要时进行肾穿刺活检。此外可进行 $T_3$、$T_4$ 及 $FT_3$、$FT_4$ 检查以排除黏液性水肿。

## （七）水肿病辨证思路思维导图

水肿病辨证思路思维导图见图 1-9。

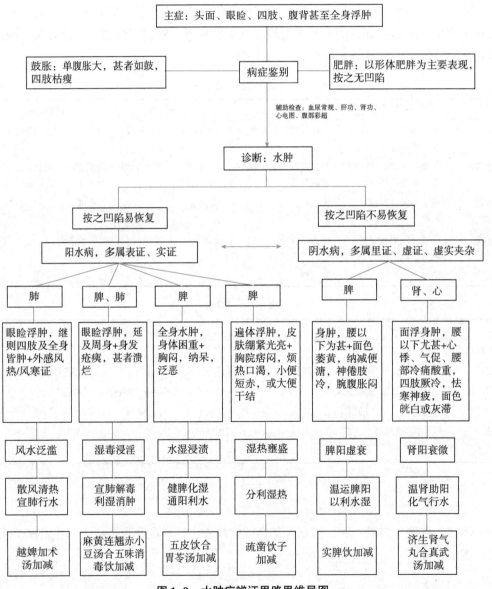

**图 1-9　水肿病辨证思路思维导图**

## （八）实战演练

王某，男，51 岁，工人。患者半年前无明显原因出现全身水肿，尤以腰以下为甚，反复发作，多方治疗效果不佳，今前来就诊，查24 小时尿蛋白定量3.76g，血浆白蛋白19g/L 。刻下症见：**全身水肿，腰以下为甚，按之凹陷不易恢复，脘腹胀闷，纳减便溏，小便减少，面色不华，神倦肢冷，无腹壁青筋暴露，舌质淡，苔白腻，脉沉缓。**

脾阳虚衰之征象

可排除鼓胀

患者以全身水肿，尤以腰以下为甚为主症就诊，故中医诊断：水肿。此外，全身水肿，腰以下为甚，按之凹陷不易恢复，故考虑为阴水，临床上见到以水肿为主要症状的疾病，还应辨别疾病所在脏腑，若水肿较甚，咳喘较急，不能平卧者，病变部位多在肺；若水肿日久，纳食不佳，四肢无力，身重，苔腻，病变部位多在脾；若水肿反复，腰膝酸软，耳鸣眼花者，病变部位多在肾；若水肿下肢明显，心悸怔忡，胸闷烦躁，甚则不能平卧，病变部位多在心。

辨证依据：本病患者因中阳虚衰，脾失健运，气不化水，以致水邪泛滥，故全身水肿，腰以下尤甚，按之凹陷不易恢复。脾虚运化无力，故脘腹胀满，食少便溏。脾虚气弱，阳不温煦，故神倦肢冷；阳不化气，致水湿不行，而小便短少。舌质淡、苔白腻、脉沉缓，皆脾阳虚衰、水湿内聚之证。

治法：健脾温阳，以利水湿。

方药：实脾饮加减。

干姜10g，附子 9g，草果仁 12g，茯苓 15g，白术 12g，木瓜 10g，大腹皮 15g，木香 12g，厚朴 15g，生姜3 片，大枣5 枚，甘草6g。7 剂，水煎服，每日1 剂，分 2 次服。

调护：注意保暖，清淡饮食，避免肥甘厚味，不宜食用辛辣香燥之品，戒烟戒酒。

## （九）实训要点

**1. 水肿**　以头面、眼睑、四肢、腹背甚至全身浮肿为特征的一类病证。可有乳蛾、心悸、疮毒、紫癜以及久病体虚的病史。

**2. 辨阳水与阴水**　阳水起病急骤，从面目先肿，腰以上较甚，肤色光亮而薄，按之凹陷易于恢复，多属实证；阴水起病缓慢，从下肢先肿，腰以下为甚，肤色萎黄或晦暗，按之恢复较慢，多属虚证。

**3. 辨外感与内伤**　外感常有恶寒、发热、头疼、身痛、脉浮等表证，外感多实。内伤多由内脏亏虚、正气不足，或反复感邪，损伤正气所致，内伤多虚。外感日久不愈，也可由实转虚；内伤正气不足，卫表虚弱，又易招致外感。

## 十、淋证

淋证是指以小便频急，淋沥不尽，尿道涩痛，小腹拘急，或痛引腰腹为主要临床表现的一种病证。

## （一）实训目标

1. 掌握淋证的辨证论治思路、具体治法与治疗用药。
2. 熟悉淋证的临床诊断技能及类证鉴别。

## （二）实训方法

1. SP 教学法。
2. 病例分析法。

## （三）课前准备

标准化病人、记录。

## （四）实训内容

**1. 问主诉**　患者主要症状（小便频急，淋沥不尽，尿道涩痛）、病程时间以及加重的时间。

**2. 问疾病发展过程**

（1）问诱发因素

1）问起病的时间以及是否反复发作——辨虚实。

2）是否感受风、寒、暑、湿、燥、火六淫外邪——辨实证（热淋、血淋、膏淋、石淋）。

3）是否嗜酒过度、过食肥甘厚味或辛辣刺激之品——辨实证（热淋、血淋、膏淋、石淋）。

4）问是否与情绪变化相关——辨实证（气淋）。

（2）问诊疗经过　本次起病是否就诊，何时何地做过何种检查，有过何种诊断，有过何种治疗，症状变化情况（好转、进展、出现新症状）。

（3）问缓解因素　在休息、平复情绪、用药等情况下，淋证是否有好转。

**3. 问症状**

（1）辨疾病　淋证的主要表现是小便频急，淋沥不尽，尿道涩痛，小腹拘急，或痛引腰腹。在临床接诊过程中应注意与癃闭、尿血、尿浊、癌病、腰痛等疾病鉴别，以明确诊断（表 1-57～表 1-59）。

表 1-57　淋证与癃闭鉴别表

|  | 淋证 | 癃闭 |
|---|---|---|
| 证候特征 | 排尿困难，尿频急而痛，小便每日总量不少 | 排尿困难，一般无排尿疼痛，每日小便总量减少甚至点滴全无 |
| 病机 | 多为肾虚，湿热下注，膀胱气化不利 | 膀胱气化不利，尿液潴留 |

表 1–58　血淋与尿血鉴别表

| | 血淋 | 尿血 |
|---|---|---|
| 相同点 | 小便出血、尿色红赤，甚至溺出鲜红的症状 | |
| 不同点 | 小便热涩疼痛 | 多无疼痛，或有轻微的不舒或热痛 |

表 1–59　膏淋与尿浊鉴别表

| | 膏淋 | 尿浊 |
|---|---|---|
| 相同点 | 小便浑浊，白如泔浆 | |
| 不同点 | 除尿质异常外，排尿伴有疼痛滞涩感，或排尿次数增多 | 排尿时无明显疼痛滞涩感，排尿次数和尿量都正常 |

（2）辨证型　主要是辨虚实。一般而言，初期或在急性发作阶段属实证；淋证反复发作，迁延日久多属虚证（表 1–60）。

表 1–60　分证论治

| | | 主症特点 | 兼次症 | 舌苔 | 脉象 |
|---|---|---|---|---|---|
| 热淋 | | 小便频，尿道热，少腹胀，尿黄赤 | 腰痛拒按，寒热起伏，口苦呕恶，便秘 | 黄或黄腻 | 滑数 |
| 石淋 | 实 | 尿中夹砂石，一侧腰绞痛，或排尿中断 | 面苍白，汗淋漓，恶心呕吐 | 舌红苔薄黄 | 弦或弦数 |
| | 虚 | | 面色少华，少气懒言，腰腹冷痛，手足心热 | 边有齿痕或舌红少苔 | 细弱或细数 |
| 血淋 | 实 | 尿色深红夹血块，疼痛 | 发热心烦 | 舌尖红，苔黄 | 滑数 |
| | 虚 | 尿色淡红，腰膝酸软 | 手足心热，神疲乏力 | 舌红少苔 | 细数 |
| 气淋 | 实 | 小便涩滞，淋沥不畅 | 少腹胀满 | 舌质淡，苔薄白 | 沉弦 |
| | 虚 | 尿频，尿有余沥 | 少腹坠胀，神疲乏力 | 舌质淡 | 虚细无力 |
| 膏淋 | 实 | 浑浊如米泔，静置沉淀，上有油脂，尿道疼痛 | 或有凝块，或有血块 | 舌质红，苔黄腻 | 濡数 |
| | 虚 | 反复发作，淋出如脂，疼痛不甚，腰膝酸软 | 日渐消瘦，头晕乏力 | 舌质淡，苔腻 | 虚弱 |
| 劳淋 | | 小便不甚赤涩，但淋沥不已，遇劳即发 | 病程缠绵，腰膝酸软，神疲乏力，手足心热，低热 | 舌质淡或红，少苔 | 弱或细数 |

## （五）体格检查

体格检查包括肾区叩击痛、输尿管压痛。

## （六）辅助检查

辅助检查主要包括尿常规、尿细菌培养、前列腺液检查、X 线腹部摄片及泌尿系彩超，必要时行肾盂造影、膀胱镜检查等，有助于诊断。

## （七）淋证辨证思路思维导图

淋证辨证思路思维导图见图 1-10。

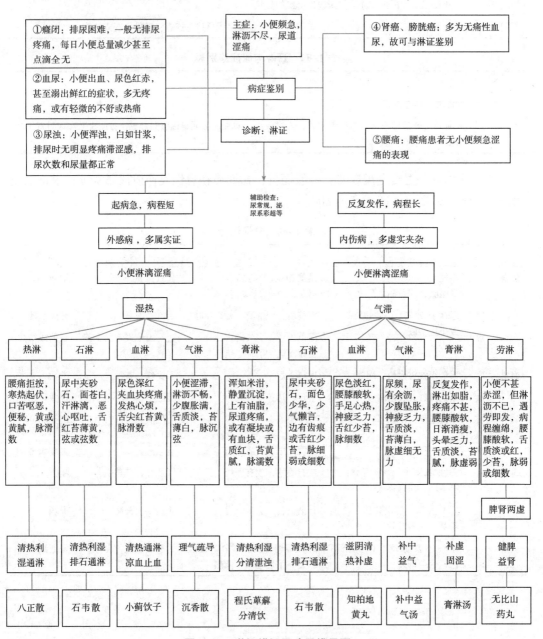

**图 1-10 淋证辨证思路思维导图**

## （八）实战演练

张某，男，41岁。患者5年前出现间断腰痛，伴小便涩痛不畅，尿意频频。<u>3年前查彩超示双侧输尿管上段各有一枚结石，右肾积水明显，左肾轻度积水。</u>3天前患者<u>小便涩痛加重，尿频，排尿困难，伴腰痛少腹胀痛，舌淡胖大，舌苔滑润。脉濡，尺弱。</u>尿常规：红细胞、白细胞满视野。

可排除肾癌、膀胱癌

肾气亏虚之象

患者以腰痛伴小便涩痛为发病主要症状，病情加重时具有典型的尿频，排尿疼痛感，痛引腰腹的特点，故淋证诊断明确。

辨证依据：患者因症状反复发作，病程较长，致肾气受损，肾主水，气化则水行，肾气亏虚，无力蒸腾，故水湿停聚下焦，凝成砂石，阻塞尿路，故见小便涩痛，甚则腰腹引痛；舌淡胖大、舌苔滑润、脉濡、尺弱均为肾气不足、阳不化气、水湿停聚之象。

治法：益气通阳，利水排石，兼活血止痛。

方药：石韦散。

芍药15g，白术15g，滑石15g，葵子15g，瞿麦15g，石韦10g，木通10g，王不留行5g，当归5g，甘草5g。3剂，水煎服，每日1剂，分2次服。

调护：注意保暖，清淡饮食，避免肥甘厚味，不宜食用辛辣香燥之品，戒烟戒酒

## （九）实训要点

1. 淋证的基本病机是膀胱湿热，病位在肾与膀胱，初起多为邪实之证，久病则由实转虚，可呈现虚实夹杂证。

2. 患者病情时间长，病位在肾，虽在发病过程中无明显砂石，但是患者每次发病均伴腰痛，甚则小腹胀痛，泌尿系彩超提示有"肾结石"表现，具备石淋发作因砂石阻塞尿路的特点，故辨证为淋证之石淋，病性为虚实夹杂证。

## 十一、头痛

头痛是指头部脉络绌急或失养，清窍不利所引起的以头部疼痛为主要症状的一种病证。

### （一）实训目标

1. 掌握头痛的辨证论治思路、具体治法及治疗用药。
2. 熟悉头痛的临床诊断技能及类证鉴别。

### （二）实训方法

1. SP教学法。
2. 病例分析法。

## （三）课前准备

标准化病人、记录。

## （四）实训内容

**1. 问主诉** 患者主要症状（头痛部位、性质）、头痛的病程时间以及加重的时间。

**2. 问疾病发展过程**

（1）问诱发因素

1）是否感受风、寒、湿、热等六淫外邪——辨外感头痛。

2）是否与情志不畅相关——辨内伤之肝阳头痛。

3）是否嗜食生冷、肥甘厚味、嗜酒——辨内伤之痰浊头痛。

4）发病前是否有外伤史或脑部久病史——辨内伤之瘀血头痛。

5）是否素体虚弱或久病后、产后体虚——辨内伤之气 / 血虚头痛。

6）是否有劳欲过度、年老——辨内伤之肾虚头痛。

（2）问诊疗经过 本次起病是否就诊，何时何地做过何种检查，有过何种诊断，有过何种治疗，症状变化情况（好转、进展、出现新症状）。

（3）问缓解因素 在休息、保暖、平复情绪、用药等情况下，头痛是否有好转。

**3. 问症状**

（1）辨疾病 头痛病的表现是以头部疼痛为主症，头痛的部位可以是局部，也可以是全头痛，头痛的性质有剧痛、隐痛、胀痛、跳痛、刺痛、空痛等。在临床接诊过程中应注意与眩晕、真头痛相鉴别，以明确诊断（表 1-61、表 1-62）。

**表 1-61 头痛与眩晕鉴别表**

|  | 头痛 | 眩晕 |
| --- | --- | --- |
| 证候特征 | 仅以头痛为主要临床表现 | 以头部昏眩为主症 |
| 联系 | 临床中头痛与眩晕可并见 | |

**表 1-62 头痛与真头痛鉴别表**

|  | 头痛 | 真头痛 |
| --- | --- | --- |
| 起病形式 | 缓慢起病、反复发作为主 | 突发为主 |
| 疼痛特征 | 剧痛、隐痛、胀痛、搏动痛等 | 剧烈头痛，常呈进行性加剧 |
| 疼痛程度兼证 | 较轻<br>头晕、眼花、乏力、恶心、呕吐<br>或偏瘫、偏盲、神昏、抽搐等 | 较重<br>常伴喷射性呕吐、颈项僵直、<br>甚至角弓反张 |

（2）辨证型 头痛辨证可从发病原因、病程长短、头痛的部位、疼痛的性质及其与经络循行关系等方面进行辨别。

1）辨外感与内伤　外感头痛，多起病急，病程短，头痛较剧烈，常伴外邪犯肺卫之征，应区别风、寒、湿、热之不同。内伤头痛多起病缓慢，病程较长，常反复发作，时轻时重，并当分辨气虚、血虚、肾虚、肝阳、痰浊、瘀血之异（表1-63、表1-64）。

表 1-63　外感头痛

| | 风寒头痛 | 风热头痛 | 风湿头痛 |
|---|---|---|---|
| 头痛性质 | 头痛剧烈，连及项背 | 头部胀痛如裂 | 头痛如裹 |
| 兼次证 | 恶风寒，口淡不渴 | 恶风身热，口渴喜饮，大便秘结，小便黄赤 | 肢体困重，胸闷纳呆，小便不利，大便溏薄 |
| 舌苔 | 舌质淡红，苔薄白 | 边尖红，苔薄黄 | 苔白腻 |

表 1-64　内伤头痛

| | 肝阳头痛 | 气虚头痛 | 血虚头痛 | 肾虚头痛 | 痰浊头痛 | 瘀血头痛 |
|---|---|---|---|---|---|---|
| 头痛性质 | 跳痛且多为两侧 | 绵痛畏劳 | 隐痛缠绵 | 空痛如抽 | 昏蒙重坠 | 刺痛且固定 |
| 兼次证 | 头晕目眩，心烦易怒，面红目赤，口苦胁痛，睡眠不宁 | 头晕，神疲乏力，气短懒言，自汗 | 面色少华，头晕，心悸怔忡，失眠多梦 | 腰膝酸软，眩晕耳鸣，健忘，遗精带下，神疲乏力（注：根据肾阴虚肾阳虚的不同，兼见证亦不同） | 胸脘痞闷，纳呆呕恶，眩晕，倦怠无力 | 日轻夜重，头部有外伤史，或长期头痛史 |
| 舌苔 | 舌红，苔薄黄 | 舌质淡红或淡胖，边有齿印，苔薄白 | 舌质淡，苔薄白 | 舌质淡，体胖（偏于肾阳虚）；或舌质红，少苔、剥苔（偏于肾阴虚） | 舌质淡红，苔白腻 | 舌暗红，或舌边尖夹有瘀斑、瘀点，或舌下静脉充盈，苔薄白 |
| 脉象 | 弦或弦细数 | 细弱或脉大无力 | 细或细弱 | 沉细无力或细数 | 滑或弦滑 | 弦细或细涩 |

2）辨相关脏腑经络　辨相关脏腑经络（头痛部位）见表1-65。

表 1-65　辨头痛部位

| 经络 | 部位 | 经络 | 部位 |
|---|---|---|---|
| 太阳头痛 | 后枕部，下连于项 | 少阳头痛 | 双颞侧，连及耳部 |
| 阳明头痛 | 前额及眉棱骨 | 厥阴头痛 | 颠顶，或连于目部 |

## （五）体格检查

体格检查包括呼吸、脉搏、血压、体温、神经系统查体（尤注意意识状态、眼球运动及瞳孔变化、步态、肌力、肌张力）。

## （六）辅助检查

辅助检查主要包括血常规、脑脊液检查及脑电图、头颅 CT 或 MRI 等，必要时进行精神或心理检查，有助于诊断及鉴别诊断。

## （七）头痛病辨证思路思维导图

头痛病辨证思路思维导图见图 1-11。

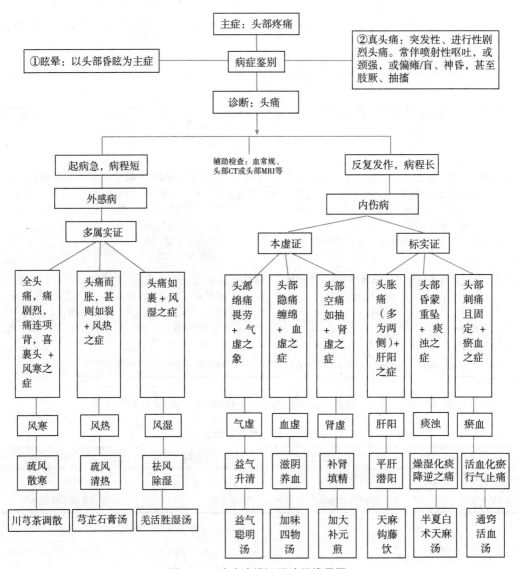

**图 1-11 头痛病辨证思路思维导图**

（八）实战演练

患者刻下以头痛为主要症状，故中医诊断：头痛病。虽然有恶风发热、鼻塞流涕等风寒感冒症状，但来诊时感冒症状基本消失，且从发病到就诊，均以"头痛剧烈"为主要特点，所以不诊断"感冒"。亦提示我们临床上多种疾病都会出现头痛之症，临床上见到以头痛为主要症状的疾病，还应该考虑特殊情况——真头痛：呈突发性剧烈头痛，或呈进行性加剧头痛。常伴喷射性呕吐，或颈项强直，或偏瘫、偏盲、神昏，甚至肢厥、抽搐。

张某，男，38 岁。2 天前劳作时受凉，出现剧烈头痛，伴发热，流清涕，恶风，体温最高38℃。自服去痛片、感冒清热药，体温下降至37℃，但头痛症状仍未缓解，夜间痛需入寐。查血常规：白细胞7.0×10⁹/L，中性粒细胞66%。刻下症见：头痛剧烈，连及项背，恶风，轻微鼻塞，时流清涕，无咳嗽咳痰，口不渴，纳呆，时有呕恶感，舌淡红，苔薄白，脉浮紧。

风寒之征象

辨证依据：头为诸阳之会，风寒外袭，循太阳经脉上犯颠顶，清阳之气被遏，故头痛；太阳经主一身之表，其经脉循项背，上行颠顶，故其痛连及项背；风寒束于肌表，卫阳被遏，不得宣发，故恶风。寒属阴邪，脾阳不振，运化失常，故纳呆、呕恶。无热则口不渴。舌淡红，苔薄白，脉浮紧，均为风寒在表、脉络拘急之征。故该患者病位在头，病性以实为主。
治法：疏散风寒。
方药：川芎茶调散加减。
川芎 10g，羌活 10g，白芷 6g，薄荷 6g，荆芥 10g，防风 10g，细辛 4g，辛夷 6g，苍耳子 6g，葛根 10g，生姜 9g，炙甘草 6g。3 剂，水煎服，每日 1 剂，分 2 次温服。
调护：注意保暖，清淡饮食，避免肥甘厚味，不宜食用辛辣香燥之品，戒烟戒酒。

（九）实训要点

**1. 定义**　头痛既是独立性的一种疾患，又是脑、耳鼻喉、全身感染性疾病等多种疾病的一个常见症状。临床辨病时要学会抓主诉。

**2. 辨头痛相关经络**

（1）太阳头痛，多在头后部，下连于项；阳明头痛，多在前额及眉棱等处。

（2）少阳头痛，多在头两侧，并连及耳部；厥阴头痛，则在颠顶部位，或连于目系。

**3. 辨头痛性质**　因于风寒者，头痛剧烈而连项背；因于风热者，头胀痛如裂；因于风湿者，头痛如裹；因于痰湿者，头重坠或胀；因于肝火者，头痛呈跳痛；因于肝阳者，头痛而胀；因于瘀血者，头痛剧烈而部位固定；因于虚者，头隐痛绵绵，或空痛。

综上，头痛的辨证要点总结为：除详问病史，了解病因外，首辨外感内伤，次辨相关脏腑经络，再辨疼痛要素（包括部位、时间、性质、扩散、加重和缓急的因素、伴随症状、间歇发作者缓解时间）。

## 十二、腰痛

腰痛是以腰部一侧或两侧或正中发生疼痛为主要症状的一类病证。

### (一) 实训目标

1. 掌握腰痛的辨证论治思路、具体治法与治疗用药。
2. 熟悉腰痛的临床诊断技能及类证鉴别。

### (二) 实训方法

1. SP 教学法。
2. 病例分析法。

### (三) 课前准备

标准化病人、记录。

### (四) 实训内容

**1. 问主诉**  患者主要症状（腰痛）、腰痛的病程时间以及加重的时间。

**2. 问疾病发展过程**

（1）问诱发因素  是否感受外邪——辨外感；是否有跌仆外伤——辨外伤；是否伴随多种疾病日久——辨内伤。

（2）问诊疗经过  本次起病是否就诊，何时何地做过何种检查，有过何种诊断，有过何种治疗，症状变化情况（好转、进展、出现新症状）。

（3）问缓解因素  在休息、保暖、用药等情况下，腰痛是否有好转。

**3. 问症状**

（1）辨疾病  以腰部一侧或两侧或正中发生疼痛为主症即可诊断为腰痛。在临床接诊过程中应注意与腰软、石淋等疾病相鉴别，以明确诊断（表 1-66）。

表 1-66  腰痛与腰软、石淋鉴别表

| | 腰痛 | 腰软 | 石淋 |
|---|---|---|---|
| 证候特征 | 以腰部一侧或两侧或正中发生疼痛为主症 | 以腰部软弱无力为主症 | 尿中夹杂砂石，排尿淋沥痛，或排尿时突然中断，尿道窘迫疼痛，或突发腰腹绞痛难忍，尿中带血，少腹拘急不适 |
| 兼证 | 风寒、寒湿、湿热、瘀血、气滞、肾虚证候 | 多伴见发育迟缓，表现为头颈软弱、手足萎弱无力，甚则鸡胸龟背 | 面色少华，少气乏力，精神萎顿，或腰酸隐痛，手足心热 |

（2）辨证型 腰痛的辨证可从诱发因素、发病急缓、病程久暂、疼痛的性质、伴随症状等方面进行表里虚实的辨别（表1-67、表1-68）。

1）辨外感与内伤

**表 1-67 腰痛外感与内伤鉴别表**

| | 病因 | 疼痛特点 |
|---|---|---|
| 外感 | 风 | 骤然起病，游走不定，腰部僵硬，恶风自汗，或兼有发热恶寒，头痛身痛 |
| | 湿 | 腰部重痛，卧时不能转侧，行时重痛无力，舌苔腻 |
| | 寒 | 腰部冷痛，得热则舒，遇寒加重 |
| | 湿热 | 腰部热痛，遇热加重，遇冷痛减，舌苔黄腻 |
| 内伤 | 肾虚 | 腰痛悠悠，由来也渐，屡发不止，行立不支，多伴有脏腑虚损证候 |
| | 血瘀 | 腰部刺痛，痛有定处，固定不移，夜间加重，舌暗脉涩 |
| | 气滞 | 腰部胀痛，攻窜疼痛，胸满胁胀，急躁易怒，口苦脉弦 |

2）辨虚实

**表 1-68 腰痛虚实辨别表**

| 病性 | 病因 | 腰痛特点 |
|---|---|---|
| 虚 | 先天不足，劳倦内伤，久病肾虚 | 反复发作，病程长，病势绵绵，痛而喜按 |
| 实 | 感受外邪，跌仆损伤 | 起病急，病程短，痛势剧烈，疼痛拒按 |

## （五）体格检查

体格检查包括腰部一侧或两侧或正中。

## （六）辅助检查

行腰椎、骶髂关节等 X 线检查，行尿常规、泌尿系 B 超或泌尿系影像学检查，或行妇科检查及盆腔 CT 等有助于腰痛病因的诊断与鉴别诊断。

## （七）腰痛辨证思路思维导图

腰痛辨证思路思维导图见图 1-12。

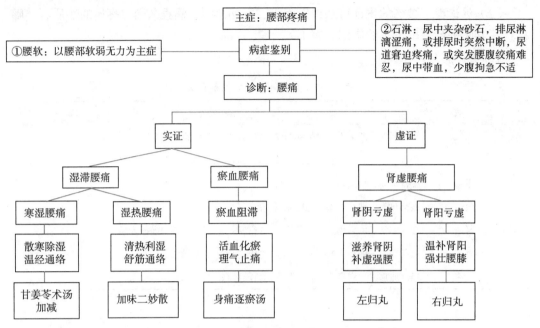

图1-12　腰痛辨证思路思维导图

## （八）实战演练

张某，男40岁，腰酸腰痛进行性加重两年，加重1周来诊。患者长期伏案工作，常需熬夜加班，两年前因野外露宿受凉后出现腰背板硬疼痛，俯仰不利，自行贴敷麝香壮骨膏后有所缓解。其后，患者每因阴雨天或受凉后出现腰痛，症状呈进行性加重，背部按摩或热敷后能暂时缓解，患者未能坚持治疗。近1周，天气阴霾，细雨连绵，患者自觉腰背冷痛，转侧不利，畏寒肢冷，神疲倦怠，食少纳差，大便稀溏，小便清长，舌淡胖有齿痕，舌苔白腻，脉沉迟。

腰部X线片示：腰椎曲度变直，腰椎骨质增生，第2~3腰椎椎间盘病变不除外。诊断：腰痛。证候；寒湿腰痛，脾阳不足。

辨病辨证分析：患者以腰部疼痛不适为主症，符合腰痛诊断特点。患者初因野外露宿，感受寒湿邪气，寒主收引，湿性黏腻，阻滞腰府经脉气血，不通则痛，导致腰痛。其后未坚持治疗，且长期伏案，熬夜加班，起居失常，劳倦伤脾，久病伤肾。寒湿皆为阴邪，易伤阳气，致脾阳亏虚。近期因天气阴霾，寒湿侵犯，凝滞腰府，腰部经脉气机运行不畅，致腰部转侧不利；湿困中焦则食少纳差，大便稀溏；阳虚则外寒，故见畏寒肢冷，小便清长；脾阳不足故见神疲倦怠。舌淡胖有齿痕，舌苔白腻，脉沉迟则为脾阳不足，寒湿内蕴之象。根据以上分析，本病由感受寒湿而起，复因劳累过度加重，病位在脾、肾，病性属本虚标实，其本为脾阳不足，其标为寒湿凝滞。

治法：散寒除湿，温阳健脾。

方药：甘姜苓术汤加味。

干姜15g，炒白术15g，苍术15g，茯苓15g，甘草6g，杜仲10g，制附子10g，桂枝10g，白芍6g，川续断10g，狗脊10g，怀牛膝10g，山药20g，炒薏苡仁15g，木香6g，砂仁6g（后下）。5剂，水煎内服，每日1剂，分2次服。

二诊：服上药5剂后，畏寒、倦怠、纳差、便溏症状减轻，腰痛明显好转，连续服用上方14剂后症状基本消失。

调护：注意休息，腰部保暖防护，避免久坐，适当做八段锦锻炼，患者更换工作，规律生活，注重锻炼，随访两年，腰痛未再复发。

## （九）实训要点

1.以腰部一侧或两侧或正中发生疼痛为主症即可诊断为腰痛。

2.病因为外感、内伤或跌仆损伤。其发病常以肾虚为本，感受外邪、气滞、血瘀为标。基本病机是脉络绌急或腰府失养。

3.腰痛实证重在祛邪活络通脉。根据病因不同，采用温散、清热、化湿、活血等方法。虚证重在扶正，补肝肾、强腰膝、健脾培元是常用治法。

4.腰痛日久，虚实夹杂。一般初起以祛邪为主，病久则以补益为主，或者扶正、祛邪并用。

### 本章思考题

1.请应用以下病例进行实训练习。

段某，男性，66岁，退休。反复咳嗽10年，加重4天于门诊就诊。10年前因吸烟出现反复晨起咳嗽，咯痰，曾就诊于某医院，诊为"慢性支气管炎"，口服止咳宝等药物，具体药物及用量不详，症状时轻时重。4天前，无明显诱因咳嗽加重，口干咽燥，自行口服橘红痰咳液2盒，病情无好转，今日就诊。现症：咳嗽，干咳为主，痰少色白，难出，口干咽燥，神疲乏力，夜间盗汗，纳差，睡眠尚可，二便正常。查体：T36.5℃，P70次/分，R18次/分，BP100/70mmHg。体型瘦高，慢性病容，浅表淋巴结不大，听诊双肺呼吸音弱，未闻及干湿啰音，心音无异常，腹平软，腹部无压痛、反跳痛，肝脾肋下未及，Murphy征阴性，肠鸣音4次/分，双下肢无水肿。舌红少苔，脉细数。

2.请应用以下病例进行实训练习。

尤某，女，37岁，于2009年6月19日就诊。因阵发性心悸不安、胸闷不舒6年余，加重10天于门诊就诊。6年前患者因活动后开始出现阵发性心悸不安，胸闷不舒，反复发作，未系统诊治。10天前无明显诱因出现心悸不安，胸闷不舒，偶有胸背疼痛，口唇青紫，纳少，睡眠一般，二便正常，舌暗红苔白，脉结代。查心电图提示：窦性心律，心肌缺血，室性期前收缩。

3.请应用以下病例进行实训练习。

高某，男性，28岁，学生。因头晕20天，加重1天于门诊就诊。患者20天前因饱食后出现头晕，头重昏沉，时轻时重，未经诊治。1天前因喝一杯凉饮后头晕加重，偶有视物旋转。现症：头晕，视物旋转，头重如裹，胸闷作恶，呕吐痰涎，脘腹痞满，纳少神疲，多梦，小便正常，大便黏腻。查体：T36.4℃，P90次/分，R18次/分，BP120/70mmHg。体型肥胖，无贫血貌，浅表淋巴结不大，心肺无异常，神经系统查体未见异常。舌质暗，舌苔白腻，脉濡滑。辅助检查：心电未见异常。

4.请应用以下病例进行实训练习。

赵某，男性，42岁，职员。反复咳嗽10年，加重4天于门诊就诊。患者3年前无明显诱因出现腹泻，自行服用黄连素、思密达等药物后症状好转，此后多因情绪波动出现腹泻，未予系统治疗。10天前因饮食不洁出现腹泻，无特殊气味，完谷不化。症见：

腹泻，日 2 ～ 3 次，面色少华，肢倦乏力，脘腹胀满不舒，食欲差。无恶寒发热，无肛门灼热，两肋胀痛等症。查体：T36.5℃，P86 次 / 分，R16 次 / 分，BP126/80mmHg。体型中等，无贫血貌，浅表淋巴结不大，心肺无异常，腹平软，无压痛，无反跳痛，肝脾肋下未及，Murphy 征阴性，肠鸣音 6 次 / 分，双下肢不肿。舌苔薄白，脉细弱。

5. 请应用以下病例进行实训练习。

黄某，男，52 岁，职员。1 个月前因与邻居吵架后出现肝区隐痛，绵绵不休，遇劳加重，未予诊治。近 1 周来上述症状加重，且自觉倦怠乏力，口干咽燥，心中烦热，头晕目眩，遂来就诊。查体：T36.5℃，P72 次 / 分，R18 次 / 分，BP120/70mmHg。神志清，中等体形。肝区叩痛（+），未见其他阳性体征。舌质红，苔少，脉弦细。实验室检查：肝功能谷丙转氨酶（ALT）152IU/L（0 ～ 60 IU/L），谷草转氨酶（AST）128 IU/L（0 ～ 50 IU/L），总胆红素 16umol/L（3.4 ～ 22 umol/L）。HBVM（乙肝病原学检查）：HBsAg（+），HBeAg（+），抗 HBc（+）。消化系统彩超：慢性肝损。

6. 请应用以下病例进行实训练习。

孙某，女性，52 岁，工人。周身水肿 1 年余，加重 1 周于门诊就诊。患者 1 年前无明显诱因下出现周身浮肿，于当地诊所口服中药，后水肿症状间断出现，近 1 周因劳累后水肿加重，晨起水肿减轻。今日为求中医药系统诊疗，来门诊求诊。现症：全身水肿，下肢明显，按之没指，小便短少，身体困重，胸闷，纳呆，偶有恶心。查体：T36.5℃，R18 次 / 分，BP118/75mmHg。体型匀称，无贫血貌，浅表淋巴结不大，心肺无异常，腹平软，肝脾肋下未及，Murphy 征阴性，肠鸣音 4 次 / 分，周身轻度水肿。舌质淡胖，苔白腻，脉沉缓。既往有慢性肾小球肾炎病史。辅助检查：心电未见异常，血常规：Hb132g/L，P75 次 / 分，WBC6.2×$10^9$/L，N68%，L35%，血小板 234×$10^9$/L；腹部彩超示：肝、胆、脾、胰、肾未见异常。

7. 请应用以下病例进行实训练习。

李某，男性，35 岁，教师。因发作性头痛 6 年，加重 1 天于门诊就诊。患者 6 年前情绪激动后出现发作性头痛，伴恶心，严重时会出现呕吐，6 年间经常由于紧张或者劳累后诱发，反复发作，持续半小时后好转或睡眠过后好转，1 天前情绪激动后再次出现上述症状。现症：前额部胀痛为主，心烦易怒，面红目赤，晨起口苦明显，无头晕，无恶寒发热，纳可寐差，饮食一般，二便正常。疼痛时无偏身麻木或半身不遂等症状。查体：T36.8℃，P89次 / 分，R18 次 / 分，BP120/75mmHg。体型适中，无贫血貌，浅表淋巴结不大，心肺无异常，腹平软，剑下压痛（-），无反跳痛，肝脾肋下未及，Murphy 征阴性，肠鸣音 4 次 / 分，双下肢不肿。神经系统查体：意识清楚，言语流利，计算力、定向力正常，双侧瞳孔等大同圆，直径约 3.5mm，对光反射灵敏存在，间接对光反射灵敏存在，双侧额纹及鼻唇沟对称，伸舌居中，咽反射存在，四肢肌力及肌张力正常，腱反射对称引出，面部及四肢痛觉、触觉、深感觉对称且正常，双侧病理征未引出，共济运动正常，脑膜刺激征阴性。舌质红，苔黄，脉弦数。辅助检查：颅脑 CT 及MRI 未见异常。心电未见异常，血常规、肾功能、肝功能、血脂常规、凝血常规未见异常。脑彩超及双侧颈动脉彩超未见异常。

# 第二章　中医外科基本技能

## 第一节　肛肠疾病

### 一、学习目的

熟练掌握肛肠科疾病。

### 二、知识链接

**1. 痔**　直肠黏膜下端和肛管皮肤下静脉丛扩大曲张所形成的静脉团，俗称痔疮。

**2. 肛痈**　直肠周围间隙发生急慢性感染而形成的脓肿，称为肛痈。相当于西医学的肛门直肠周围脓肿。

**3. 肛漏**　直肠或肛管与周围皮肤相通所形成的瘘管，也称肛瘘。

**4. 肛裂**　肛管皮肤全层纵行裂开或形成溃疡，称为肛裂。

**5. 脱肛**　直肠黏膜、肛管、直肠全层和部分乙状结肠向下移位而脱出的一种疾病。相当于西医学的直肠脱垂。

### 三、注意事项

注意内痔、外痔、混合痔的区别及特点。

### 四、思考题

肛肠疾病应如何预防？

预防便秘，定时排便，避免久坐久立；注意饮食，少食辛辣刺激性食物，多吃蔬菜水果，以助大便通畅；保持肛门清洁；加强体育锻炼；采用导引法、提肛运动等方法加强肛门功能锻炼，是防治肛门直肠疾病的有效方法之一。

## 第二节　皮肤科真菌镜检

### 一、学习目的

熟练掌握真菌直接镜检法的操作。

## 二、知识链接

1. 真菌是一类真核细胞生物。全世界已记载的真菌有 10 万种以上，其中只有少数真菌能引起人类疾病（200 余种）。根据入侵组织深浅不同，分为浅部真菌和深部真菌。

2. 真菌最适宜生长条件：温度 22 ~ 36℃，湿度 95% ~ 100%，pH 值 6 ~ 6.5。真菌不耐热，100℃时大部分真菌在短时间内死亡，紫外线不能杀死真菌，甲醛、苯酚、碘酊、过氧乙酸等化学消毒剂均能迅速杀死真菌。

## 三、操作步骤

### （一）操作前准备

1. 评估病情（镜检适应证包括头癣、体癣、手癣、足癣、甲真菌病、深部真菌病、着色牙生菌病、念珠菌病）。

2. 戴帽子、口罩，七步洗手法洗手。

3. 备物：10% ~ 20% 氢氧化钾、玻片、酒精灯、手术刀、镊子、显微镜。

### （二）真菌镜检方法

1. 采集标本　根据临床表现采取相应的标本。

2. 制片　将标本中加入 10%KOH，盖上盖玻片，微微加热后，轻压盖玻片，用棉拭子除去多余液体，置显微镜下观察。

3. 镜检　先在低倍镜下寻找（遮去强光），发现菌丝或孢子后高倍镜证实。

## 四、注意事项

1. 镜下只有糠秕孢子无菌丝的标本应慎重。

2. 痰类标本应判断是否合格。

3. 口腔标本应排除长杆菌及放线菌的干扰因素。

## 五、自我评价

皮肤科真菌镜检自评见表 2-1。

表 2-1　皮肤科真菌镜检自评表

| A. 操作流程评价 | 结果得分 | | |
|---|---|---|---|
| 能够进行病情评估 | 操作连贯、规范□ | 需提示□ | 不知道怎么做□ |
| 洗手等操作前准备 | 操作连贯、规范□ | 需提示□ | 不知道怎么做□ |
| 备物齐全 | 操作连贯、规范□ | 需提示□ | 不知道怎么做□ |
| 采集标本 | 操作连贯、规范□ | 需提示□ | 不知道怎么做□ |
| 制片 | 操作连贯、规范□ | 需提示□ | 不知道怎么做□ |
| 镜检 | 操作连贯、规范□ | 需提示□ | 不知道怎么做□ |

续表

| B. 医学人文 | | | |
|---|---|---|---|
| 操作后整理模型衣物 | 操作连贯、规范□ | 需提示□ | 不知道怎么做□ |
| 分类处理医疗垃圾 | 操作连贯、规范□ | 需提示□ | 不知道怎么做□ |
| 在操作时把模型视为 | 玩具□ 模型□ | 患者□ | 亲人□ |

# 第三节　臁疮换药

## 一、学习目的

熟练掌握臁疮换药的操作。

## 二、知识链接

**1. 臁疮定义**　臁疮是指发生于小腿下部的慢性溃疡。在古代文献中称裤口毒、裙边疮等，俗称老烂脚。发于双小腿内、外侧的下 1/3 处，其特点是经久难以收口，或虽经收口，每因损伤而复发，与季节无关。相当于西医学的下肢慢性溃疡。

**2. 病因病机**　本病多由久站或过度负重而致小腿筋脉横解，青筋显露，瘀停脉络，久而化热，或小腿皮肤破损染毒，湿热下注而成，疮口经久不愈。

**3. 外治法分期用药**

（1）初期局部红肿时，溃破渗液较多者，宜用洗药（马齿苋 60g，黄柏 20g，大青叶 30g），煎水湿敷，每日 3 ～ 4 次；局部红肿、渗液量少者，宜用金黄膏薄敷，每日 1 次。

（2）后期患处久不收口，皮肤乌黑，疮口凹陷，疮面腐肉不脱，时流污水，用八二丹麻油调敷，并用绷带缠缚，每周换药 2 次，夏季可勤换药。还可用白糖胶布疗法。

（3）患处腐肉已脱、露新肉者，用生肌散外盖生肌玉红膏，隔日一换或每周 2 次；周围有湿疹者，用青黛散麻油调敷。

**4. 预防与调护**　患足宜抬高，不宜久立久行；疮口愈合后，宜用弹性护套护之，避免损伤，预防复发。

## 三、操作步骤

### （一）换药前准备

1. 评估病情。
2. 戴帽子、口罩，七步洗手法洗手。
3. 备物：免洗手消毒凝胶、换药包（检查是否在有效期内）、手套、卵圆钳、金黄膏、纱布、碘伏棉球、酒精棉球、生活垃圾桶、医疗垃圾桶。

## （二）换药操作

1. 医疗车与治疗床呈 45°左右，将医疗、生活垃圾桶放在治疗车前。
2. 核对患者信息，与患者沟通。
3. 检查上次敷药部位（注意手部不要接触伤口及内层纱布）。
4. 用手打开换药包外层，正确使用卵圆钳打开换药包内层。
5. 轻取患者伤口纱布，并将纱布涂有药膏面朝上放在废物盘里。
6. 碘伏、酒精消毒伤口各 3 次，范围逐渐缩小，不留白不回消。
7. 直镊取纱布，并在纱布上将金黄膏涂抹均匀。
8. 用两个镊子将带有金黄膏的纱布敷在患者伤口上，其上再敷一块纱布。
9. 胶带固定，交代患者注意事项。
10. 整理物品，离开病房。

## 四、注意事项

注意无菌原则：

1. 使用无菌持物钳时保持钳端向下。取放无菌持物钳时，钳端应闭合，不可触及容器液面以上部分。取远处物品时，应连同镊子缸移至无菌物品旁使用。
2. 不可在无菌容器上方翻转容器盖，防止污染容器内物品。
3. 无菌物品一经取出，不可放回。
4. 打开无菌包时，手不能触及无菌巾的内侧面，不可跨越无菌区。
5. 倒溶液时，勿使瓶口接触容器口边缘。
6. 戴手套时不可强拉，最后将手套套在工作衣袖外面。

## 五、思考题

臁疮的西医治疗有哪些？

主要采取手术和局部治疗。包括大隐静脉高位结扎剥脱和曲张静脉切除术及交通支结扎术，深静脉血栓后遗症采用静脉转流、骨浅静脉瓣膜代替、静脉瓣环缩术等；局部控制感染、半暴露疗法、植皮术、患肢抬高和弹力绷带的应用等。

## 六、自我评价

臁疮换药操作自评见表 2-2。

表 2-2　臁疮换药操作自评表

| A. 操作流程评价 | 结果得分 | | |
|---|---|---|---|
| 能够进行病情评估 | 操作连贯、规范□ | 需提示□ | 不知道怎么做□ |
| 洗手等操作前准备 | 操作连贯、规范□ | 需提示□ | 不知道怎么做□ |
| 备物齐全 | 操作连贯、规范□ | 需提示□ | 不知道怎么做□ |
| 医疗车及垃圾桶摆放 | 操作连贯、规范□ | 需提示□ | 不知道怎么做□ |

续表

| A. 操作流程评价 | 结果得分 | | |
|---|---|---|---|
| 核对患者信息 | 操作连贯、规范□ | 需提示□ | 不知道怎么做□ |
| 检查上次药敷部位 | 操作连贯、规范□ | 需提示□ | 不知道怎么做□ |
| 再次手消 | 操作连贯、规范□ | 需提示□ | 不知道怎么做□ |
| 打开换药包 | 操作连贯、规范□ | 需提示□ | 不知道怎么做□ |
| 备纱布、棉球等物品 | 操作连贯、规范□ | 需提示□ | 不知道怎么做□ |
| 取下患者伤口纱布 | 操作连贯、规范□ | 需提示□ | 不知道怎么做□ |
| 消毒疮面 | 操作连贯、规范□ | 需提示□ | 不知道怎么做□ |
| 备金黄膏 | 操作连贯、规范□ | 需提示□ | 不知道怎么做□ |
| 换药 | 操作连贯、规范□ | 需提示□ | 不知道怎么做□ |
| 粘贴纱布 | 操作连贯、规范□ | 需提示□ | 不知道怎么做□ |
| 整理物品 | 操作连贯、规范□ | 需提示□ | 不知道怎么做□ |
| B. 医学人文 | | | |
| 操作后整理模型衣物 | 操作连贯、规范□ | 需提示□ | 不知道怎么做□ |
| 分类处理医疗垃圾 | 操作连贯、规范□ | 需提示□ | 不知道怎么做□ |
| 在操作时把模型视为 | 玩具□ | 模型□ 患者□ | 亲人□ |

# 第四节　中药湿敷疗法

## 一、学习目的

熟练掌握中药湿敷的操作方法。

## 二、相关知识链接

**1. 湿敷法**　是无菌纱布用药液浸透，敷于局部，以达到疏通腠理、清热解毒、消肿散结等目的的一种外治方法。湿敷分为冷湿敷、热湿敷。

**2. 湿敷法历史沿革**　从现有文献看，湿敷（溻）方首见于《肘后备急方》，该书载："又丹痈疽始发浸淫进长并少小丹擒方。"《刘涓子鬼遗方》称本方为"擒汤方"，并叙述有"令极冷，擒肿上"及"温洗疮上""令恒湿"的冷敷和热敷两种方法。至唐代孙思邈所著《备急千金要方》已载有数种溻方，如"揄肿方""治痈疽始作，肿赤掀热长甚速方""升麻揄汤方""大黄擒洗方"等。对于具体应用方法也有论述"故帛四重内汁中""故帛两重内汤中""擒肿上，干易之，日夜数百度""常令湿"。这和现在临床常用的湿敷法是完全一致的。

## 三、操作步骤

### （一）湿敷前准备

1. 评估病情（了解患者当前症状、用药史、过敏史、禁忌证及施术部位皮肤情况）。
2. 戴帽子、口罩，七步洗手法洗手。

3. 备物：免洗手消毒凝胶、治疗车、治疗盘、药液及容器（检查药液温度）、敷布、纱布、镊子（2个）、碗盘、中单、生活垃圾桶、医疗垃圾桶，必要时准备红外线照射灯。

## （二）换药操作

1. 医疗车与治疗床呈45°左右，将医疗、生活垃圾桶放在治疗车前。
2. 核对患者信息，与患者沟通。
3. 观察部位是否能够湿敷。
4. 将药液倒入治疗盘内，用镊子浸入大小适宜的敷布（或纱布），使其完全浸透。
5. 铺中单。
6. 冷湿敷：用镊子拧取敷布（或纱布）至不滴水，抖开将其敷在治疗部位，每3～5分钟更换1次敷布，或频频淋湿敷布，时间为15～20分钟。
7. 热湿敷：浸透敷布（或纱布）的中药药液温度一般控制为50～60℃，完全浸透药液后用镊子拧取敷布至不滴水，抖开将其敷在治疗部位，询问患者的感受、注意患者的表情，避免烫伤，然后应用红外线照射灯持续保温，时间为15～20分钟。
8. 湿敷时间到后，立即将湿敷布取开，用纱布清洁局部皮肤。
9. 协助患者整理衣物。
10. 整理物品，洗手。

## 四、注意事项

1. 注意观察病情变化，了解患者心理和生理感受。
2. 注意了解患者对温度的感受。
3. 必要时用冰袋或热水袋保持温度。

## 五、自我评价

中药湿敷操作自评见表2-3。

表2-3 中药湿敷操作自评表

| A. 操作流程评价 | 结果得分 | | |
|---|---|---|---|
| 能够进行病情评估 | 操作连贯、规范□ | 需提示□ | 不知道怎么做□ |
| 洗手等操作前准备 | 操作连贯、规范□ | 需提示□ | 不知道怎么做□ |
| 备物齐全 | 操作连贯、规范□ | 需提示□ | 不知道怎么做□ |
| 医疗车及垃圾桶摆放 | 操作连贯、规范□ | 需提示□ | 不知道怎么做□ |
| 核对患者信息 | 操作连贯、规范□ | 需提示□ | 不知道怎么做□ |
| 再次手消 | 操作连贯、规范□ | 需提示□ | 不知道怎么做□ |
| 准备湿敷药液及敷布 | 操作连贯、规范□ | 需提示□ | 不知道怎么做□ |
| 铺单 | 操作连贯、规范□ | 需提示□ | 不知道怎么做□ |
| 冷湿敷/热湿敷操作 | 操作连贯、规范□ | 需提示□ | 不知道怎么做□ |
| 取下敷布 | 操作连贯、规范□ | 需提示□ | 不知道怎么做□ |
| 整理物品 | 操作连贯、规范□ | 需提示□ | 不知道怎么做□ |

续表

| B. 医学人文 | | | |
|---|---|---|---|
| 操作后整理模型衣物 | 操作连贯、规范□ | 需提示□ | 不知道怎么做□ |
| 分类处理医疗垃圾 | 操作连贯、规范□ | 需提示□ | 不知道怎么做□ |
| 在操作时把模型视为 | 玩具□　模型□ | 患者□ | 亲人□ |

### 本章思考题

**1. 请应用以下病例进行实训练习**

韩某，男，44岁，因肛旁时流脓血水3个月，于2021年1月21日由门诊以"肛瘘"收入院。该患3个月前无明显诱因出现肛周肿痛，曾自行应用抗生素治疗（具体药物及剂量不详），症状未见好转，几天后肿处自行破溃，流出大量脓液后症状好转，但此后该处遗留一外口，时闭时溃，溃时流脓，现为求系统治疗来我院就诊，于门诊以"肛瘘"收入院。现症：肛旁时流脓血水，色黄，质稠，肛周隐痛，伴肛周瘙痒不适，饮食、睡眠佳，大便日1次，便质稀，小便黄。体格检查：T36.6℃，P86次/分，R18次/分，BP135/85mmHg。肛肠科情况：截石位视诊：肛门位置正常，7时位距肛缘1cm处见1个黄豆粒大小的瘘口，有脓性分泌物流出；肛门指诊：7时位齿线附近可触及硬结。肛镜检查因患者疼痛未查。舌质红，苔薄黄，脉弦滑。

**2. 请应用以下病例进行实训练习**

马某，男，38岁，因"便时肛内有物脱出10年，加重1年"于2019年9月29日由门诊拟"混合痔"收入我院。患者于10年前无明显诱因出现便时肛内有物脱出，脱出物可自行还纳，偶有便血，量少，血色鲜红，未用药物治疗便血症状可自行消失，此间病情反复。1年前因过食辛辣上述症状加重，脱出物需手法还纳，伴便血，为纸上染血，偶为点滴状出血，色鲜红。现为求中医药系统治疗，遂于今日来我院就诊，经门诊检查以"混合痔"收入院。现症：便时肛内有物脱出，脱出物需手法还纳，伴便血，为纸上染血，偶为点滴状出血，色鲜红，饮食及睡眠尚可，大便每日1次，质软，小便正常。体格检查：T36.6℃，P86次/分，R18次/分，BP135/85mmHg。肛肠科情况：截石位视诊：肛门位置正常，肛门皮肤环形隆起，以1、3、7、11时位为重，皮色正常；触诊：皮肤隆起处质软，皮温不高，无触痛；肛内指诊：进指顺利，肛门括约肌功能良好，1、3、7、11时位肛内齿线上下可触及柔软包块，括约肌间沟消失，退指指套无血染，肛门镜见肛内1、3、7、11时位齿线上可见黏膜隆起，色红。舌质红，苔黄腻，脉滑。

# 第三章　内科基本技能

## 第一节　胸腔穿刺术

### 一、学习目的

1.掌握胸腔穿刺术的操作过程。

2.掌握胸腔穿刺术的适应证与禁忌证。

### 二、适应证与禁忌证

#### （一）适应证

1.诊断性穿刺，明确积液的性质。

2.穿刺抽液以减轻液体对肺的压迫，或抽吸脓液治疗脓胸。

3.胸腔内注射药物治疗。

#### （二）禁忌证

无绝对禁忌证，出血性疾病、凝血功能障碍、病情危重、难于耐受操作者应慎用。

### 三、操作前准备

#### （一）患者准备

1.向患者解释穿刺的目的、操作过程、可能的风险。

2.告知需要配合的事项。操作过程中避免剧烈咳嗽并保持体位，如有头晕、心悸、气促等不适及时报告。

3.签署知情同意书。

#### （二）用物准备

**1.治疗车**　车上载有以下物品：一次性胸穿包，内含弯盘、胸穿针、注射器、碘伏棉球、镊子、纱布、洞巾、无菌手套、试管等，以及2%利多卡因注射液5mL或1%普鲁卡因注射液2mL。

**2. 其他**　胶布、量筒、座椅等。

（三）操作者准备

1. 核对患者信息，如姓名、性别、年龄、床号等。

2. 操作者洗手，准备帽子、口罩；助手协助患者体位摆放，观察穿刺过程中患者情况等。

3. 了解患者病情、穿刺、胸片情况等，询问是否有麻醉药物过敏史。

4. 掌握胸腔穿刺操作相关知识，并发症的诊断与处理。

5. 测量患者生命体征（心率、血压、呼吸），确保在生命体征允许的情况下进行操作。

6. 检查穿刺包、麻醉药及各种用物，确保在有效期范围内且包装完好无漏气。

## 四、操作方法

**1. 体位**　嘱患者取坐位面向椅背，两前臂置于椅背上，前额伏于前臂上。卧床者可取半卧位，患侧前臂上举抱于枕部。

**2. 选择穿刺点**

（1）应根据胸部叩诊选择实音最明显部位进行，胸液多时一般选择肩胛线或腋后线第 7 ～ 8 肋间；必要时也可选腋中线第 6 ～ 7 肋间或腋前线第 5 肋间。应避免在第 9 肋间以下穿刺，以免穿透膈肌损伤腹腔脏器。

（2）穿刺前应结合 X 线或超声波检查定位，必要时可在超声引导下进行穿刺。

（3）确定穿刺点后要做标记，可用蘸甲紫（龙胆紫）的棉签在皮肤上做标记。

**3. 检查穿刺器械**　打开穿刺包，戴无菌手套。检查包内器械，注意穿刺针是否通畅，与之相连的橡皮管是否通畅和密闭。

**4. 消毒与铺单**

（1）用镊子夹取碘伏棉球，以穿刺点为圆心，由内而外消毒两次，消毒直径为 15cm，范围依次减小。如果没有一次性穿刺包，则用 0.5% 碘伏溶液配置消毒棉球或纱布，手持卵圆钳加持棉球或纱布消毒两次，再打开穿刺包、戴手套，准备铺巾。如果用 2.5% 碘酊溶液，应在消毒后用 75% 乙醇脱碘 2 次。

（2）无菌孔巾中心对准穿刺点，上方以胶布或巾钳固定于患者衣服上。

**5. 麻醉**

（1）以 5mL 注射器抽取 2% 利多卡因 2mL，自穿刺点处打一皮丘，将注射器垂直于皮肤表面，自皮肤至胸膜壁层沿肋骨上缘进行局部浸润麻醉。

（2）注射前应回抽，观察无气体、血液、胸腔积液后方可推注麻醉药。如有液体抽出，则提示针尖进入胸膜腔，记录进针长度，作为下一步穿刺需要进针的长度依据。

**6. 穿刺**

（1）将一次性胸穿针的旋钮阀门拧紧，若无控制阀门则用止血钳夹闭胸腔穿刺针尾部连接的乳胶管，根据麻醉时记录的进针深度，估计进针长度及留在胸部皮肤外的穿刺针长度。

（2）术者以左手食指与中指固定穿刺部位的皮肤，右手将穿刺针垂直皮肤在麻醉处缓缓刺入，当针锋抵抗感突然消失或有落空感时，停止穿刺。

（3）接上注射器，拧开阀门或松开止血钳，负压抽吸胸腔内积液，若抽出与麻醉过程中一致的液体则标志穿刺针进入胸腔。抽满后再次拧紧阀门或用血管钳夹闭胶管，而后取下注射器，将液体注入各个标本瓶中及量筒中，以备送检及计量。助手用止血钳协助固定穿刺针，以防针刺入过深损伤肺组织。也可用带三通活栓的穿刺针进行胸膜腔穿刺，进入胸膜腔后，转动三通活栓使其与胸腔相通，进行抽液。注射器抽满后，转动三通活栓使其与外界相通，排出液体。根据需要，抽液完毕后可注入药物。

**7. 拔针**

（1）抽液完毕拔出穿刺针，局部消毒，覆盖无菌纱布，稍用力压迫穿刺部位片刻，用胶布固定。

（2）嘱患者平卧休息，测量生命体征。

**8. 术后医疗垃圾处理**

（1）胸腔积液消毒后保留 30 分钟，再倒入医疗污物渠道。

（2）穿刺针、注射器等锐器须放入医疗锐器收集箱。

（3）其余物品投入医疗废物垃圾袋。

## 五、注意事项

1. 操作前对精神紧张者，可于术前半小时给予地西泮（安定）10mg，或可待因 0.03g 以镇静止痛。

2. 操作中应密切观察患者的反应，如有头晕、面色苍白、出汗、心悸、胸部压迫感或剧痛、昏厥等胸膜过敏反应；或出现连续性咳嗽、气短、咳泡沫痰等现象时，立即停止抽液，并皮下注射 0.1% 肾上腺素 0.3 ～ 0.5mL，或进行其他对症处理。

3. 一次抽液不宜过多、过快，诊断性抽液 50 ～ 100mL 即可；减压抽液，首次不超过 600mL，以后每次不超过 1000mL；如为脓胸，每次尽量抽尽。

4. 严格无菌操作，操作中要防止空气进入胸腔，始终保持胸腔负压。注意各个连接点要连接紧密，防止漏气。

5. 恶性胸腔积液，可在胸腔内注入抗肿瘤药或硬化剂诱发化学性胸膜炎，促使脏层与壁层胸膜粘连，闭合胸腔。

## 六、相关知识链接

胸腔积液发生的病因：

**1. 胸膜毛细血管内静水压增高**　见于充血性心力衰竭、缩窄性心包炎、血容量增加、上腔静脉或奇静脉受阻等。其中充血性心力衰竭是漏出液形成的常见病因，多为双侧，积液量右侧多于左侧。

**2. 胸膜通透性增加**　见于风湿性疾病、胸膜炎、肺梗死、膈下炎症等。我国患者渗出液最常见的病因为结核性胸膜炎。

**3.胸膜毛细血管内胶体渗透压降低** 见于低蛋白血症、肝硬化、肝肾综合征、急性肾小球肾炎等。

**4.壁层胸膜淋巴管引流障碍** 见于癌症淋巴管阻塞、发育性淋巴管引流异常等。

**5.损伤** 见于主动脉瘤破裂、食管破裂、胸导管破裂等。

**6.医源性** 药物（如甲氨喋呤、胺碘酮、苯妥英等）、放射治疗、消化内镜检查、骨髓移植等都可以引起渗出液或漏出液。

## 七、自我评价

胸腔穿刺术自我评价见表 3-1。

**表 3-1 胸腔穿刺术自我评价表**

| 项目 | 评价内容 | 优 | 良 | 中 | 差 |
|------|----------|-----|-----|-----|-----|
| 术前准备 | 1.与患者及家属沟通。签署知情同意书 | | | | |
| | 2.着装、戴口罩、戴帽子、洗手 | | | | |
| | 3.检查所需物品：胸腔穿刺包、无菌手套、治疗盘（碘伏、棉签、胶布、局部麻醉药）等 | | | | |
| 操作过程 | 1.摆体位：患者取坐位，面向椅背，两手前臂放在椅背上，前额伏于前臂上，不能起床者可取半坐卧位，患侧前臂置于枕部 | | | | |
| | 2.穿刺点定位，先行胸部叩诊，选择浊音明显部穿刺，并做好标志。常用肩胛下角线 7～8 肋间；腋中线 6～7 肋间；腋前线 5 肋间 | | | | |
| | 3.戴无菌手套：打开一次性穿刺包，取出手套，左手捏住手套反折处。右手对准手套 5 指插入戴好。已戴手套的右手，除拇指外 4 指插入另一手套反折处，左手顺势戴好手套 | | | | |
| | 4.打开穿刺包并铺巾：检查包内物品是否在有效期内，检查穿刺包器械，确认穿刺针是否通畅。常规消毒：以穿刺点为中心，用碘伏消毒 2 遍，由内向外消毒局部皮肤，消毒用棉球不要过湿，避免消毒液流溢，消毒范围直径不少于 15cm | | | | |
| | 5.铺无菌孔巾 | | | | |
| | 6.局麻：选用 2% 利多卡因，由助手首先用碘酊棉球将安培颈部消毒，再用砂轮作划痕，然后再消毒安培颈部，掰开局麻药物，将写药物名称的一面显示给操作者，核对药品无误后，操作者取无菌注射器抽吸 2% 利多卡因 5mL，左手固定穿刺点皮肤，右手持注射器以穿刺点注射形成皮丘，然后缓慢的边进针边抽吸，观察有无混血（目的是避免局部麻醉药进入血管内），自皮肤到胸膜壁层边进针边注药，注意回抽有无气液抽出 | | | | |
| | 7.穿刺先用止血钳夹住针后的橡皮管，左手固定穿刺部位皮肤，右手持无菌纱布包裹的穿刺针沿局麻处肋骨上缘缓慢进针。针锋抵抗感突然消失后（示进入胸腔）接上 50mL 注射器，由助手松开止血钳，并协助固定穿刺针，开始抽吸胸腔积液。注射器抽满后，用止血钳夹住橡皮管 | | | | |
| | 8.取下注射器，将液体注入器皿中，计量或送检 | | | | |
| | 9.抽液完毕，拔出穿刺针，覆盖无菌纱布，稍用力压迫穿刺点，胶布固定，嘱患者静卧休息。观察术后反应，注意并发症如气胸、肺水肿，清理物品 | | | | |

# 第二节　腹腔穿刺术

## 一、学习目的

1. 掌握腹腔穿刺术的操作过程。
2. 掌握腹穿的适应证、禁忌证。

## 二、适应证与禁忌证

### （一）适应证

1. 进行诊断性穿刺以明确腹腔积液性质，协助临床诊断。
2. 大量腹水引起严重腹胀、胸闷、少尿甚至呼吸困难时，穿刺放液以减轻症状。
3. 腹腔内注射药物以协助治疗疾病。
4. 拟行腹水回输。

### （二）禁忌证

1. 肝性脑病先兆者。
2. 疑有巨大卵巢囊肿。
3. 腹腔内广泛粘连。
4. 有明显出血倾向。
5. 肝包虫病。
6. 肠麻痹、腹腔胀气明显者。
7. 躁动不能合作者。
8. 严重电解质紊乱，低钾血症。
9. 妊娠中后期。

## 三、操作前准备

### （一）患者准备

1. 向患者解释穿刺的目的、操作过程、可能的风险。
2. 告知需要配合的事项。
3. 签署知情同意书。
4. 过敏体质者，需行利多卡因或普鲁卡因皮试。
5. 穿刺前告知患者排尿，以免损伤膀胱。

## （二）用物准备

**1. 治疗车**　车上载有以下物品。一次性腹腔穿刺包，内含弯盘、连接乳胶管的一次性腹腔穿刺针、注射器、碘伏棉球、镊子、纱布、洞巾、无菌手套、试管等。2% 利多卡因注射液 5mL 或 1% 普鲁卡因注射液 2mL。

**2. 其他**　血压计、听诊器、胶布、量筒、皮尺、培养瓶（需要做细菌培养时）、多头腹带等。

## （三）操作者准备

1. 核对患者姓名、性别、床号等。询问药物过敏史。

2. 操作者按七步洗手法洗手，戴帽子、口罩。

3. 再次确认患者的病情，测量患者生命体征（心率、血压、呼吸），行腹部重点体格检查（肝脾触诊、移动性浊音叩诊等），测量腹围，查看相关检查报告（腹部超声、CT 等），确认操作无误。

4. 助手协助患者摆放适当体位，如仰卧位、半卧位及左侧卧位等，观察穿刺过程中患者情况等。

5. 掌握腹腔穿刺操作相关知识，并发症的诊断与处理。

6. 核对器材及用物，确保穿刺包在有效期范围内，包装完好无漏气。

## 四、操作方法

**1. 体位**　根据病情选择平卧、半卧或稍左侧卧位。

**2. 选择适宜穿刺点**

（1）位置 1　一般常选于左下腹部脐与左髂前上棘连线中外 1/3 交点处。

（2）位置 2　脐与耻骨联合中点上 1cm、偏左或右 1.5cm 处。

（3）位置 3　侧卧位脐水平线与腋前线或腋中线之延长线的交点。

（4）其他　对少量或包裹性腹水，常需 B 超指导下定位穿刺。

3. 打开一次性腹腔穿刺包，戴无菌手套，清点包内器械及用物，检查穿刺针是否畅通。

**4. 消毒与铺巾**　用碘伏棉球将穿刺部位常规消毒 2 次。以穿刺点为圆心，消毒直径为 15cm，消毒范围依次缩小。铺无菌洞巾，用胶布或巾钳固定。

**5. 局部麻醉**　自皮肤至腹膜壁层用 0.5% 利多卡因逐层局部浸润麻醉。先在皮下打皮丘（直径 5 ~ 10mm），再垂直皮肤沿皮下、肌肉、腹膜逐层进行麻醉。注射前应回抽，观察有无气体、血液、腹水。如有液体抽出，则提示针尖进入胸膜腔，记录进针长度，作为下一步穿刺大概需要的进针长度。操作过程中注意观察并询问患者有无不适。

**6. 穿刺**　术者左手固定穿刺处皮肤，右手持针经麻醉处逐步刺入腹壁，待感到针尖抵抗感突然消失时，表示针尖已穿过腹膜壁层，即可行抽取和引流腹水，并置腹水于消毒试管中以备做检验用，诊断性穿刺可直接用无菌的 20mL 或 50mL 注射器和 7 号针头进行穿刺。大量放液时可用迷路进针（先垂直后倾斜 45°～ 60°进入 1 ～ 2cm，然后再垂直刺入腹膜层）。应用一次性腹穿针时先拧紧旋转阀门再行穿刺。普通穿刺针针尾连接橡皮管的 8 号或 9 号针头，助手用消毒血管钳固定针头并夹持橡皮管，待穿刺成功后转动阀门或用输液夹子调整放液速度，将腹水引流入容器中计量或送检。应注意第一管标本应舍弃或不送常规检查。

**7. 腹腔注射**　如需腹腔注射药物，则用注射器抽取所需药物，连接橡皮管，边回抽边注药（见到腹水后再注药）。

**8. 消毒**　放液结束拔出穿刺针，消毒穿刺点，覆盖消毒纱布，压迫数分钟后再行胶布固定。腹水不断流出时，应将预先绑在腹部的多头绷带逐步收紧，以防腹压骤然降低、内脏血管扩张而发生血压下降甚至休克等现象，放液结束后用多头绷带将腹部包扎，如遇穿刺孔继续有腹水渗漏时，可用蝶形胶布或火棉胶封闭。

**9. 操作后处理**

（1）术后再次复测患者脉搏、血压，测量腹围，观察术后反应，注意并发症。让患者静卧休息。

（2）收拾医疗用物，分类处理医疗垃圾。

## 五、注意事项

1. 抽取腹腔积液进行各种实验室检验，以便寻找病因，协助临床诊断。

2. 对大量腹水引起严重胸闷、气促、少尿等症状，使患者难以忍受时，可适当抽放腹水以缓解症状。一般每次放液不超过 3000 ～ 6000mL。腹腔放液不宜过快过多，肝硬化患者一次放腹水一般不超过 3000mL，过多放液可诱发肝性脑病和电解质紊乱，但在补充输注大量白蛋白的基础上，一般放腹水 1000mL 即补充白蛋白 6 ～ 8g，也可以大量放液。

3. 腹腔内注射药物，注射抗生素如卡那霉素、链霉素或庆大霉素，注射化疗药物如环磷酰胺、噻替派、丝裂霉素等，以协助治疗疾病。

4. 术中应密切观察患者，如发现头晕、恶心、心悸、气促、脉搏增快、面色苍白等，应立即停止操作，并适当处理。

5. 在放腹水时若流出不畅，可将穿刺针稍做移动或变换体位。

6. 术后应严密观察有无出血和继发感染。注意无菌操作，以防止腹腔感染。

## 六、相关知识链接

浆膜腔积液的实验室检查。

**1. 常规检查**

（1）外观　漏出液多为透明淡黄色，一般不发生凝固；渗出液外观多浑浊可呈红色、深黄色脓样、乳白色、绿色等。

（2）比重　漏出液多小于 1.018；渗出液一般多大于 1.018。

（3）pH　漏出液 pH ＞ 7.4，渗出液 pH 偏低，结核性、癌性积液常低于 7.2，化脓性、结缔组织病性常低于 7.0。

**2. 化学检查**

（1）粘蛋白定性试验（李凡他试验） 漏出液多为阴性，渗出液多为阳性。

（2）蛋白测定 一般认为漏出液蛋白含量小于 25g/L，渗出液大于 30g/L。

（3）葡萄糖测定 漏出液葡萄糖含量与血浆葡萄糖含量接近，渗出液中葡萄糖含量可被某些细菌分解而使糖含量较血糖明显降低，如化脓性积液通常低于 1.12mmol/L。

（4）酶学测定 包括乳酸脱氢酶、腺苷脱氨酶等，在渗出液中酶学水平往往升高。

**3. 显微镜检查**

（1）有核细胞计数 漏出液有核细胞数较少，常在 $100 \times 10^6$/L 以下；渗出液有核细胞常大于 $500 \times 10^6$/L，化脓性积液可达 $1000 \times 10^6$/L。

（2）细胞分类计数 漏出液的中性粒细胞较少，以淋巴细胞和间皮细胞为主；渗出液中细胞较多，以中性粒细胞增加为主，见于化脓性或早期结核性积液；淋巴细胞增加为主则提示慢性炎症，见于结核性和癌性积液。

（3）脱落细胞检查 浆膜腔积液检查肿瘤细胞，对胸、腹腔原发和继发性肿瘤的诊断有重要意义。

## 七、自我评价

腹腔穿刺术自我评价见表 3-2。

**表 3-2 腹腔穿刺术自我评价表**

| 项目 | 评价内容 | 优 | 良 | 中 | 差 |
|---|---|---|---|---|---|
| 术前准备 | 1. 与患者及家属沟通，核对患者的姓名、床号，嘱患者排尿，昏迷者导尿；有无麻药过敏史，签署知情同意书；着装、戴帽子、戴口罩、洗手 | | | | |
| | 2. 熟悉患者病情、生命体征 | | | | |
| | 3. 准备和检查所需物品：腹腔穿刺包、无菌手套、5mL 注射器、60mL 注射器、治疗盘、弯盘、2% 利多卡因、0.5% 碘伏、棉签、胶带、血压计、皮尺、标本容器 | | | | |
| 操作过程 | 1. 摆体位：患者仰卧于硬板床上，暴露腹部 | | | | |
| | 2. 选择适宜穿刺点：腹部叩诊确定移动性浊音并正确选择穿刺点；龙胆紫标记穿刺点 | | | | |
| | 3. 戴无菌手套：打开一次性穿刺包，取出手套，左手捏住手套反折处. 右手对准手套 5 指插入戴好。已戴手套的右手，除拇指外 4 指插入另一手套反折处，左手顺势戴好手套 | | | | |
| | 4. 检查包内物品是否完善，常规消毒：以穿刺点为中心用碘伏消毒 2 遍，直径约 15cm | | | | |
| | 5. 打开穿刺包并铺巾：铺无菌洞巾 | | | | |
| | 6. 局麻：检查并抽取 2% 利多卡因 2 ~ 3mL，在穿刺点行局部浸润麻醉 | | | | |

| 项目 | 评价内容 | 优 良 中 差 |
|---|---|---|
| | 7. 穿刺：根据患者病情正确选择穿刺针并夹闭针尾胶管。左手固定穿刺部皮肤，右手持针经麻醉处垂直刺入腹壁，针尖斜面必须向上，后倾斜 45～60° 再垂直刺入腹膜层，待针锋抵抗感消失时即可抽取腹水。并将抽出液放入试管中送检 | |
| | 8. 拔出穿刺针消毒穿刺后，消毒穿刺部位，覆盖干净无菌纱布，按压数分钟，胶布固定。观察患者反应及术后处理 | |
| | 9. 术后再次测血压及量腹围，并交代注意事项 | |

# 第三节　骨髓穿刺术

## 一、学习目的

1. 掌握骨髓穿刺术操作过程。
2. 掌握骨穿的适应证与禁忌证。

## 二、适应证与禁忌证

### （一）适应证

1. 各类血液病的诊断，如白血病、再生障碍性贫血、骨髓增生异常综合征等。
2. 明确全身肿瘤性疾病是否有骨髓侵犯或转移。
3. 原因不明的肝、脾、淋巴结肿者或某些原因不明的发热者。
4. 某些传染病或寄生虫需要骨髓细菌培养或涂片寻找病原体，如疟疾、布氏杆菌病等。
5. 观察血液病及其他骨髓侵犯性疾病的治疗反应和判断预后。

### （二）禁忌证

1. 血友病及有严重凝血功能障碍者。
2. 骨髓穿刺局部皮肤有感染者。

## 三、操作前准备

### （一）患者准备

1. 血液病患者宜先行凝血功能检查，确定是否适合做此检查。
2. 向患者或其家属说明骨髓穿刺的目的、操作过程及可能出现或应注意的问题。
3. 告知需要配合的事项。

4. 签署知情同意书。

（二）用物准备

1. 一次性骨髓穿刺包，内含骨髓穿刺针、无菌弯盘、镊子、洞巾、纱布、消毒棉球、注射器、无菌手套、玻片 6～8 张等。

2. 消毒用品：0.5% 碘伏或 2% 碘酊、75% 乙醇。

3. 麻药及其他：2% 利多卡因 5mL，抗凝管。

（三）操作者准备

1. 掌握骨髓穿刺操作相关知识，了解患者病情、穿刺目的。

2. 操作者洗手，戴好帽子、口罩。

3. 操作者或助手应根据穿刺目的制作合格而规范的骨髓片。

4. 检查穿刺包及各种用物，保证备品在有效期范围内，包装无漏气。

四、操作

（一）摆放体位

骨髓穿刺的体位因不同穿刺点而不同。

1. 俯卧位或侧卧位 适用于髂后上棘穿刺点。

2. 仰卧位 适用于髂前上棘和胸骨穿刺点。

3. 坐位或侧卧位 适于腰椎棘突穿刺点。

（二）选择穿刺部位

**1. 髂前上棘穿刺点** 髂前上棘后 1～2cm 处，该处骨面平坦，易于固定，操作方便，危险性极小。

**2. 髂后上棘穿刺点** 骶椎两侧、臀部上方突出的部位。此处穿刺容易成功而且能够减少患者的恐惧感，是最常用的穿刺点。

**3. 胸骨穿刺点** 胸骨柄、胸骨体相当于第 1、2 肋间隙的部位。此处胸骨较薄，骨髓液丰富，但其后有大血管和心房，穿刺时务必小心，以防穿透胸骨而发生意外，适用于其他部位穿刺失败时，仍需要进行穿刺者。

**4. 腰椎棘突穿刺点** 腰椎棘突突出的部位。

（三）检查穿刺包

打开穿刺包，戴无菌手套。检查包内器械，注意骨穿穿刺针是否通畅。

（四）消毒与铺单

1. 以穿刺点为圆心，由内而外用 0.5% 碘伏棉球消毒两次，消毒直径为 15cm，范围依次减小。或用 2.5% 碘酊棉球，消毒后用 75% 乙醇脱碘两次。

2. 无菌孔巾中心对准穿刺点，患者取坐位或半卧位，应用胶布固定于患者衣服上。

### （五）麻醉

用 2% 利多卡因做局部皮肤、皮下和骨膜麻醉。在穿刺点局部皮下注射 1 个皮丘，将注射器垂直于皮肤表面，缓慢刺入，间断负压回吸，如无鲜血吸出，则注射麻药，逐层浸润麻醉至各层组织，直至骨膜。

### （六）固定穿刺针长度

将骨髓穿刺针与麻醉用的注射器比针，将穿刺针的固定器固定在比注射器进针深度长 0.5 ~ 1cm 处。髂骨穿刺约 1.5cm，胸骨穿刺约 1.0cm。

### （七）穿刺

1. 操作者左手拇指和食指固定穿刺部位，右手持骨髓穿刺针与骨面垂直刺入，当穿刺针针尖接触骨质后，沿穿刺针的针体长轴左右旋转穿刺针，并向前推进，缓缓刺入骨质。当突然感到穿刺阻力消失，且穿刺针已固定在骨内时，表明穿刺针已进入骨髓腔。如果穿刺针尚未固定，则应继续刺入少许以达到固定为止。

2. 胸骨穿刺时，操作者左手拇指和食指固定穿刺部位，右手持骨穿针，将针头斜面朝向髓腔，针尖指向患者头部与骨面成 30 ~ 40°角，缓慢左右旋转骨穿针刺入深度 0.5 ~ 1cm，骨穿针固定在骨内即可，一般无突然感到穿刺阻力消失的突破感。

3. 腰椎棘突穿刺时，操作者左手拇指和食指固定穿刺部位，右手持骨穿针与骨面呈垂直方向进入即可，一般无突然穿刺阻力消失的突破感。

### （八）抽取骨髓液

拔出穿刺针针芯，接上干燥的注射器（10mL 或 20mL），当用负压回抽见到注射器内有骨髓液时，标志着穿刺成功，抽取的骨髓液一般为 0.1 ~ 0.2mL，若用力过猛或抽吸过多，会使骨髓液稀释。若未能抽取骨髓液，则可能是穿刺的深度或方向不合适，或针腔被组织块堵塞或"干抽"，此时应重新插上针芯，稍加旋转穿刺针或再刺入少许。拔出针芯，如果针芯带有血迹，再次抽取即可取得红色骨髓液。如果需要做骨髓液细菌培养，应在留取骨髓液计数和涂片标本后，再抽取 1 ~ 2mL，以用于细菌培养。

### （九）涂片

将骨髓液滴在载玻片上，由助手或操作者立即推片制备骨髓液涂片数张。

### （十）加压固定

骨髓液抽取完毕，重新插入针芯。左手取无菌纱布置于穿刺处，右手将穿刺针拔出，并将无菌纱布敷于针孔上，按压 1 ~ 2 分钟后，再用胶布加压固定。

## （十一）操作后处理

1. 穿刺结束后，将医疗垃圾分类放入指定的医疗垃圾桶。

2. 术后嘱患者保持穿刺部位的干燥，有异常时应及时询问医生。

## 五、注意事项

1. 骨髓穿刺前应检查出血时间和凝血时间，有出血倾向者应特别注意，血友病患者禁止骨髓穿刺检查。

2. 骨髓穿刺针和注射器必须干燥，以免发生溶血。

3. 穿刺针针头进入骨质后要避免过大摆动，以免折断穿刺针。胸骨穿刺时不可用力过猛、穿刺过深，以防穿透内侧骨板而发生意外。

4. 穿刺过程中，如果感到骨质坚硬，难以进入骨髓腔时，不可强行进针，以免断针。应考虑为大理石骨病的可能，及时行骨骼 X 线检查以明确诊断。

5. 做骨髓细胞形态学检查时，抽取的骨髓液不可过多，以免影响骨髓增生程度的判断、细胞计数和分类结果。

6. 行骨髓液细菌培养时，需要在骨髓液涂片后，再抽取 1～2mL 骨髓液用于培养。

7. 由于骨髓液中含有大量的幼稚细胞，极易发生凝固。因此，穿刺抽取骨髓液后立即涂片。

8. 送检骨髓液涂片时，应同时附送 2～3 张血涂片。

## 六、相关知识链接

### （一）制片技术

1. 当骨髓液抽取过多可能有血液稀释时，为尽量减少稀释，制片时可采取如下措施。

（1）将骨髓液迅速滴于倾斜载玻片的上方，任其稀释的血液下流，用上方留下的骨髓液制片。

（2）将骨髓液迅速滴于水平放置的载玻片上，迅速用注射器回吸过多稀释的血液，再用剩余的骨髓液制片。

2. 合格而规范的骨髓片要求达到有头、体、尾三部分，涂片厚度应适宜，估计骨髓细胞增生极度活跃时，涂片要薄，增生低下或重度低下时，涂片要厚。

### （二）骨髓有核细胞增生程度分级

骨髓有核细胞增生程度分级见表 3–3。

表 3-3　骨髓有核细胞增生程度分级

| 增生程度 | 成熟红细胞 / 有核细胞 | 典型疾病 |
|---|---|---|
| 增生极度活跃 | 1:1 | 白血病、红白血病 |
| 增生明显活跃 | 10:1 | 白血病、增生性贫血 |
| 增生活跃 | 20:1 | 正常或某些贫血 |
| 增生低下 | 50:1 | 慢性再生障碍性贫血、低增生性白血病 |
| 增生极度低下 | 300:1 | 急性再生障碍性贫血 |

## 七、自我评价

骨髓穿刺术自我评价见表 3-4。

表 3-4　骨髓穿刺术自我评价表

| 项目 | 评价内容 | 优 | 良 | 中 | 差 |
|---|---|---|---|---|---|
| 术前准备 | 1. 与患者及家属沟通，签署知情同意书 | | | | |
| | 2. 着装、戴口罩、戴帽子、洗手 | | | | |
| | 3. 检查所需物品：骨髓穿刺包、无菌手套、5mL、10mL、20mL 注射器、治疗盘、弯盘、2% 利多卡因、0.5% 碘伏、棉签、胶带、血压计、玻片 | | | | |
| 操作过程 | 1. 摆体位：选择髂前上棘及胸骨穿刺时，患者取仰卧位；选择髂后上棘穿刺时，患者取侧卧位；选择腰椎棘突穿刺时，患者取坐位或侧卧位 | | | | |
| | 2. 选择适宜穿刺点：①髂前上棘穿刺点：髂前上棘后 1~2cm 处，该处骨面平坦，易于固定操作，危险性极小。②髂后上棘穿刺点：骶椎两侧、臀部上方突出的部位。③胸骨穿刺点：胸骨柄、胸骨体相当于第 1、2 肋间隙的部位。此处胸骨较薄，且其后有大血管和心房，穿刺时务必小心，以防穿透胸骨而发生意外。但由于胸骨的骨髓液丰富，当其他部位穿刺失败时，仍需要进行胸骨穿刺。④腰椎棘突穿刺点：腰椎棘突突出的部位。选择穿刺点后用棉签蘸墨水或龙胆紫标记 | | | | |
| | 3. 戴无菌手套：打开一次性穿刺包，取出手套，左手捏住手套反折处，右手对准手套 5 指插入戴好。已戴手套的右手，除拇指外 4 指插入另一手套反折处，左手顺势戴好手套 | | | | |
| | 4. 检查包内物品是否完善。常规消毒：以穿刺点为中心，用碘伏消毒 2 遍，由内向外消毒局部皮肤，消毒用棉球不要过湿，避免消毒液流溢，消毒范围直径不少于 15cm | | | | |
| | 5. 铺无菌洞巾 | | | | |
| | 6. 局麻：检查并抽取 2% 利多卡因 2~3mL，在穿刺点行局部浸润麻醉 | | | | |
| | 7. 穿刺：左手固定穿刺部皮肤，右手持穿刺针，以垂直穿刺骨面的方向刺入，若为胸骨穿刺则应与骨面成 30°~40°角刺入。当穿刺针针尖接触骨质后，沿穿刺针的针体长轴左右旋转刺针并向前推进，缓慢刺入骨质。当突然感到穿刺阻力消失，且穿刺针已经固定在骨内时，表明穿刺针已经进入骨髓腔拔出穿刺针芯，接上干燥的注射器（10mL 或 20mL），用适当的力量抽取骨髓液。当穿刺针在骨髓腔时，抽吸时患者感到有尖锐酸痛，随即便有红色骨髓液进入注射器。抽取 0.1~0.2mL 骨髓液涂片送检 | | | | |

续表

| 项目 | 评价内容 | 优 | 良 | 中 | 差 |
|---|---|---|---|---|---|
| | 8.涂片：将骨髓液滴在载玻片上，立即制作有核细胞计数和制备骨髓液涂片数张 | | | | |
| | 9.骨髓液抽取完毕，回套插入针芯，左手取无菌纱布置于穿刺处，右手将穿刺针拔出并将无菌纱布敷于针孔上，按压 1～2 分钟后，消毒穿刺部位，胶布固定无菌纱布 | | | | |
| | 10.术毕交代注意事项，整理器械 | | | | |

# 第四节　腰椎穿刺术

## 一、学习目的

1.掌握腰椎穿刺术的操作过程。
2.掌握适应证及禁忌证。

## 二、适应证与禁忌证

### （一）适应证

1.检查脑脊液性质，协助疾病诊断，如脑膜炎、脑炎、吉兰巴雷综合征等疾病。
2.脑脊液压力及脑脊液动力学检查。
3.注射造影剂及药物，脊髓造影时注射造影剂；注射抗肿瘤药物、镇痛药及抗生素。

### （二）禁忌证

1.颅内压增高。
2.穿刺点附近感染。
3.准备进行脊髓造影或气脑造影。
4.凝血障碍。
5.休克、衰竭或濒危状态。
6.颅后窝有占位性病变。

## 三、操作前准备

### （一）患者准备

1.向患者交代腰椎穿刺目的、操作过程和可能发生的风险。
2.检查患者眼底，判断是否存在眼底水肿，查看患者头颅 CT 及 MRI 影像结果。

3. 签署知情同意书。

### （二）用物准备

治疗车上载有以下物品。

1. 一次性腰椎穿刺包：内含腰椎穿刺针、无菌弯盘、镊子、洞巾、纱布、消毒棉球、注射器、无菌手套、一次性测压管。

2. 消毒用品：0.5% 碘伏或 2% 碘酊、75% 乙醇。

3. 麻药及其他：2% 利多卡因 5mL。

### （三）操作者准备

1. 核对患者信息，如姓名、性别、年龄、床号等。

2. 操作者洗手，戴帽子、口罩；助手协助患者摆放体位，观察穿刺过程中患者情况等。

3. 了解患者病情，询问是否有麻醉药物过敏史。

4. 掌握腰椎穿刺操作相关知识，并发症的诊断与处理。

5. 测量患者生命体征，确保在病情允许的情况下进行操作。

6. 检查穿刺包、麻醉药及各种用物，确保在有效期范围内且包装完好无漏气。

## 四、操作

1. 患者侧卧于硬板床上，靠近床沿，背部与床面垂直，头部尽量向前胸屈曲，双手抱膝紧贴腹部，使躯干尽可能弯曲呈弓形。体位摆放不满意者可由助手协助，一手挽患者头部，另一手挽双下肢腘窝处并用力抱紧，使脊柱尽量后凸以增宽椎间隙。

2. 确定穿刺点。通常以双侧髂嵴最高点连线与后正中线的交会处为穿刺点，此处相当于第 3～4 腰椎棘突间隙，有时也可在上一腰椎或下一腰椎的腰椎间隙进行。

3. 打开穿刺包，戴无菌手套，检查包内器械。常规消毒皮肤后盖洞巾，用 2% 利多卡因自皮肤到椎间韧带逐层局部麻醉。

4. 术者用左手固定穿刺点皮肤，右手持穿刺针以垂直背部、针尖稍斜向头部的方向缓慢刺入，成人进针深度为 4～6cm，儿童为 2～4cm。当针头穿过韧带与硬脑膜时，有阻力突然消失的落空感。此时可将针芯慢慢抽出（以防脑脊液迅速流出，造成脑疝），可见脑脊液流出。经验不足者可反复拔出针芯，观察是否有脑脊液流出，每次推进时应先将针芯插入。

5. 放液前先接上测压管测量压力。正常侧卧位脑脊液压力为 70～180mmH$_2$O 或 40～50 滴/分钟。撤去测压管，收集脑脊液 2～5mL 并送检；如需做培养时，应用无菌试管留为标本。

6. 术毕，将针芯插入后一起拔出穿刺针，覆盖消毒纱布，用胶布固定。

7. 去枕平卧 4～6 小时，可多饮水用于预防腰椎穿刺后头痛。

## 五、注意事项

1. 严格掌握适应证，对疑有颅内压增高者必须先做眼底检查，如有明显视盘水肿或有脑疝先兆者，禁忌穿刺。

2. 穿刺时患者如出现呼吸、脉搏、面色异常等症状，立即停止操作，并做相应处理。

3. 鞘内给药时，应先放出适量脑脊液，然后再将等量置换药液注入。

## 六、相关知识链接

1. 压腹试验腰椎穿刺时，检查者以拳头用力压迫患者腹部，持续 20 秒。脑脊液在测压管中迅速上升，解除压迫后，脑脊液在测压管中迅速下降至原水平，说明腰穿针在穿刺处的蛛网膜下隙。如果压腹试验脑脊液在测压管中液平不上升或上升十分缓慢，说明腰穿针不在蛛网膜下隙。

2. 压颈试验（queckenstedt 试验），可了解蛛网膜下腔有无阻塞。在确定穿刺针在脊髓蛛网膜下腔内后，由助手先压迫一侧颈静脉约 10 秒，再压另一侧，最后同时按压双侧颈静脉。正常时压迫颈静脉后，脑脊液压力迅速升高一倍左右，解除压迫后 10～20 秒，迅速降至原来水平，称为梗阻试验阴性，提示蛛网膜下腔通畅；若压迫颈静脉后，不能使脑脊液压升高，则为梗阻试验阳性，提示蛛网膜下腔完全阻塞；若施压后压力缓慢上升，放松后又缓慢下降，提示有不完全阻塞。颅内压增高者禁做此试验。

3. 脑脊液送检顺序

（1）第一管行细菌学检查，革兰氏染色、真菌染色及真菌培养。

（2）第二管化验糖及蛋白，如怀疑多发性硬化，可化验寡克隆区带及髓鞘碱性蛋白。

（3）第三管进行细胞计数及分类。

（4）第四管根据患者情况进行特异性化验：如怀疑神经梅毒应检测 VDRL；如怀疑结核性脑膜炎或单纯疱疹脑炎应进行 PCR 检测；如怀疑隐球菌感染，应进行墨汁染色。

## 七、自我评价

腰椎穿刺术自我评价见表 3-5。

**表 3-5 腰椎穿刺术自我评价表**

| 项目 | 评价内容 | 优 | 良 | 中 | 差 |
|---|---|---|---|---|---|
| 术前准备 | 1. 与患者及家属沟通。签署知情同意书 | | | | |
| | 2. 着装、戴口罩、戴帽子、洗手 | | | | |
| | 3. 检查所需物品：腰穿刺包、无菌手套、注射器、治疗盘、弯盘、2% 利多卡因、0.5% 碘伏、棉签、胶带 | | | | |

续表

| 项目 | 评价内容 | 优 | 良 | 中 | 差 |
|------|----------|-----|-----|-----|-----|
| 操作过程 | 1. 摆体位：患者侧卧于硬板床上，背部与床面垂直，头部尽量向前胸屈曲，两手抱膝紧贴腹部，使躯干尽可能弯曲呈弓形；或由助手在术者对面用一手挽患者头部，另一手挽双下肢腘窝处并用力抱紧，使脊柱尽量后凸以增宽椎间隙 | | | | |
| | 2. 选择适宜穿刺点：通常以双侧髂嵴最高点连线与后正中线的交会处为穿刺点，此处，相当于第 3 ~ 4 腰椎棘突间隙，有时也可在上一腰椎或下一腰椎的间隙进行。选择穿刺点后用棉签蘸墨水或龙胆紫标记 | | | | |
| | 3. 戴无菌手套：打开一次性穿刺包，取出手套，左手捏住手套反折处，右手对准手套 5 指插入戴好。已戴手套的右手，除拇指外 4 指插入另一手套反折处，左手顺势戴好手套 | | | | |
| | 4. 检查包内物品是否完善。常规消毒：以穿刺点为中心，用碘伏消毒 2 遍，由内向外消毒局部皮肤，消毒用棉球不要过湿，避免消毒液流溢，消毒范围直径不少于 15cm | | | | |
| | 5. 铺无菌洞巾 | | | | |
| | 6. 局麻：检查并抽取 2% 利多卡因 2 ~ 3mL，在穿刺点行局部浸润麻醉 | | | | |
| | 7. 术者用左手固定穿刺点皮肤，右手持穿刺针以垂直背部、针尖稍斜向头部的方向缓慢刺入，成人进针深度 4 ~ 6cm，儿童 2 ~ 4cm。当针头穿过韧带与硬脑膜时，有阻力突然消失落空感。此时可将针芯慢慢抽出（以防脑脊液迅速流出，造成脑疝），可见脑脊液流出 | | | | |
| | 8. 测压及放液：放液前先接上测压管测量压力。正常侧卧位脑脊液压力为 70 ~ 180mmH$_2$O（0.098kPa–10mmH$_2$O）或 40 ~ 50 滴 / 分钟。撤去测压管，收集脑脊液 2 ~ 5mL 送检；如需做培养时，应用无菌试管留标本 | | | | |
| | 9. 术毕，将针芯插入后一起拔出穿刺针，覆盖消毒纱布，用胶布固定 | | | | |
| | 10. 术毕交代注意事项，去枕平卧 4 ~ 6 小时，整理器械 | | | | |

# 第五节　临床案例综合分析

## 病例 1

### 一、学习目的

1. 掌握社区获得性肺炎的临床表现、辅助检查、诊断与鉴别诊断、治疗原则。
2. 掌握肺炎的病史采集、重点体格检查方法。

### 二、相关知识链接

常见肺炎的症状、体征和 X 线特征见表 3-6。

表 3-6　常见肺炎的症状、体征和 X 线特征

| 病原体 | 病史、症状和体征 | X 线征象 |
| --- | --- | --- |
| 肺炎链球菌 | 起病急、寒战、高热、咳铁锈色痰、胸痛、肺实变体征 | 肺叶或肺段实变，无空洞，可伴胸腔积液 |
| 金黄色葡萄球菌 | 起病急、寒战、高热、脓血痰、气急、毒血症症状、休克 | 肺叶或小叶浸润，早期空洞，脓胸，可见液气囊腔 |
| 肺炎克雷伯杆菌 | 起病急、寒战、高热、全身衰竭、咳砖红色胶冻状痰 | 肺叶或肺段实变，蜂窝状脓肿，叶间隙下坠 |
| 铜绿假单胞菌 | 毒血症症状明显，脓痰，可呈蓝绿色 | 弥漫性支气管炎，早期肺脓肿 |
| 大肠埃希菌 | 原有慢性病，发热、脓痰、呼吸困难 | 支气管肺炎，脓胸 |
| 流感嗜血杆菌 | 高热、呼吸困难、呼吸衰竭 | 支气管肺炎、肺叶实变、无空洞 |
| 厌氧菌 | 吸入病史，高热、腥臭痰、毒血症症状明显 | 支气管肺炎、脓胸、脓气胸，多发性肺脓肿 |
| 军团菌 | 高热、肌痛、相对缓脉 | 下叶斑片浸润，进展迅速，无空洞 |
| 支原体 | 起病缓，可小流行，乏力、肌痛、头痛 | 下叶间质性支气管肺炎，3～4 周可自行消散 |
| 念珠菌 | 慢性病史，畏寒、高热、黏痰 | 双下肺纹理增多，支气管肺炎或大片浸润，可有空洞 |
| 曲霉 | 免疫抑制宿主，发热、干咳或棕黄色痰、胸痛、咯血、喘息 | 以胸膜为基底的楔形影、结节或团块影，内有空洞；有晕轮征和新月体征 |

### 三、临床资料

患者，男，22 岁。主诉：发热、咳嗽 4 天。

现病史：该患 4 天前受凉后突发寒战、高热，体温最高达 39.6℃，呈持续性发热，应用退热药物（布洛芬颗粒）后可退热。同时有咳嗽、咳痰，痰为棕色黏痰，伴左侧胸痛、全身肌肉疼痛、头痛，于家中自行口服抗生素（阿奇霉素，具体剂量不详）症状未见好转，为求进一步诊治入院。病程中无咯血、呼吸困难、恶心、呕吐、腹痛等症状，饮食、睡眠欠佳，二便如常。

入院查体：P112 次/分，R24 次/分，BP114/62mmHg。意识清楚，稍气促。口唇轻度发绀，口周可见疱疹，咽部充血，双侧扁桃体未见肿大，颈软，胸廓无畸形，胸壁无压痛，胸廓扩张度正常，左下肺语音震颤增强，叩诊呈浊音，左下肺可闻及湿啰音和支气管呼吸音，语音传导增强，未闻及胸膜摩擦音。心尖搏动正常，各瓣膜区未触及震颤，心脏浊音界未扩大，心率 112 次/分，心律齐，各瓣膜区未闻及病理性杂音。腹软，全腹无压痛，肝脾肋下未触及，无杵状指。

辅助检查：血常规：白细胞 $16.2×10^9$/L，中性粒细胞百分比 91%，红细胞 $4.6×10^{12}$/L，血红蛋白 141g/L，血小板 $257×10^9$/L。X 线胸片：双肺纹理增强，左下肺大片均匀致密影。

1. 该患者的初步诊断是什么？
2. 进一步检查项目有哪些？

3. 需与哪些疾病相鉴别？

4. 提出治疗方案。

## 四、临床分析

### （一）本病例的临床特点（诊断依据）

1. 青年男性，急性起病，起病诱因为受凉，主要临床表现为寒战、高热、咳嗽、咳黄痰、胸痛、气促。

2. 查体：左下肺实变体征。

3. 辅助检查：血常规白细胞增高，中性粒细胞比例显著增高；胸片显示左下肺大片均匀肺实变阴影。

### （二）临床诊断

根据上述病情特点，可诊断为社区获得性肺炎。肺炎球菌为社区获得性肺炎常见致病菌，可在正常人上呼吸道寄生，当机体抵抗力降低或呼吸道防御功能下降时发病。常见的诱因包括受凉、疲劳、饥饿、酗酒、心力衰竭、长期卧床等。社区获得性肺炎可引起呼吸衰竭、休克、胸膜炎、肺脓肿、脓毒症等并发症，应注意及时诊断及防治。

### （三）进一步检查项目

痰培养 + 药敏试验以明确致病菌；动脉血气分析了解氧合及内环境状况；完善肝、肾功能、电解质、心电图等入院常规检查。

### （四）鉴别诊断

1. **肺结核**　浸润型肺结核可与轻症肺炎相混淆，但肺结核起病缓慢，病灶多位于肺尖、锁骨上下部或下叶背段。干酪性肺炎多有长期发热、乏力、消瘦症状，胸片呈大片密度增高阴影中有多个不规则空洞，并有肺内播散，痰结核菌阳性，与本例不符。

2. **肺癌**　肺癌可引起阻塞性肺炎，常见于中老年患者，可有刺激性咳嗽和咳痰带血，起病较缓慢，全身症状较轻，抗生素治疗效果较差，肺部阴影吸收较慢。

3. **肺脓肿**　早期临床表现与肺炎球菌肺炎相似，但随着病程进展，咳大量脓臭痰为肺脓肿的特征。胸片上可见脓腔及液平。

### （五）容易误诊的情况

1. **病原体**　社区获得性肺炎的常见病原菌除肺炎链球菌外，还常见流感嗜血杆菌、肺炎支原体、肺炎衣原体、葡萄球菌等感染。应注意查找病原体，通过临床表现、X 线征象和病原体检查如细菌培养、病原体分离、血清抗体等做出病因诊断，根据病因进行有效治疗。

2. **胸腔积液**　胸腔积液在 X 线片上表现为均匀一致密度增高影，与肺炎相似。但在体格检查方面，胸腔积液可导致肋间隙增宽，气管和纵膈向健侧移位，语颤和呼吸音减低，与肺炎不尽相同。肺炎可因微生物侵犯胸膜而引起细菌性胸膜炎，导致胸腔积液的发生，应注意与其他疾病引起的胸腔积液相鉴别。

**3. 下叶肺炎** 下叶肺炎可刺激膈胸膜，疼痛可放射到同侧肩部或上腹部，可误诊为急腹症。但体检时可发现腹部无压痛和反跳痛体征，X线或CT可证实肺炎的存在。

### （六）治疗方案

**1. 病因治疗** 肺炎链球菌肺炎首选青霉素，也可选择第一代或第二代头孢菌素、大环内酯类抗生素、呼吸喹诺酮类抗生素。如有药敏试验结果，需按药敏试验和治疗反应调整抗生素。

**2. 对症、支持治疗** 观察呼吸、脉搏、血压等变化，谨防休克。物理降温，多饮水，注意补液，补充足够热量、蛋白质及维生素。应用氨溴索、溴己新等药物化痰。

**3. 并发症的处理** Ⅰ型呼吸衰竭，可予以鼻导管吸氧，使 $PaO_2$ 保持在 60mmHg 以上。

### 五、自我评价

自我评价见表 3-7。

表 3-7　自我评价表

| 教学内容：肺炎 | 自我评价等级 | | | | |
|---|---|---|---|---|---|
| 评价内容 | 很好 | 好 | 普通 | 尚可 | 待改进 |
| 肺炎链球菌肺炎的问诊要点 | | | | | |
| 肺炎链球菌肺炎的重点体格检查项目 | | | | | |
| 肺炎链球菌肺炎的辅助检查项目 | | | | | |
| 肺炎链球菌肺炎的诊断 | | | | | |
| 肺炎链球菌肺炎的诊断依据 | | | | | |
| 肺炎链球菌肺炎的治疗原则 | | | | | |
| 整体<br>评价 | | | | | |
| 改进<br>意见 | | | | | |

## 病例 2

### 一、学习目的

1. 掌握慢性阻塞性肺病的临床表现、辅助检查、诊断与鉴别诊断、治疗原则。
2. 掌握慢性阻塞性肺病的病史采集、重点体格检查方法。

### 二、相关知识链接

AECOPD 的临床分级见表 3-8。

表 3-8　AECOPD 的临床分级

| | I 级 | II 级 | III 级 |
| --- | --- | --- | --- |
| 呼吸衰竭 | 无 | 有 | 有 |
| 呼吸频率（次/分） | 20～30 | >30 | >30 |
| 应用辅助呼吸肌群 | 无 | 有 | 有 |
| 意识状态改变 | 无 | 无 | 有 |
| 低氧血症 | 能通过鼻导管或文丘里面罩 28%～35% 浓度吸氧而改善 | 能通过文丘里面罩 28%～35% 浓度吸氧而改善 | 低氧血症不能通过文丘里面罩吸氧或 >40% 吸氧浓度而改善 |
| 高碳酸血症 | 无 | 有，PaCO$_2$ 增加到 50～60mmHg | 有，PaCO$_2$ >60mmHg，或存在酸中毒（pH ≤ 7.25） |

### 三、临床资料

患者，男，66 岁，退休教师。主诉：慢性咳嗽、咳痰 20 年，呼吸困难 1 年，加重 3 天入院。

现病史：20 年前无明显诱因出现咳嗽、咳痰，每于冬春季出现，痰量少，为白色泡沫痰，服用抗生素、化痰药等（具体不详）后可缓解，症状反复出现。近 1 年出现活动后呼吸困难。3 天前受凉后出现发热、咳嗽、咳黄痰，伴喘促、呼吸困难加重，为求进一步诊治入我院。病程中无胸痛、腹痛、腹泻等，饮食、睡眠差，二便如常。既往否认高血压、糖尿病、脑血管病、肝炎等病史，吸烟史 40 年，每日约 10 支，否认饮酒史。父母已故。

体格检查：T37.4℃，P108 次/分，R28 次/分，BP134/76mmHg。神志清楚，营养中等，口唇轻度发绀，巩膜及皮肤无黄染，咽部轻度充血，双侧扁桃体无肿大，胸廓呈桶状，两侧呼吸运动对称，双肺呼吸音粗，双肺可闻及散在哮鸣音和湿啰音。心前区无隆起，心界叩诊不大，心率 108 次/分，心律齐，心音弱，各瓣膜区未闻及杂音。腹平软，肝脾肋下未触及，未见杵状指，双下肢无水肿。

辅助检查：血常规：白细胞 12.4×10$^9$/L，中性粒细胞百分比 87%，红细胞

$5.6 \times 10^{12}$/L，血红蛋白 156g/L，血小板 $259 \times 10^9$/L。X 线胸片：双肺纹理增多、紊乱。肺功能示：吸入支气管扩张剂后 $FEV_1$/FEVC 58%。

1. 该患者的初步诊断是什么？
2. 进一步检查项目有哪些？
3. 需与哪些疾病相鉴别？
4. 提出治疗方案。

## 四、临床分析

### （一）本病例的临床特点（诊断依据）

1. 老年男性，病程长，以反复咳嗽、咳痰，伴活动后呼吸困难加重 3 天为主要症状。既往吸烟史 40 年。无粉尘接触史。
2. 查体：T37.4℃，P108 次 / 分，R28 次 / 分，口唇轻度发绀，咽部轻度充血，胸廓呈桶状，双肺呼吸音粗，双肺可闻及散在哮鸣音和湿啰音。
3. 辅助检查：白细胞偏高，中性粒细胞比例偏高。

### （二）临床诊断

根据以上特点，可诊断为慢性阻塞性肺疾病（COPD）、急性加重期（AECOPD）。COPD 是一种具有气流受限特征的疾病，气流受限不完全可逆、呈进行性发展，目前确切的病因还未完全明确，但认为与肺部对有害气体或有害颗粒的异常炎症反应有关。依据患者症状和体征的变化对 COPD 病程进行分期：①急性加重期，是指疾病过程中，短期内咳嗽、咳痰、气短和（或）喘息加重、痰量增多，呈脓性或黏液脓性，可伴发热等症状。②稳定期，是指患者咳嗽、咳痰、气短等症状稳定或症状轻微。该患有急性咳嗽、咳痰及喘促加重症状，可确诊为急性加重期。

### （三）进一步检查项目

动脉血气分析、降钙素原、痰培养＋药敏试验，以及肝功、肾功、心电图等常规入院检查。

### （四）鉴别诊断

1. 支气管哮喘 常见于青年患者，幼年或少年起病，有家族或个人过敏史。发作时以呼气相延长、双肺哮鸣音为主要症状，春秋季节发作，支气管舒张剂效果显著。与本例不符。
2. 支气管扩张症 临床症状也以反复咳嗽、咳痰为主，但以大量脓性痰或反复咯血为特点。可行肺部 CT 检查明确。
3. 肺癌 常见于中老年人，病程相对较短，以刺激性干咳为主，痰中带血，可闻及局限性哮鸣音。胸片及 CT 检查可发现块状阴影。

### （五）容易误诊的情况

慢性阻塞性肺病和支气管哮喘关系复杂，有时不易鉴别。反复喘息发作为主要表现的 COPD 和哮喘合并 COPD 症状类似，但前者多见于中年后起病，有长期吸烟史，肺功能示气流受限的可逆性小；而支气管哮喘多于儿童或青少年期起病，可有过敏性疾病史，大多有哮喘家族史，肺功能检查往往提示气流受限可逆。

### （六）治疗方案

**1. 急性加重期**

（1）控制感染　细菌感染是导致 COPD 急性加重最重要的原因，应选择敏感抗生素治疗。常用药物包括左氧氟沙星、莫西沙星、头孢曲松等。

（2）舒张支气管　短效 $\beta_2$ 受体激动剂适用于急性加重期患者，常用药物有沙丁胺醇、特布他林等。若效果不佳，可加用抗胆碱能药物（如异丙托溴铵、噻托溴铵等）。

（3）控制性氧疗　低流量吸氧，吸入氧浓度为 28%～30%。应用鼻导管吸氧或文丘里面罩吸氧。

（4）糖皮质激素　需要住院患者可口服泼尼松龙 30～40mg/d，也可静脉给予甲泼尼龙 40～80mg，每日一次，连用 5～7 日。

（5）祛痰剂　溴己新 8～16mg，每日 3 次；盐酸氨溴索 30mg，每日 3 次，酌情应用。

**2. 稳定期**

（1）劝导戒烟，脱离污染环境，避免吸入刺激性气体。

（2）应用支气管扩张剂，包括受体激动剂、抗胆碱能药物、茶碱片等。

（3）长期吸入糖皮质激素与长效 $\beta_2$ 肾上腺素受体激动剂的联合剂可增加运动耐量、减少急性加重发作频率、提高生活质量。目前常用剂型有沙美特罗加氟替卡松。

（4）祛痰治疗、长期家庭氧疗等。

## 五、自我评价

自我评价表见 3-9。

表 3-9　自我评价表

| 教学内容：慢性阻塞性肺病 | 自我评价等级 | | | | |
|---|---|---|---|---|---|
| 评价内容 | 很好 | 好 | 普通 | 尚可 | 待改进 |
| 慢性阻塞性肺病的问诊要点 | | | | | |
| 慢性阻塞性肺病的重点体格检查项目 | | | | | |
| 慢性阻塞性肺病的辅助检查项目 | | | | | |
| 慢性阻塞性肺病的诊断 | | | | | |
| 慢性阻塞性肺病的诊断依据 | | | | | |
| 慢性阻塞性肺病的治疗原则 | | | | | |

续表

| 教学内容：慢性阻塞性肺病 | | 自我评价等级 | | | | |
|---|---|---|---|---|---|---|
| 评价内容 | | 很好 | 好 | 普通 | 尚可 | 待改进 |
| 整体评价 | | | | | | |
| 改进意见 | | | | | | |

# 病例 3

## 一、学习目的

1.掌握急性心肌梗死及急性心力衰竭的临床表现、辅助检查、诊断与鉴别诊断、治疗原则。

2.掌握相关病史采集、重点体格检查方法。

## 二、相关知识链接

心绞痛和急性心肌梗死的鉴别诊断要点见表 3-10。

表 3-10　心绞痛和急性心肌梗死的鉴别诊断要点

| 鉴别诊断项目 | 心绞痛 | 急性心肌梗死 |
|---|---|---|
| 疼痛 | | |
| 部位 | 中下段胸骨后 | 相同，但可在较低位置或上腹部 |
| 性质 | 压榨性或窒息性 | |
| 诱因 | 劳力、情绪激动、受寒、饱食等 | 不常有 |
| 时限 | 短，1~5分钟或15分钟以内 | 长，数小时或1~2天 |
| 频率 | 频繁 | 发作不频繁 |
| 硝酸甘油疗效 | 显著缓解 | 作用较差或无效 |
| 气喘或肺水肿 | 极少 | 可有 |
| 血压 | 升高或无显著改变 | 可降低，甚至发生休克 |
| 心包摩擦音 | 无 | 可有 |
| 发热 | 无 | 常有 |
| 血白细胞增加 | 无 | 常有 |

续表

| 鉴别诊断项目 | 心绞痛 | 急性心肌梗死 |
| --- | --- | --- |
| 血沉增快 | 无 | 常有 |
| 血清心肌坏死标志物升高 | 无 | 有 |
| 心电图变化 | 无变化或暂时性 ST 段和 T 波变化 | 有特征性和动态性变化 |

### 三、临床资料

患者，女，78 岁，退休工人。主诉：胸痛 1 天，咳嗽、咳痰、气促 2 小时入院。

现病史：1 天前无明显诱因突然出现心前区疼痛，约手掌大小，疼痛向左肩部及左背部放射，伴恶心、汗出，经休息及舌下含服硝酸甘油疼痛略缓解。2 小时前解大便用力后突然呼吸困难，喘息，强迫坐位，面色灰白，大汗，烦躁，咳嗽，咳粉红色泡沫痰，由救护车转运至急诊。病程中无发热、腹痛、腹泻等，饮食、睡眠差，二便如常。既往高血压史 15 年，平素口服"非洛地平片"（具体剂量不详）血压可控制在 150/90mmHg 以下，否认糖尿病、脑血管病、肝炎等病史，无吸烟、嗜酒史。父亲因冠心病、心肌梗死去世。

体格检查：T36.5℃，P138 次 / 分，R40 次 / 分，BP162/104mmHg。

神志清楚，端坐位，口唇发绀，巩膜及皮肤无黄染，胸廓对称无畸形，双肺呼吸音粗，双肺布满湿啰音和哮鸣音，尤以肺底为重。心尖搏动位于左侧第五肋间锁骨中线外侧 0.5cm 处，直径 2.5cm，心界叩诊稍向左扩大，心率 138 次 / 分，心律齐，心尖部第一心音减弱，肺动脉瓣区第二心音亢进，心尖部可闻及 3/6 级收缩期杂音，向左腋下传导，可闻及舒张早期奔马律。腹平软，肝脾肋下未触及，腹水阴性，四肢脉搏搏动对称、良好，周围血管征阴性。

辅助检查：心电图：窦性心律，Ⅱ、Ⅲ和 avF 导联见 ST 段抬高，弓背向上，与直立的 T 波融合成单项曲线，可见病理性 Q 波，ST 段在等位线上。

1. 该患者的初步诊断是什么？
2. 进一步检查项目有哪些？
3. 需与哪些疾病相鉴别？
4. 提出治疗方案。

### 四、临床分析

#### （一）本病例的临床特点（诊断依据）

1. 老年女性，起病急、病程短，以胸痛 1 天，咳嗽、咳痰、气促 2 小时为主要表现，既往有高血压史。

**2. 查体**　P138 次 / 分，R40 次 / 分，BP162/104mmHg。端坐位，口唇发绀，双肺呼吸音粗，双肺布满湿啰音和哮鸣音，尤以肺底为重。心尖搏动位于左第五肋间锁骨中线外侧 0.5cm 处，直径 2.5cm，心界叩诊稍向左扩大，心率 138 次 / 分，心律齐，心尖部第一心音减弱，肺动脉瓣区第二心音亢进，心尖部可闻及 3/6 级收缩期杂音，向左腋下传导，可闻及舒张早期奔马律。

**3. 辅助检查** 心电图：窦性心律，Ⅱ、Ⅲ和 aVF 导联见 ST 段抬高，弓背向上，与直立的 T 波融合成单项曲线，可见病理性 Q 波，ST 段在等位线上。

（二）临床诊断

根据以上特点，可诊断为冠状动脉粥样硬化性心脏病、急性下壁心肌梗死、KILLIP 分级Ⅲ级。本病的基本病因是冠状动脉粥样硬化，造成冠状动脉狭窄，斑块破裂出血，血管痉挛及冠状动脉内血栓形成，引起冠状动脉完全闭塞，其相应部位发生心肌梗死。本例符合急性下壁心肌梗死，梗死的部位、程度和范围决定其严重性，严重时可致心脏收缩力减弱，顺应性降低，左室舒末压增高，以致心脏扩大、心力衰竭，甚至发生心源性休克。本例的临床表现符合急性左心衰，但尚未发生心源性休克，故 KILLIP 分级为Ⅲ级，心功能分级为 IV 级。

（三）进一步检查项目

心肌损伤标志物（肌钙蛋白、肌红蛋白）、BNP、心肌酶、血常规、肝功、肾功、甲状腺功能等常规入院检查。床旁心脏超声检查评估心脏功能。

（四）鉴别诊断

**1. 心绞痛** 疼痛持续时间较短，一般不超过 15 ～ 20 分钟，休息和含服硝酸甘油可缓解。心电图 ST-T 缺血性改变在发作后可好转或消失，无病理性 Q 波出现。血清酶学水平不高。本例与之不符。

**2. 急性心包炎** 急性非特异性心包炎可有较剧烈而持久的心前区疼痛，但疼痛多与发热同时出现，可有心包摩擦音，心电图多导联有 ST 段弓背向下的抬高，无病理性 Q 波，心肌酶不升高。本例与之不符。

**3. 主动脉夹层分离** 胸痛迅速达到高峰，呈撕裂样，双上肢血压、脉搏可有明显差异。超声心动图、主动脉 CTA、心肌酶学检查等有助于鉴别诊断。

**4. 急性肺动脉栓塞** 突然发生的胸痛、咯血、呼吸困难和休克。但有右心负荷急剧增加的表现，如发绀、肺动脉瓣区第二心音亢进、颈静脉充盈、肝大、下肢水肿等。辅助检查可见 D- 二聚体明显升高，部分患者有典型的心电图特点，如肺型 P 波及 $S_IQ_{III}T_{III}$。本例无上述特点，故可排除。

**5. 急腹症** 急性胰腺炎、消化性溃疡穿孔、急性胆囊炎、胆石症等，可出现中上腹持续性剧痛，依靠心电图及心肌酶测定可以区别。本例无此表现。

（五）容易误诊的原因

1. 老年人胸痛症状不典型，有时以腹部症状为主要表现，易被误诊为急腹症，应提高警惕。心肌酶学、心电图检查有助于明确诊断。

**2. 无痛性心肌梗死**　少数患者无胸痛症状，以心律失常、心力衰竭或心源性休克为主要表现。行心肌酶学、做心电图检查有助于诊断。

**3. 无 Q 波型心肌梗死**　ST-T 仍有急性心梗的动态改变的特点，心肌酶增高，有助于与心绞痛鉴别。

### （六）治疗方案

**1. 一般治疗及常规用药**

（1）卧床休息并心电监护。

（2）因患者合并急性左心衰，宜用鼻导管高流量吸氧，流量 4 ～ 6L/min。

（3）常规用药如下。

1）抗血小板聚集及抗凝治疗　阿司匹林肠溶片首剂 300mg、氯吡格雷 300mg 嚼服，以后每日阿司匹林 100mg、氯吡格雷 75mg 口服。低分子肝素钙 6000U，每 12 小时 1 次，皮下注射。

2）血管紧张素转换酶抑制剂（ACEI）或血管紧张素受体拮抗剂（ARB）　宜从小剂量开始使用，早期应用有助于改善和恢复期心肌的重构，降低心衰的发生率和死亡率。

3）除调脂作用外，他汀类药物还具有抗炎、改善内皮功能、抑制血小板聚集等多种作用，患者应在入院 24 小时之内评估空腹血脂水平，如无禁忌证，建议早期应用他汀类药物，使 LDL-C 水平降至 70mg/dL 之下。

（4）硝酸酯类制剂，硝酸甘油 5 ～ 10μg/min，静脉滴注；或口服硝酸异山梨酯 5 ～ 10mg，每日 3 次。疼痛严重时可用哌替丁、吗啡等。

（5）使用改善心肌代谢药物，如极化液、辅酶 A、ATP 及 1,6- 二磷酸果糖等。

**2. 心肌再灌注治疗**

发病后 3 ～ 6 小时（< 12 小时）进行再灌注治疗，可挽救濒临死亡的心肌，缩小梗死面积，改善心功能。本例中患者生命体征不平稳，可先纠正心衰，待生命体征相对稳定后行 PCI 治疗。

（1）药物溶栓疗法　用纤溶酶原激活剂溶解血栓中的纤维蛋白。常用的药物有尿激酶、链激酶以及组织型纤溶酶原激活剂（rt-PA）。常用剂量：尿激酶 150 ～ 200 万单位，静脉滴注 0.5 ～ 1 小时；链激酶 150 万 U，静脉滴注 1 小时；rt-PA100mg 静脉滴注 60 ～ 90 分钟。溶栓后测凝血时间恢复至正常值的 1.5 ～ 2 倍时，静脉滴注肝素 500 ～ 1000IU/h。

（2）经皮腔内冠状动脉介入治疗（PCI）　直接 PCI 是指急性心肌梗死的患者未经溶栓治疗直接进行冠状动脉血管成形术。目前直接 PCI 已被公认为首选的最安全有效的恢复心肌再灌注的治疗手段。溶栓治疗失败者，即胸痛或 ST 段抬高在溶栓开始后持续 ≥ 60 分钟或胸痛和 ST 段抬高复发，则应考虑做补救性 PCI。

**3. 急性心力衰竭的治疗**

（1）保持正确的体位 患者取坐位，双腿下垂，减少静脉回流。

（2）吸氧 立即用鼻导管高流量吸氧，氧流量 4 ～ 6L/min。

（3）镇静 吗啡 3 ～ 10mg 静脉注射或肌肉注射，可迅速扩张外周静脉及小动脉，减轻心脏前、后负荷。

（4）快速利尿 呋塞米 20 ～ 40mg 静脉注射，4 小时后可重复 1 次。

（5）扩张血管 常用药物有硝酸酯类（硝酸甘油、单硝酸异山梨酯）、硝普钠、乌拉地尔及冻干重组人脑利钠肽。此类药物能降低心室负荷，缓解肺瘀血。用药时应小心控制药物剂量和速度，合适的剂量应使平均动脉压降低 10mmHg 左右，需防止血压过度下降。

（6）洋地黄类药物 急性心肌梗死 24 小时内应避免使用，易导致洋地黄中毒，引起心律失常。

（7）茶碱类药物 多索茶碱禁用于急性心肌梗死时，应予注意。

（8）其他正性肌力药物 可酌情选用多巴酚丁胺、米力农、左西孟坦等。

（9）其他 必要时采用主动脉球囊反搏术等辅助心功能。

## 五、自我评价表

自我评价见表 3-11。

**表 3-11 自我评价表**

| 教学内容：急性心肌梗死 | 自我评价等级 | | | | |
|---|---|---|---|---|---|
| 评价内容 | 很好 | 好 | 普通 | 尚可 | 待改进 |
| 急性心肌梗死及急性左心衰竭的问诊要点 | | | | | |
| 急性心肌梗死及急性左心衰竭的重点体格检查项目 | | | | | |
| 急性心肌梗死及急性左心衰竭的辅助检查项目 | | | | | |
| 急性心肌梗死及急性左心衰竭的诊断 | | | | | |
| 急性心肌梗死及急性左心衰竭的诊断依据 | | | | | |
| 急性心肌梗死及急性左心衰竭的治疗原则 | | | | | |
| 整体<br>评价 | | | | | |
| 改进<br>意见 | | | | | |

# 病例 4

## 一、学习目的

1. 掌握肝硬化、上消化道大出血的临床表现、辅助检查、诊断与鉴别诊断、治疗原则。

2. 掌握肝硬化、上消化道大出血的病史采集、重点体格检查方法。

## 二、相关知识链接

失血分级与临床相关表现的判定见表 3-12。

**表 3-12　失血分级与临床相关表现的判定（以 70kg 体重为例）**

| 参数 | I 级 | II 级 | III 级 | IV 级 |
|---|---|---|---|---|
| 失血量（mL） | < 750 | 750 ~ 1500 | 1500 ~ 2000 | > 2000 |
| 失血量（%） | < 15% | 15% ~ 30% | 30% ~ 40% | > 40% |
| 心率（次/分） | < 100 | > 100 | > 120 | > 140 |
| 血压 | 正常 | 下降 | 下降 | 下降 |
| 呼吸频率（次/分） | 14 ~ 20 | 20 ~ 30 | 30 ~ 40 | > 40 |
| 尿量（mL/h） | > 30 | 20 ~ 30 | 5 ~ 15 | 无尿 |
| 神经系统 | 轻度焦虑 | 中度焦虑 | 萎靡 | 昏睡 |

## 三、临床资料

患者，男，54 岁。主诉：上腹部不适、乏力、纳差 10 年，双下肢水肿、腹胀 1 年，呕血 2 小时。

现病史：10 年前出现上腹部不适，以右上腹为主，伴食欲不振、乏力，症状时轻时重，轻度影响日常活动，未予进一步诊治。1 年前患者自觉上述症状加重，伴双下肢水肿、腹胀，口服利尿剂后好转，以后间断服用螺内酯、呋塞米。1 个月来上述症状进行性加重，尿量较以往明显减少。1 天前进食硬质食物后感上腹不适，入院前 5 小时患者呕血约 500mL，排柏油样黑便 1 次、量约 200mL，伴心慌、头晕、黑矇、大汗，前来我院急诊，查便隐血试验（+）。病程中无发热、盗汗等，食欲不振、睡眠及精神欠佳，尿量约每日 500mL，体重近一个月增加 2.5kg。既往体健，少量饮酒史，不吸烟。

入院查体：T36.8℃，P98 次/分，R20 次/分，BP80/50mmHg，意识清楚，自动体位，面色晦暗，全身皮肤无黄染及出血点，有肝掌，胸前可见 3 枚蜘蛛痣，淋巴结未触及肿大。双肺听诊呼吸清，无干、湿性啰音。心脏检查无阳性体征。腹膨隆，腹壁静脉无明显曲张，肠鸣音活跃，8 次/分，肝肋下未触及，脾肋下 4cm，边缘钝，质中，肝脾区无叩击痛，移动性浊音（+），液波震颤（+）。双下肢中度凹陷性水肿。

辅助检查：WBC：$2.0 \times 10^9$/L，Hb：74g/L，PLT：$71 \times 10^9$/L ALT：90U/L，AST：102U/L，A/G<1，HBsAg（＋），HBeAg（＋），HBcAb（＋）。

1. 该患者的初步诊断是什么？
2. 进一步检查项目有哪些？
3. 需与哪些疾病相鉴别？
4. 提出治疗方案。

## 四、临床分析

### (一) 本病例的临床特点（诊断依据）

1. 中年男性，起病隐匿，病程缓慢，主要临床表现为上腹部不适、腹胀、乏力、食欲不振、水肿，此次因突发呕血入院。
2. 查体　血压下降，慢性肝病容，有肝掌和蜘蛛痣。腹膨隆，脾肿大，腹水征阳性。双下肢水肿。
3. 辅助检查　白细胞、血红蛋白、血小板降低，白球比倒置，肝脏转氨酶轻度升高，乙肝表面抗原、e抗原及核心抗体均为阳性。

### (二) 临床诊断

根据病史、体检及实验室检查可诊断为乙型肝炎后肝硬化、上消化道出血。血压下降要警惕失血性休克。肝硬化的确诊有赖于肝组织活检，肝细胞变性坏死，结节增生和纤维间隔及假小叶形成。该患者血小板减少，又有活动性出血，不宜做肝穿刺活检，因而只能做出临床诊断。该患者存在典型肝硬化症状、体征，有门脉高压症及全血细胞减少，故考虑诊断为肝硬化。门脉高压症的依据是脾大、腹水和侧支循环的形成。查体肋下可触及脾脏，可行腹部超声进一步明确病因。外周血中三系减少，不能仅仅认定为脾功能亢进，三系减少可见于血液系统疾病如再生障碍性贫血、阵发性睡眠性血红蛋白尿等，若骨髓中红系、粒系和巨核系统增生明显活跃，而周围血中三系减少才考虑脾亢。

呕血200mL可确诊上消化道出血。肝硬化患者出血的常见原因是静脉曲张破裂。门静脉系统的胃冠状静脉在食管下段和胃底处，与腔静脉系统的食管静脉、奇静脉相吻合，形成食管胃底静脉曲张，曲张静脉管壁薄弱、缺乏弹性收缩，难以止血，死亡率高。入院时查体血压低于正常，怀疑失血性休克，应监测血压、心率、尿量等生命体征变化。

### (三) 进一步检查项目

肝功能、电解质、凝血常规、甲胎蛋白；腹部超声检查观察肝硬化及腹水情况；完善心电图等入院常规检查。

### （四）鉴别诊断

**1. 慢性肝炎**  本例患者处于肝功能失代偿期，有明显门脉高压症的表现，不易与慢性肝炎混淆。慢性肝炎反复活动往往伴有肝硬化逐渐形成，最佳鉴别方法为肝组织活检。

**2. 原发性肝癌**  本病往往有肝硬化的基础，也可形成门脉高压和消化道出血，患者常有甲胎蛋白显著升高且影像学检查可见肝占位。该患者完善相关辅助检查后可明确是否合并肝癌。

### （五）容易误诊的情况

**1. 肝硬化与原发性肝癌**  二者不但临床表现相似，超声检查时肝硬化结节和肝癌结节有时亦难以区分。对于此类患者，需严密观察，随访 AFP 水平，腹部 MRI、增强 CT 检查等影像学检查。无禁忌证情况下可采用细针穿刺活检确定肝癌诊断。

**2. 上消化道出血的原因**  上消化道出血是肝硬化最常见的并发症，表现为呕血和黑便，出血多为食管 – 胃底静脉曲张破裂，部分为并发消化性溃疡、急性胃黏膜糜烂引起。胃镜检查能够最终确诊。

### （六）治疗方案

**1. 上消化道出血的治疗**

（1）卧床休息，保持呼吸道通畅，避免呕出物反流引起窒息；禁食；心电监护，监测生命体征、尿量、意识的变化。

（2）积极补充血容量，建立静脉通路，查血型和配血。等待输血期间可先输注平衡盐溶液或葡萄糖盐水。输入量要适中，以免引起门静脉压力增高而导致再出血。

（3）止血措施。

1）食管 – 胃底曲张静脉破裂大出血  药物止血：血管加压素、生长抑素类似物等。内镜治疗：硬化栓塞疗法、食管曲张静脉结扎术。三腔两囊管压迫止血。外科手术或经颈静脉肝内体静脉分流术。

2）非曲张静脉上消化道大出血  提高胃内 pH 值：应用 $H_2$ 受体拮抗剂（如西咪替丁）或质子泵抑制剂（如奥美拉唑）。内镜治疗：内镜下可应用止血夹钳夹、氩气、高频电灼、激光等方法止血。手术治疗：内科治疗效果不佳可行手术治疗。介入治疗：严重消化道大出血内科治疗无效等情况下，可考虑在选择性肠系膜动脉造影找到出血灶的同时进行血管栓塞治疗。

**2. 腹水与保肝治疗**

待患者呕血停止、生命体征稳定后可行保肝及腹水治疗。

（1）限制钠、水摄入  每日钠盐摄入 < 5g，进水量限制在每日 1000mL，如有显著低血钠症，应限制在 500mL/d 以内。

（2）利尿剂  由于肝硬化患者有继发性醛固酮增多，故首选醛固酮拮抗剂螺内酯。

目前多主张螺内酯和呋塞米联合应用，发挥协同作用并减少电解质紊乱。利尿剂治疗以每日体重减低 0.5kg 为宜，利尿速度过快可诱发肝性脑病、肝肾综合征等。

（3）放腹水加输注白蛋白　大量放腹水时（5～6L），同时每放 1L 腹水补充白蛋白 6～8g，用于治疗难治性腹水。

（4）提高血浆胶体渗透压　定期少量多次静脉输注新鲜血液或白蛋白，对改善机体一般情况，促进肝功能恢复和腹水消退有利，但应注意大剂量静脉注射白蛋白，使血浆胶体渗透压骤增，可能导致食管静脉曲张破裂出血，故输注白蛋白时速度不宜过快，可定期、少量、多次输注，亦可选择血浆或新鲜血。

（5）其他　腹水浓缩回输、腹腔－颈静脉引流及颈静脉肝内门体分流术等。

（6）保肝药物　谷胱甘肽、水飞蓟素、复方甘草酸苷等。

## 五、自我评价

自我评价见表 3-13。

表 3-13　自我评价表

| 教学内容：肝硬化 | 自我评价等级 | | | | |
|---|---|---|---|---|---|
| 评价内容 | 很好 | 好 | 普通 | 尚可 | 待改进 |
| 肝硬化的问诊要点 | | | | | |
| 肝硬化的重点体格检查项目 | | | | | |
| 肝硬化的辅助检查项目 | | | | | |
| 肝硬化的诊断 | | | | | |
| 肝硬化的诊断依据 | | | | | |
| 肝硬化的治疗原则 | | | | | |
| 整体评价 | | | | | |
| 改进意见 | | | | | |

# 病例 5

## 一、学习目的

1. 掌握急性胰腺炎的临床表现、辅助检查、诊断与鉴别诊断、治疗原则。

2. 掌握急性胰腺炎的病史采集、重点体格检查方法。

## 二、相关知识链接

反映急性胰腺炎病理生理变化的实验室检测指标见表 3–14。

表 3–14　反映急性胰腺炎病理生理变化的实验室检测指标

| 检测指标 | 病理生理变化 |
| --- | --- |
| 白细胞 | 炎症或感染 |
| C 反应蛋白 > 150mg/L | 炎症 |
| 血糖（无糖尿病史）> 11.2mmol/L | 胰岛素释放减少、胰高血糖素释放增加、胰腺坏死 |
| TB、AST、ALT 升高 | 胆道梗阻、肝损伤 |
| 白蛋白降低 | 大量炎性渗出、肝损伤 |
| BUN、肌酐升高 | 休克、肾功能不全 |
| 血氧分压降低 | 急性呼吸窘迫综合征 |
| 血钙 < 2mmol/L | 钙离子内流入腺泡细胞，胰腺坏死 |
| 血甘油三酯升高 | 既是急性胰腺炎的病因，也可能是其后果 |
| 血钠、钾、PH 异常 | 肾功能受损、内环境紊乱 |

## 三、临床资料

患者，男，36 岁。主诉：中上腹疼痛半天，加重 3 小时。

现病史：该患于昨日晚间聚餐时进食大量油腻食物，并饮白酒约 500mL，餐后感觉上腹饱胀、隐痛，疼痛进行性加重，以上腹偏左为重，曾呕吐 2 次，为胃内容物，呕吐后疼痛略有缓解。3 小时前进食早餐后腹痛剧烈难忍，曾于当地诊所肌肉注射山莨菪碱 10mg，疼痛未见明显缓解，为求进一步治疗入院。病程中无呕血、腹泻、无明显放射痛，既往无慢性胃病史，无类似疼痛发作，1 年前体检时发现"胆囊小结石"。平素少量饮酒史，否认吸烟史。

查体：T37.8℃，P108 次 / 分，R20 次 / 分，BP118/76mmHg，急性痛苦病容，意识清楚，发育正常，营养状态一般，自动体位，全身浅表淋巴结未触及肿大，巩膜无黄染，心肺检查无阳性体征。腹平软，腹壁静脉无明显曲张，上腹部腹肌稍紧张，压痛明显，并有轻度反跳痛，未扪及包块，肝脾肋下未触及，肝区无叩击痛，墨菲征阴性，移动性浊音阴性，下肢无水肿。

辅助检查：血常规：WBC13.6×10⁹/L，中性粒细胞 0.91，尿淀粉酶 3200U，血淀粉酶 1100U（Somogyi 法），血糖 6.1mmol/L。腹部 B 超：胆囊内见 1.2cm×1.4cm 强光团伴声影。

1. 该患者的初步诊断是什么？
2. 进一步检查项目有哪些？

3. 需与哪些疾病相鉴别?

4. 提出治疗方案。

## 四、临床分析

### (一) 本病例的临床特点 (诊断依据)

1. 中年男性,起病急,突发急性中上腹疼痛,逐渐加重。发病前进食大量油腻食物并大量饮酒。

2. 查体。中上腹肌紧张,压痛明显,并有轻度反跳痛。

3. 辅助检查。周围血白细胞计数及中性粒细胞百分比增高,血尿淀粉酶增高。B超提示胆囊结石。

### (二) 临床诊断

根据目前临床资料考虑诊断为急性胰腺炎。急性胰腺炎多以大量饮酒或暴饮暴食为诱因,常突然起病,以中上腹持续剧烈疼痛为特征,进餐可使症状加重,80% 患者伴有呕吐。腹部查体可有中上腹压痛,严重者可出现血压下降、Grey-Turner 征及腹膜炎表现。实验室检查可见血白细胞总数及中性粒细胞比例增高,血、尿淀粉酶明显增加。

### (三) 进一步检查项目

胰腺超声或 CT、血糖、电解质等检查,并完善肝功能、凝血常规、心电图等入院常规检查。

### (四) 鉴别诊断

**1. 急性胆囊炎** 常见诱因亦为进食油腻食物及暴饮暴食,以上腹痛为主,伴恶心、呕吐,症状与胰腺炎类似,实验室检查也可有血白细胞及淀粉酶的升高,尤其有胆囊结石者,更易出现急性胆囊炎。但急性胆囊炎常有墨菲征阳性及肝区叩击痛,血清淀粉酶仅为轻度升高,超声多可见胆囊水肿、胆囊壁增厚,因此本例可除外。

**2. 慢性胃炎急性发作** 慢性胃炎起病隐匿,常有长期反复腹部隐痛病史,平素可有烧心、嗳气等消化不良症状,少有剧烈腹痛,胃镜可有助于确诊。该患临床表现与之差别较大,不予考虑。

**3. 急性心肌梗死** 患者多有冠心病或高血压史,起病突然,急性下壁心肌梗死时可出现上腹部疼痛,但心电图有心肌梗死特征性改变,血清肌钙蛋白和心肌酶升高,血尿淀粉酶正常。

**4. 消化性溃疡** 消化性溃疡穿孔可有突发腹痛,患者多有典型的溃疡病史,腹膜炎可有肝浊音界缩小,X 线腹部平片见膈下游离气体,血淀粉酶可升高,但一般不超过正常值的 2 倍。

## （五）容易误诊的情况

1. 血清淀粉酶对胰腺炎有重要诊断价值，但无特异性。引起血清淀粉酶增高的原因很多，如胆囊炎、腮腺炎、肠穿孔、肠梗阻及宫外孕破裂等均可导致血清淀粉酶的增高，但一般 < 500U，血清淀粉酶超过正常值 3 倍才可确诊为急性胰腺炎。

2. 胰腺炎时血淀粉酶在发病后逐渐升高，并非在腹痛开始时即增高。腹痛后 6～12 小时血淀粉酶开始升高，12～24 小时达到最高峰，然后逐渐下降，72 小时恢复正常。因此抽血时间过早或过晚，即使胰腺炎存在，血淀粉酶也可能不高，故应特别注意抽血测淀粉酶的时间，以免漏诊。

3. 血清淀粉酶水平与胰腺炎严重程度不成比例。存在血清淀粉酶清除障碍者如肾功能衰竭者，可能出现血淀粉酶持续高水平。重症胰腺炎者胰腺大部分坏死，血清淀粉酶反而正常甚至减低。

## （六）治疗方案

**1. 病因治疗** 主要是治疗胆石症和胆囊炎，可在急性胰腺炎痊愈后择期手术治疗。

**2. 内科治疗**

（1）一般治疗 有条件者进入重症监护病房，严密监测生命体征。积极补充血容量，维持电解质及酸碱平衡。

（2）抑制胰腺分泌

1）禁食、胃肠减压、静脉补充液体和能量。早期采用全胃肠外营养，待病情趋向缓解时，尽早空肠插管实施肠内营养。

2）抑酸治疗：$H_2$ 受体拮抗剂或质子泵抑制剂，能够抑制胃酸减少和胰液分泌，同时防治应激性溃疡。

3）生长抑素及其类似物：抑制胰液和胰酶分泌，抑制胰酶合成，提倡尽早使用。奥曲肽首剂 100ug 静脉注射，继以 25ug/h 维持静脉滴注，持续 3～7 天。

4）胰蛋白酶抑制剂：加贝酯、抑肽酶、乌司他丁等静脉滴注。

5）防止感染：有继发感染者，应给予抗生素治疗。如三代头孢菌素、喹诺酮类等，需兼顾抗厌氧菌治疗。

6）中药治疗：大承气汤等中药制剂对改善肠麻痹、保护肠黏膜屏障、减少肠道细菌移位和抑制炎症方面有一定益处。

**3. 外科治疗** 并发胰腺脓肿、假囊肿或弥漫性腹膜炎、肠麻痹坏死等重症胰腺炎患者，内科治疗无效可破腹探查，手术治疗。

**4. 其他** 包括内镜治疗、腹腔灌洗等。

## 五、自我评价

自我评价见表 3-15。

表 3-15 自我评价表

| 教学内容：急性胰腺炎 | 自我评价等级 | | | | |
|---|---|---|---|---|---|
| 评价内容 | 很好 | 好 | 普通 | 尚可 | 待改进 |
| 急性胰腺炎的问诊要点 | | | | | |
| 急性胰腺炎的重点体格检查项目 | | | | | |
| 急性胰腺炎的辅助检查项目 | | | | | |
| 急性胰腺炎的诊断 | | | | | |
| 急性胰腺炎的诊断依据 | | | | | |
| 急性胰腺炎的治疗原则 | | | | | |
| 整体评价 | | | | | |
| 改进意见 | | | | | |

# 病例 6

## 一、学习目的

1. 掌握慢性肾功能衰竭的临床表现、辅助检查、诊断与鉴别诊断、治疗原则。
2. 掌握慢性肾功能衰竭的病史采集、重点体格检查方法。

## 二、相关知识链接

慢性肾脏病（CKD）分期及建议见表 3-16。

表 3-16 慢性肾脏病（CKD）分期及建议

| 分期 | 特征 | GRF [mL/(min·1.73m²)] | 防治目标及措施 |
|---|---|---|---|
| 1 | GFR 正常或升高 | 90 | CKD 诊治，缓解症状，保护肾功能 |
| 2 | GFR 轻度降低 | 60～89 | 评估、延缓 CKD 进展，降低 CVD（心血管病）风险 |
| 3a | GFR 轻到中度降低 | 45～59 | |
| 3b | GFR 中到重度降低 | 30～44 | 延缓 CKD 进展，评估、治疗并发症 |
| 4 | GFR 重度降低 | 15～29 | 综合治疗，透析前准备 |
| 5 | ESRD | ＜15 或透析 | 如出现尿毒症，需及时替代治疗 |

### 三、临床资料

患者，男，46 岁，职员。主诉：反复眼睑及双下肢水肿 15 年，恶心、呕吐 10 天，呼吸困难 2 天。

现病史：该患 15 年前无明显诱因出现反复眼睑及双下肢水肿、泡沫尿，尿蛋白升高伴镜下血尿。近 6 年发现血压升高，口服降压药物（苯磺酸左旋氨氯地平等，具体剂量不详）可维持在 140/80mmHg 左右。近两年出现乏力、夜尿增多，并伴有无诱因齿龈出血。入院前两周因进食不洁饮食出现腹泻，未进食 4 天，未予特殊处理，近 10 天出现恶心、呕吐、尿量减少，乏力浮肿加重、利尿效果不佳，近两天出现呼吸困难。病程中无明显尿频、尿急、尿痛史、无腰痛、脱发、关节痛、低热、口腔溃疡、瘀点等。近两日尿量减少，每日约 500mL。

体格检查：T36.7℃，P116 次 / 分，R24 次 / 分，BP170/105mmHg。神志淡漠，气促，呼吸较深大，皮肤苍黏膜白，无黄染，未见出血点。眼睑及球结膜水肿。口唇稍发绀，咽无充血，扁桃体无肿大。双肺呼吸稍粗，两肺底可闻及湿啰音和少量哮鸣音。心尖搏动位于左锁骨中线第五肋间外侧 0.5cm。心率 116 次 / 分，心律齐，第一心音稍弱，心尖区闻及 2 级收缩期杂音。腹平软，肝脾肋下未触及。腹水（－）。腰骶部中度水肿，双下肢中度凹陷性水肿。

辅助检查：WBC7.7×10$^9$/L，N64%，尿常规 PH5.5，尿比重 1.010，尿 RBC（++），尿蛋白（+++），沉渣见蜡样管型，RBC10 ～ 20 个 /HP，血肌酐 1228umol/L，尿素氮 20mmol/L。

1. 该患者的初步诊断是什么？
2. 进一步检查项目有哪些？
3. 需与哪些疾病相鉴别？
4. 提出治疗方案。

### 四、临床分析

#### （一）本病例的临床特点（诊断依据）

1. 中年男性，病程长，主要症状为反复眼睑、双下肢浮肿及蛋白尿、血尿史 15 年，血压升高史 6 年，乏力、夜尿增多史两年，恶心、呕吐，尿量减少 10 天，呼吸困难 2 天。此次发作前有不洁饮食伴腹泻史。

2. 查体：P116 次 / 分，R24 次 / 分，BP170/105mmHg。神志淡漠，气促，呼吸较深大，皮肤黏膜苍白。双肺呼吸稍粗，两肺底可闻及湿啰音和少量哮鸣音。心尖搏动位于左锁骨中线第五肋间外侧 0.5cm。腰骶部中度水肿，双下肢凹陷性水肿。

3. 辅助检查：WBC7.7×10$^9$/L，N64%，Hb72g/L。尿常规：pH5.5，尿比重 1.010，尿 RBC（++），尿蛋白（+++），沉渣见蜡样管型，RBC10 ～ 20 个 /HP，血肌酐 1228μmol/L，BUN20mmoL/l。

## （二）临床诊断

慢性肾小球肾炎、慢性肾功能衰竭——尿毒症期，按美国肾脏病基金会的定义及分期可诊断为慢性肾脏病 5 期。患者有眼睑及双下肢水肿、泡沫尿 15 年，并伴有尿蛋白升高伴镜下血尿和血压增高，提示患者可能患有慢性肾小球肾炎，慢性肾衰的原因首先考虑慢性肾小球肾炎，但也要考虑除外继发性肾脏疾病如糖尿病肾病、高血压肾动脉硬化、淀粉样变、狼疮肾炎、多囊肾等。该患者乏力、夜尿增多史两年，近年有齿龈出血，提示肾功能已经减退，出现尿液浓缩功能减退；最近 10 天症状加重，包括出现恶心、呕吐，尿量减少，乏力浮肿加重，利尿效果不佳，并伴有呼吸困难。症状加重前有腹泻史，提示最近患者的肾功能有急剧恶化的可能，感染可能为诱因。体格检查也高度提示存在慢性肾功不全合并左心功能不全和 / 或代谢性酸中毒、肾性贫血、肾性高血压。

## （三）进一步检查项目

24 小时尿蛋白定量、肝功、电解质、动脉血气分析、抗核抗体系列、补体、心电图、胸部 X 线、超声心动图、肾脏超声等。

## （四）鉴别诊断

**1. 糖尿病肾病**　患者常有 10～15 年的糖尿病史，有"三高一低"的症状，多次检查血糖高于正常，与慢性肾小球肾炎不难鉴别。

**2. 狼疮肾炎**　常有明显的肾外狼疮表现及相应的免疫性检查异常如 ds-DNA（+），IFANA（+），ENA（+）或血补体降低等，患者可出现面部蝶形红斑、脱发、口腔溃疡、关节疼痛等。

**3. 肝炎相关性肾炎**　患者常有肝炎病史及肝功能损害表现，肝炎病毒标志常阳性，确诊需要靠病理活检。

**4. 淀粉样变**　好发于老年人，多有大量蛋白尿，无血尿，常有全身其他部位淀粉样变表现。

## （五）容易误诊的情况

本病主要与急性肾衰竭相鉴别。急性肾衰竭是各种原因引起的肾功能在短期内（数小时或数日）急剧下降，出现少尿、氮质潴留及水电解质代谢紊乱的临床综合征。患者可有尿量减少、恶心、呕吐、呼吸困难、血压升高、心律失常、嗜睡、抽搐、水肿等症状，与慢性肾功能衰竭相似，但及时去除急性肾损害因素如外伤、脱水、休克、脓毒血症、药物等后，肾功能可能会有不同程度的恢复，甚至回归正常。通过肾脏超声等检查有助于鉴别诊断。

### （六）治疗方案

**1. 营养治疗**

（1）低盐优质低蛋白饮食　保证足够能量摄入可显著减少蛋白质分解，低蛋白饮食（LPD）可缓解残存肾小球硬化和减轻氮质血症，减轻患者尿毒症症状和延缓肾功能进行性恶化。蛋白质摄入量应在 0.6g/（kg·d）以下，其中约 50% 的蛋白质应为高生物价蛋白，如蛋、瘦肉、鱼、牛奶等。

（2）LPD 加 a- 酮酸疗法或必需氨基酸疗法　可减轻氮质血症，改善营养状况，使尿毒症症状得到改善，并可减轻高滤过、高代谢及脂质代谢紊乱，延缓肾衰竭的进展。但应在 LPD 并予以足够热量的基础上使用该疗法，每日摄入量为 0.1 ～ 0.2g/（kg·d）。

**2. 延缓慢性肾衰竭进展**　选用血管紧张素转换酶抑制剂（ACEI）和 / 或血管紧张素 II 受体阻断剂（ARB），ACEI 和 ARB 可通过抑制肾素 – 血管紧张素 – 醛固酮（RAS）系统活性降低全身血压，同时可以扩张出球小动脉，降低肾小球滤过压，以及抗氧化、减轻肾小球基底膜损害，减少尿蛋白，对肾脏具有保护作用，可延缓肾功能损害进展。肾功能不全患者使用 ARB 与 ACEI 时应定期监测血肌酐及血钾变化；双侧肾动脉或移植肾动脉狭窄者慎用。本例患者血肌酐显著升高，应慎用此类药物，完善电解质、影像学等检查后再酌情用药。

**3. 心血管并发症的治疗**

（1）控制高血压　除可延缓肾功能恶化外，还可减少心力衰竭和脑血管意外的发生率。首先应限制钠摄入和使用利尿剂使患者维持较好的水钠平衡，然后应用降压药物。常用药物包括钙通道阻滞剂、ACEI 类等，终末期肾衰竭时常需联合多种降压药才能达到靶目标。

（2）控制心力衰竭

1）血液净化疗法。清除体内过多水分和毒素、纠正尿毒症心衰的最有效方法。对于严重水钠潴留所致的肺水肿、充血性心衰，若无明显透析禁忌证，应尽早透析。

2）减轻心脏前后负荷。限制钠盐、水摄入，以及使用较大剂量呋塞米用于利尿；应用血管扩张剂如硝普钠等。

3）纠正电解质紊乱和酸碱失衡，有助于控制心律失常和增强心肌收缩力。

（3）纠正肾性贫血

1）重组人促红细胞生成素　是目前纠正肾性贫血最好的方法，每次 2000 ～ 3000U，每周 2 ～ 3 次。

2）铁剂　可选用硫酸亚铁等。

（4）纠正水电解质及酸碱失衡

1）水、钠平衡失调　无水肿尿少者无需严格控制进水量，如有容量丢失情况，应酌情增加入量；如有明显水、钠潴留，应限制水分的摄入并使用利尿剂。钠盐摄入量一般为 2 ～ 3g/d，可根据患者病情以此为基础进行调整。

2）高钾血症　当血钾升高低于 6.0mmol/L，只需密切观察并严格限制含钾高的食物和药物，同时口服离子交换树脂，并治疗引起高血钾的原因。当血钾＞6.0mmol/L，应密切监测心电变化，予以紧急处理。

3）代谢性酸中毒 主要为口服碳酸氢钠，根据病情选择剂量，必要时静脉输入。

（5）防治感染 一旦出现感染迹象，应尽早使用有效抗生素治疗。可根据细菌培养和药敏试验选用对肾无毒性或毒性低的药物，按肌酐清除率调整剂量，应注意预防感染。

（6）肠道清除毒性产物 可用刺激肠蠕动增加或增加肠道内渗透压药物如大黄制剂或甘露醇制剂，或口服包醛氧化淀粉结合肠道内毒性物质等，使尿素等毒物从粪便中排出。

**4. 终末期肾衰竭的治疗**

（1）透析治疗能有效清除体内水分和代谢产物，是目前终末期肾病的最有效治疗方法之一。一般透析指征是糖尿病肾病、伴有明显胃肠道症状、高血压和心力衰竭不易控制者，可提前开始透析。临床常用的透析方法是血液透析和腹膜透析，血液透析清除小分子溶质的效果优于腹膜透析。腹膜透析的主要特点是较简单容易，可在家中自己操作，对中分子毒素的清除效果优于血液透析，对患者血流动力学影响较小。

（2）同种肾移植是目前治疗终末期肾衰竭最有效的治疗方法，移植肾脏前需进行组织配型，移植后需长期应用免疫抑制剂预防排异反应。

五、自我评价

自我评价见表3-17。

表3-17 自我评价表

| 教学内容：慢性肾功能衰竭 | 自我评价等级 | | | | |
|---|---|---|---|---|---|
| 评价内容 | 很好 | 好 | 普通 | 尚可 | 待改进 |
| 慢性肾功能衰竭的问诊要点 | | | | | |
| 慢性肾功能衰竭的重点体格检查项目 | | | | | |
| 慢性肾功能衰竭的辅助检查项目 | | | | | |
| 慢性肾功能衰竭的诊断 | | | | | |
| 慢性肾功能衰竭的诊断依据 | | | | | |
| 慢性肾功能衰竭的治疗原则 | | | | | |
| 整体评价 | | | | | |
| 改进意见 | | | | | |

## 病例 7

### 一、学习目的

1. 掌握缺铁性贫血的临床表现、辅助检查、诊断与鉴别诊断、治疗原则。
2. 掌握缺铁性贫血的病史采集、重点体格检查方法。

### 二、相关知识链接

贫血的细胞学分类见表 3-18。

表 3-18　贫血的细胞学分类

| 类型 | MCV（fl） | MCHC（%） | 常见疾病 |
|---|---|---|---|
| 大细胞性贫血 | ＞100 | 32～35 | 巨幼细胞性贫血、骨髓增生异常综合征、肝疾病、伴网织红细胞大量增生的溶血性贫血 |
| 正常细胞性贫血 | 80～100 | 32～35 | 再生障碍性贫血、纯红细胞再生障碍性贫血、溶血性贫血、骨髓病性贫血、急性失血性贫血 |
| 小细胞低色素性贫血 | ＜80 | ＜32 | 缺铁性贫血、铁粒幼细胞贫血、珠蛋白生成障碍性贫血 |

### 三、临床资料

患者，女，32 岁，农民。主诉：头晕、乏力、面色苍白进行性加重 1 年。

现病史：该患 1 年前每于劳累后出现头晕、乏力、心慌、气急，且有加重趋势，同时自觉面色苍白。就诊于当地卫生院，给予叶酸、维生素 $B_{12}$ 及补血药治疗，治疗 1 个月症状无好转，自行停药。病程中无发热、鼻衄、牙龈出血及皮肤瘀点，胃纳稍差，无挑食习惯，体重无明显下降，二便如常。既往体健，近 3～4 年来常感到上腹部隐痛不适，疼痛与进食无关，与季节及气候变化无关，无反酸、嗳气症状。出生于农村，从事农业劳动。26 岁结婚，婚后育一子，产后置宫内节育器，月经尚规律，月经量较前有所增多。

查体：P110 次／分，R18 次／分，BP122/62mmHg，T37℃。中度贫血貌，皮肤干燥，头发枯黄易折断，浅表淋巴结未触及肿大，结膜苍白无黄染。咽部充血，双侧扁桃体未见肿大，颈软，胸廓无畸形，胸壁无压痛，胸廓扩张度正常，双肺呼吸音清，未闻及胸膜摩擦音。心尖搏动正常，各瓣膜区未触及震颤，心脏浊音界未扩大，心率 110 次／分，心律齐，各瓣膜区未闻及病理性杂音。腹软，全腹无压痛，肝肋下可触及一指，质软，脾未触及，双侧踝部轻度浮肿，肛门及直肠指诊阴性。

辅助检查：血常规：白细胞 $5.2×10^9$/L，红细胞 $3.6×10^{12}$/L，血红蛋白 64g/L，血小板 $134×10^9$/L，网织红细胞 0.03，MCV71fl，MCH25pg，MCHC292g/L。

1. 对患者的初步诊断是什么？
2. 进一步检查项目有哪些？

3. 需与哪些疾病相鉴别？

4. 提出治疗方案。

## 四、临床分析

### （一）本病例的临床特点（诊断依据）

1. 青年女性，起病隐匿、缓慢，有头晕、乏力、心慌、气急、面色苍白等贫血症状1年余。

2. 查体表现为典型贫血表现，包括面色、结膜苍白，应注意患者无淋巴结肿大，无出血点及黄疸，无脾肿大。

3. 辅助检查：小细胞低色素性贫血。

### （二）临床诊断

根据上述病情特点，可考虑缺铁性贫血可能性最大。本例有毛发枯黄等表现，典型病例还有"反甲"、低热和下肢浮肿。血液检查白细胞及血小板正常，血红蛋白降低比红细胞减少明显，结合 MCV、MCH 及 MCHC 符合小细胞低色素贫血。但小细胞低色素性贫血并非仅有缺铁性贫血，进一步确诊需检查血清铁、铁蛋白、骨髓象等项目。

缺铁性贫血史贫血的病因学诊断，但还应该进一步找出其发病原因，以利进行根治性治疗，防止复发，本例铁缺乏主要原因是患者月经过多所引起的慢性失血。

### （三）进一步检查项目

血清铁、转铁蛋白、铁蛋白、骨髓细胞学检查等。

### （四）鉴别诊断

**1. 珠蛋白生成障碍性贫血** 又称地中海贫血，为小细胞低色素贫血。是由于珠蛋白肽链异常引起的遗传性溶血性贫血，常有家族史，发病有一定地区性。临床上有脾肿大，网织红细胞明显升高，血红蛋白电泳 HbA2 或 HbF 增多，血清铁及血清铁蛋白升高，骨髓外铁及内铁增高。

**2. 铁粒细胞性贫血** 为小细胞低色素性贫血，由于铁利用障碍引起，血清铁及血清铁蛋白增加，而总铁结合力降低，骨髓细胞外铁增加，铁粒幼细胞增加，环形铁粒幼细胞常 > 15%。本例可行进一步检查明确。

**3. 慢性病贫血** 常为小细胞低色素性贫血或小细胞正色素性改变，血清铁亦降低，骨髓细胞内铁减少，应与缺铁性贫血相鉴别，慢性病贫血由于幼红细胞摄取铁障碍，骨髓细胞外铁增加，血清铁蛋白正常或增加。

### （五）容易误诊的情况

1. 早期诊断。由于缺铁性贫血起病隐匿，进展缓慢，机体有很大适应性与耐受性，早期常无明显临床表现，极易漏诊。患者常因其他疾病应诊，检查血象时发现贫血，进一步做铁代谢有关检查才能确诊本病。

2. 与巨幼细胞贫血合并存在。生长期婴幼儿、妊娠妇女或因进食不当或体内需要量增加，可同时发生缺铁性贫血与巨幼细胞贫血，血象或骨髓检查可见小细胞与大细胞同时存在，如血清铁、叶酸、维生素 $B_{12}$ 等检查不完善，易将其中一种贫血漏诊或误诊。

3. 只注意原发病诊治而忽略了缺铁性贫血，如反复溃疡病出血、反复胃底及食管静脉曲张破裂出血、胃癌出血等。医生和患者往往重视原发病，却忽视了缺铁性贫血的诊治。

## （六）治疗方案

**1. 病因治疗**　本例贫血的发生与月经过多有关，而月经过多又源于置入宫内节育环后，因此建议取出节育环，改用其他措施避孕。

**2. 对症、支持治疗**

（1）口服铁剂　是治疗缺铁性贫血的首选方法。口服制剂有硫酸亚铁、多糖铁复合物、富马酸亚铁等。口服铁剂有效者 5～10 天内网织红细胞升高，两周后血红蛋白开始上升，一般两个月可恢复正常。贫血纠正后仍需治疗 3～6 个月以补充体内丢失的贮存铁。

（2）注射铁剂　本例患者有胃肠道不适，若口服铁剂不能耐受，可行注射铁剂，常用药物包括右旋糖酐铁注射剂、葡萄糖酸铁注射剂等。推荐静脉滴注的方法，静脉注射可有短暂的局部静脉疼痛、发红反应，偶有全身反应，如低血压、头痛、恶心等。

**3. 用药注意事项**

（1）铁剂对胃肠道有刺激作用，宜在饭后服用。选用含铁量高、易吸收、生物利用度高、不良反应少的含铁制剂。

（2）口服铁剂期间忌茶和咖啡，防止防铁被鞣酸沉淀而影响吸收。

## 五、自我评价

自我评价见表3-19。

表 3-19　自我评价表

| 教学内容：缺铁性贫血 | 自我评价等级 | | | | |
|---|---|---|---|---|---|
| 评价内容 | 很好 | 好 | 普通 | 尚可 | 待改进 |
| 缺铁性贫血的问诊要点 | | | | | |
| 缺铁性贫血的重点体格检查项目 | | | | | |
| 缺铁性贫血的辅助检查项目 | | | | | |
| 缺铁性贫血的诊断 | | | | | |
| 缺铁性贫血的诊断依据 | | | | | |
| 缺铁性贫血的治疗原则 | | | | | |

续表

| 教学内容：缺铁性贫血 | 自我评价等级 | | | | |
|---|---|---|---|---|---|
| 评价内容 | 很好 | 好 | 普通 | 尚可 | 待改进 |
| 整体<br>评价 | | | | | |
| 改进<br>意见 | | | | | |

## 病例 8

### 一、学习目的

1. 掌握糖尿病的临床表现、辅助检查、诊断与鉴别诊断、治疗原则。

2. 掌握糖尿病的病史采集、重点体格检查方法。

3. 掌握酮症酸中毒的抢救方法。

### 二、相关知识链接

糖尿病综合控制目标见表 3-20。

表 3-20　糖尿病综合控制目标

（2017 年中国 2 型糖尿病防治指南）

| 检测指标 | 目标值 |
|---|---|
| 血糖（mmol/L） | |
| 空腹 | 4.4 ～ 7.0 |
| 非空腹 | ≤ 10.0 |
| HbA1c（%） | < 7.0 |
| 血压（mmHg） | < 130/80 |
| HDL-C（mmol/L） | |
| 男性 | > 1.0 |
| 女性 | > 1.3 |
| TG（mmol/L） | < 1.7 |
| LDL-C（mmol/L）未合并 ASCVD | < 2.6 |
| 合并 ASCVD | < 1.8 |

续表

| 检测指标 | 目标值 |
|---|---|
| 体重指数（kg/m） | < 24 |
| 尿白蛋白 / 肌酐比值（mg/mmol） | |
| 男性 | < 2.5 |
| 女性 | < 3.5 |
| 或：尿白蛋白排泄率 | < 20μg/min（30mg/24h） |
| 主动有氧活动（分钟 / 周） | ≥ 150 |

### 三、临床资料

患者，男，43 岁。主诉：多饮、多食、体重下降约 1 年，双下肢麻木半个月，恶心、呕吐两天。

现病史：1 年前无明显诱因出现食量逐渐增加，而体重逐渐下降，半年内下降达 5kg 以上，同时出现烦渴多饮，伴尿量增多（排尿量 2000 ～ 3000mL/24h）。半个月来出现双下肢麻木，有时呈针刺样疼痛。2 天前无明显诱因出现恶心、呕吐，呕吐物为胃内容物，伴尿量减少，约 500mL/ 日，遂急诊入院。发病以来，食欲佳，睡眠尚可，无明显心悸、多汗症状，无腹痛及呕血，无便血。既往无服用特殊药物史和药物过敏史。吸烟 10 年，每天半包，饮酒 6 年余，每日 150 ～ 200mL。

入院查体：T37.1℃，P114 次 / 分，R18 次 / 分，BP108/64mmHg。神志清，烦躁，营养中等，皮肤干燥，浅表淋巴结未触及。甲状腺未触及肿大，未闻及血管杂音。心肺检查未见异常。腹平软，无压痛及反跳痛，肝脾肋下未触及，肠鸣音 4 次 / 分，双下肢无水肿，感觉减退，膝腱反射消失，Babinski 征（ - ）。

辅助检查：血常规：白细胞 $15.2 \times 10^9$/L，中性粒细胞百分比 84%，红细胞 $4.8 \times 10^{12}$/L，血红蛋白 152g/L，血小板 $332 \times 10^9$/L。尿常规：尿比重 1.030，尿酮体（++），尿蛋白（+），尿糖（+++）。指尖血糖 32mmol/L。

1. 该患者的初步诊断是什么？
2. 进一步检查项目有哪些？
3. 需与哪些疾病相鉴别？
4. 提出治疗方案。

### 四、临床分析

#### （一）本病例的临床特点（诊断依据）

1. 中年男性，起病较隐匿，有典型的"三高一低"症状并伴双下肢麻木，此次因恶心、呕吐入院。
2. 查体：心率快，血压偏低，性情烦躁，皮肤干燥。

3.辅助检查：血常规白细胞增高，中性粒细胞比例增高；随机血糖升高，尿酮体阳性。

（二）临床诊断

根据病史、症状、体征及辅助检查，可诊断为糖尿病、糖尿病周围神经病、酮症酸中毒。进一步检查可查胰岛细胞相关抗体以排除不典型 1 型糖尿病。

（三）进一步检查项目

糖化血红蛋白、动脉血气分析、肝肾功能、心电图、肌电图等。

（四）鉴别诊断

1.甲状腺功能亢进症。甲亢患者可以表现为乏力、体重减轻，少数患者也可有口渴、多饮等症状，容易误诊。可行甲状腺功能检查（$T_3$、$T_4$、TSH）等检查明确。

2.胃肠道、肝胆胰疾病与其他代谢性疾病引起的恶心、呕吐。胃肠道、胰腺炎、慢性肝病等消化系统疾病可引起呕吐；尿毒症与中枢性呕吐等系统性疾病应结合肾功能、头部 CT 等检查进行鉴别。

3.其他情况。多种内分泌系统疾病如库欣综合征、嗜铬细胞瘤、肢端肥大症以及急性应激状态都可以引起血糖增高，应根据其他方面的临床表现进行综合判断。

（五）容易误诊的情况

**1.糖尿病与尿糖阳性**　尿糖阳性可以见于多种情况，首先是血糖升高超过肾糖阈，尿中含有葡萄糖，也就是糖尿病患者出现的尿糖（＋）的情况。还有一些非血糖升高原因造成的尿糖（＋），比如说有一些遗传性的近端肾小管功能障碍性疾病，如范可尼综合征可出现尿糖阳性；妊娠期妇女可以出现尿糖（＋）；另外家族遗传性尿糖可能是葡萄糖重吸收减少引起。

**2.糖尿病与空腹血糖升高**　许多 2 型糖尿病是以餐后血糖升高为主要特征的，如果仅测空腹血糖会造成漏诊而延误治疗。因此，对症状不典型的患者仅根据空腹血糖诊断糖尿病有很大局限性，应同时做空腹及餐后血糖测定，高度疑似者应行 OGTT 试验。

**3.恶心、呕吐与糖尿病酮症酸中毒**　恶心、呕吐是糖尿病酮症酸中毒的早期临床表现，但并无特异性，因此如果患者出现恶心、呕吐应检查尿常规、血糖、血气分析、酮体等检查，及早筛查酮症。

（六）治疗方案

**1.酮症酸中毒的治疗**

（1）补液治疗　立即建立静脉通路及时补液，恢复有效循环血容量，纠正呕吐与摄入不足引起的脱水；另一方面补液有助于降低血糖、促进酮体的排出。根据患者的血压、心率、尿量及末梢循环情况，决定补液量和速度。一般前两小时内输入 1000 ～ 2000mL

液体，第 1 个 24 小时补液 4000～5000mL，严重脱水者应达 6000～8000mL，高龄、心功能不全者，应减慢补液速度或在中心静脉压监护下调整滴速。

（2）胰岛素治疗　立即开始胰岛素降血糖治疗。初始速度为短效胰岛素 0.1U/（kg·h）。监测血糖，每 1～2 小时查血糖 1 次，当血糖降至 13.9mmol/L 时改用 5% 葡萄糖液，并按每 2～4g 葡萄糖加入 1 单位短效胰岛素静脉滴注，血糖水平稳定在较安全范围后过渡到正常皮下注射。

（3）纠正电解质紊乱　治疗过程中应重视低钾血症的处理。

（4）纠正酸中毒　轻度酸中毒者在经过上述治疗后，酸中毒可恢复；重度中毒可抑制呼吸中枢，降低胰岛素敏感性，应适当补碱，但不宜过多、过快。当血 PH < 7.0 时可以补碳酸氢钠注射液 50～100mL。补碱应缓慢，切勿过多过快，谨防代谢性碱中毒的发生。

（5）充分补钾　治疗前低血钾，立即开始补钾，开始 2～4 小时通过静脉输液每小时补氯化钾 1～1.5g；血钾正常，尿量 > 40mL/h，也立即开始补钾；血钾正常、尿量 < 30mL/h，暂缓补钾，待尿量增加后再开始补钾；血钾高于正常，暂缓补钾。

（6）祛除病因　控制感染等。

**2. 糖尿病的治疗**

在纠正酮症酸中毒之后，应对糖尿病进行正规治疗。

（1）糖尿病教育　包括帮助患者树立信心、提高自我保健能力；知晓糖尿病的性质、症状及危害性；学会血糖和尿糖自我检测的意义和技巧等。

（2）医学营养治疗　饮食治疗是糖尿病治疗的基础，严格控制饮食并长期坚持执行。计算每日总热量并进行营养成分的分配。

（3）运动治疗　长期坚持体育锻炼可提高胰岛素的敏感性，有降糖、降压、减肥等作用，应根据个体情况选择运动强度并长期坚持。

（4）口服降糖药物　包括双胍类、磺脲类、α-葡萄糖苷酶抑制剂、噻唑烷二酮类等。

（5）胰岛素治疗　口服降糖药效果不佳时可考虑应用胰岛素治疗。

## 五、自我评价

自我评价见表 3-21。

表 3-21　自我评价表

| 教学内容：糖尿病 | 自我评价等级 | | | | |
|---|---|---|---|---|---|
| 评价内容 | 很好 | 好 | 普通 | 尚可 | 待改进 |
| 糖尿病的问诊要点 | | | | | |
| 糖尿病的重点体格检查项目 | | | | | |
| 糖尿病的辅助检查项目 | | | | | |
| 糖尿病的诊断 | | | | | |
| 糖尿病的诊断依据 | | | | | |
| 糖尿病的治疗原则 | | | | | |

续表

| 教学内容：糖尿病 | 自我评价等级 | | | | |
|---|---|---|---|---|---|
| 评价内容 | 很好 | 好 | 普通 | 尚可 | 待改进 |
| 整体<br>评价 | | | | | |
| 改进<br>意见 | | | | | |

## 病例 9

### 一、学习目的

1. 掌握脑梗死的临床表现、辅助检查、诊断与鉴别诊断、治疗原则。
2. 掌握脑梗死的病史采集、重点体格检查方法。

### 二、相关知识链接

常见脑卒中鉴别表见表 3-22。

表 3-22 常见脑卒中鉴别表

| 鉴别要点 | 动脉粥样硬化性脑梗死 | 心源性脑梗死 | 脑出血 | 蛛网膜下腔出血 |
|---|---|---|---|---|
| 发病年龄 | 60 岁以上多见 | 青壮年多见 | 50～60 岁多见 | 不定 |
| 常见病因 | 动脉粥样硬化 | 心脏病、房颤 | 高血压、动脉硬化 | 动脉瘤、血管畸形 |
| 发病形式 | 多于安静时、血压下降 | 不定 | 活动、情绪激动、血压升高时 | 活动、激动时 |
| 起病速度 | 较缓（小时、天） | 急骤（秒、分） | 急（分、小时） | 急（分） |
| 意识状态 | 多清醒 | 轻，为时短暂 | 深，持续时间长 | 多无或仅有短暂昏迷 |
| 头痛、呕吐 | 少有 | 少有 | 常有 | 剧烈 |
| 常见体征 | 三偏、失语 | 三偏、失语 | 三偏、失语 | 多无 |
| 脑膜刺激征 | 无 | 无 | 偶有 | 明显 |
| 头颅 CT | 脑内低密度灶 | 脑内低密度灶 | 脑内高密度灶，占位效应，破入脑室 | 蛛网膜下腔高密度影 |
| 脑脊液 | 多正常 | 多正常 | 可有血性，压力高 | 均匀血性，压力高 |
| DSA | 可见阻塞的血管 | 可见阻塞的血管 | 可见破裂的血管 | 可见动静脉畸形或动脉瘤 |

## 三、临床资料

患者，男，62 岁。主诉：突发言语不利、左侧肢体无力 4 小时。

现病史：4 小时前无明显诱因突然感到左侧肢体麻木无力，伴头晕，无视物旋转、耳鸣、恶心，家属发现其言语不利，口角向右侧偏斜，随即送入医院就诊，测血压为 172/90mmHg，头部 CT 未见明显异常，门诊以"脑梗死"收入院治疗。病程中意识清楚，无发热、抽搐等，食欲及精神欠佳，大便未解，小便正常。既往 4 年前体检中发现血压高达 150/90mmHg，未正规药物治疗。否认糖尿病、冠心病，否认体健，少量饮酒史，不吸烟。

入院查体：T36.3℃，P87 次 / 分，R16 次 / 分，BP166/98mmHg，意识清楚，自动体位。双肺听诊呼吸清，无干、湿性啰音。心脏检查无阳性体征。专科查体：运动性失语，双侧视神经盘边缘清晰，双侧瞳孔等大同圆，直径 3mm，对光反射灵敏，眼球活动自如。左侧鼻唇沟变浅，口角向右侧偏斜，悬雍垂居中，伸舌左偏。右侧肢体肌力 5 级，肌张力正常。左侧上肢及下肢肌力 3 级，肌张力增高。左侧偏身感觉较右侧减退，双侧振动觉、位置觉正常。左侧巴氏征阳性，右侧阴性。脑膜刺激征阴性。

辅助检查：WBC8.7×$10^9$/L，N0.82，L0.17，血糖 6.8mmol/L，甘油三酯 2.6mmol/L，胆固醇 7.1mmol/L，纤维蛋白原 4.2g/L。颅脑 CT 未见明显异常。

1. 该患者的初步诊断是什么？
2. 进一步检查项目有哪些？
3. 需与哪些疾病相鉴别？
4. 提出治疗方案。

## 四、临床分析

### (一) 本病例的临床特点（诊断依据）

1. 老年男性，有高血压史，未规律服药；突发左侧肢体麻木无力伴言语不清；无高颅压症状如头痛、呕吐。
2. 查体：血压增高，心肺正常；左侧肢体瘫痪、感觉减退；左侧中枢性面瘫、舌瘫。
3. 辅助检查：头部 CT 未见明显异常。

### (二) 临床诊断

在肢体瘫痪的病史采集中，应重视症状发生的急缓、部位、性质、进展情况、伴随症状（发热、疼痛、失语、抽搐、感觉障碍等）。发病前患者状态对于鉴别脑栓塞和脑血栓形成有一定意义，如存在高凝状态起病症状缓慢到达高峰，则可能是血栓形成；如果存在血栓性疾病，且病情迅速达到高峰，则提示脑栓塞，要注意寻找栓子来源。从体征上看，患者符合右侧内囊区损害。头部 CT 结果可排除脑出血、硬膜下血肿。多数脑血栓形成病例可于发病 24 小时内 CT 无异常，24～48 小时后逐渐显示与闭塞血管供血区一致的低密度梗死灶。

### （三）进一步检查项目

头部核磁共振、颈动脉超声、心电图及血常规、肝肾功能等入院常规检查。

### （四）鉴别诊断

1. 脑出血　起病急，病情进展迅速，往往在数小时内达到高峰，脑水肿症状更明显，可出现高颅压表现。血肿如若破入蛛网膜下腔可出现脑膜刺激征，CT 或 MRI 可立即发现病灶。

2. 脑栓塞　起病急，病情进展迅速，即可达到高峰，多有血栓病史，有心脏瓣膜病、心房纤颤等疾病。

3. 颅内肿瘤　一般起病缓慢，症状于数月达到高峰，常出现持续性头痛，水肿明显时可出现颅内高压表现，症状明显时影像学检查可发现肿瘤病灶。

### （五）容易误诊的情况

各种脑血管病的鉴别：脑卒中分为缺血性卒中和出血性卒中两大类，以突发起病、迅速出现局灶性或全面性神经功能缺损为共同临床特征，有时临床表现极为相似，难以根据症状鉴别。常见脑血管病的鉴别诊断要点见相关知识链接，头部 CT 有助于迅速诊断。

### （六）治疗方案

1. **一般治疗**　保持呼吸道通畅，防治感染，心电监护，监测生命体征、尿量、意识的变化。

2. **调整血压**　急性期血压常应激性增高，这有利于改善缺血区的灌注，故降压药的应用应谨慎，血压维持在发病前水平或患者年龄应有的稍高水平。监测血压，一旦出现低血压，应及时补充血容量或给予适量的升压药物。

3. **溶栓治疗**　重组组织型纤溶酶原激活剂（rt-PA）和尿激酶（UK）是目前使用的主要药物。急性脑梗死发病在 4.5 小时内，符合溶栓条件者，尽快给予静脉溶栓治疗。静脉溶栓的禁忌证包括近 3 个月重大颅脑外伤或卒中者；可疑蛛网膜下腔出血；近 1 周内有不易压迫止血部位的动脉穿刺；既往有脑出血、颅内肿瘤、动脉瘤病史；严重高血压等。

4. **抗凝治疗**　目的在于防止血栓扩展和新血栓形成，常用药物有低分子肝素等。

5. **降纤治疗**　用于不适合溶栓并经过严格筛选的病例。通过降解血中纤维蛋白原，增强纤溶系统活性，抑制血栓形成。备选药物有降纤酶、巴曲酶、安克洛酶等。

6. **抗血小板聚集治疗**　尽早开始使用阿司匹林，口服，150～300mg/d，急性期后改为 50～150mg/d。

**7. 其他** 包括脑保护治疗、防治感染、防治消化道出血、营养支持等。

**8. 康复治疗** 根据康复要求按阶段进行肢体训练，避免关节痉挛、肌肉萎缩和骨质疏松，并加强语言康复训练。

## 五、自我评价

自我评价见表 3-23。

表 3-23 自我评价表

| 教学内容：脑梗死 | 自我评价等级 | | | | |
|---|---|---|---|---|---|
| 评价内容 | 很好 | 好 | 普通 | 尚可 | 待改进 |
| 脑梗死的问诊要点 | | | | | |
| 脑梗死的重点体格检查项目 | | | | | |
| 脑梗死的辅助检查项目 | | | | | |
| 脑梗死的诊断 | | | | | |
| 脑梗死的诊断依据 | | | | | |
| 脑梗死的治疗原则 | | | | | |
| 整体评价 | | | | | |
| 改进意见 | | | | | |

## 病例 10

## 一、学习目的

1. 掌握类风湿关节炎的临床表现、辅助检查、诊断与鉴别诊断、治疗原则。
2. 掌握类风湿关节炎的病史采集、重点体格检查方法。

## 二、相关知识链接

2010 年美国风湿病学会 / 欧洲抗风湿病联盟的 RA 分类标准见表 3-24。

表 3-24　2010 年美国风湿病学会 / 欧洲抗风湿病联盟的 RA 分类标准

| 项目 | | 评分 |
| --- | --- | --- |
| 关节受累情况 | | （0 ~ 5 分） |
| 中大关节 | 1 个 | 0 |
| | 2 ~ 10 个 | 1 |
| 小关节 | 1 ~ 3 个 | 2 |
| | 4 ~ 10 个 | 3 |
| 至少一个为小关节 | > 10 个 | 5 |
| 血清学指标 | | （0 ~ 3 分） |
| RF 和抗 CCP 抗体均阴性 | | 0 |
| RF 或抗 CCP 抗体低滴度阳性 | | 2 |
| RF 或抗 CCP 抗体高滴度阳性（正常上限 3 倍） | | 3 |
| 滑膜炎持续时间 | | （0 ~ 1 分） |
| < 6 周 | | 0 |
| ≥ 6 周 | | 1 |
| 急性时相反应物 | | （0 ~ 1 分） |
| CRP 和 ESR 均正常 | | 0 |
| CRP 或 ESR 异常 | | 1 |

### 三、临床资料

患者，女，42 岁。主诉：对称性关节肿痛 1 年，加重 3 个月。

现病史：1 年前无诱因出现双手手指关节肿痛，活动受限，服用布洛芬、尼美舒利等药物，关节痛可缓解，但易复发。近 3 个月出现右膝关节肿痛，后逐渐累及左膝、右踝、双腕、双手掌指、双足跖趾、双手近端指间关节，双手握拳困难，晨僵 2 个多小时，影响工作与日常生活，并伴有低热，体温波动 37 ~ 37.8℃。发病以来，患者无口腔溃疡、皮疹、脱发、雷诺现象、口干和皮下结节等。既往体健，否认吸烟、饮酒史，否认家族类似疾病史。

入院查体：T36.7℃，P66 次 / 分，R20 次 / 分，BP140/90mmHg。

发育正常，营养状态尚可，神志清楚，皮肤无出皮疹、溃疡及皮下结节等。头、颈、心、肺、腹和脊柱无异常。双膝、右踝、双腕、双手掌指、双足跖趾、双手近端指间关节均有明显肿胀、压痛和活动受限，四肢肌肉未见明显萎缩，肌力正常，双下肢轻度凹陷性水肿，神经系统无异常。

辅助检查：ESR87mm/h，双手 X 片示小关节和腕关节未见明显骨质破坏，关节附近可见骨质疏松。

1. 该患者的初步诊断是什么？

2. 进一步检查项目有哪些?

3. 需与哪些疾病相鉴别?

4. 提出治疗方案。

## 四、临床分析

### (一)本病例的临床特点(诊断依据)

1. 中年女性,1 年来反复发作包括大关节、小关节在内的对称性、多发性关节肿胀、疼痛伴晨僵。受累关节逐渐增多,非甾体抗炎药能缓解关节疼痛。

2. 查体:周身多处关节对称性肿胀、压痛。双手近端指间关节明显肿胀。

3. 辅助检查:血沉明显增快。

### (二)临床诊断

类风湿关节炎。本例为中年女性,以慢性、进行性、多关节疼痛为主要临床表现,伴有晨僵现象。体检显食指间关节梭形肿胀,病变关节局部肿胀压痛。辅助检查见血沉增快,X 线见关节周围软组织肿胀、关节骨质疏松等。上述表现均符合类风湿关节炎的诊断标准,进一步需行类风湿因子等检查。由于血沉增快,关节肿痛明显,提示病情处于活动期。

### (三)进一步检查项目

类风湿因子、抗 CCP 抗体、抗核抗体系列、血常规、肝肾功能等。

### (四)鉴别诊断

**1. 风湿热**　本例患者发作时关节有红肿与功能障碍,应用非甾体抗炎药治疗有效,与风湿热相似。但风湿热多见于青少年,特点是大关节游走性疼痛,少数有小关节疼痛,无晨僵现象,发作时抗"O"增高,RF (-),虽可反复发作,但无关节畸形。

**2. 其他结缔组织病**　包括系统性红斑狼疮、混合性结缔组织病、硬皮病等。可有对称性关节肿痛、ESR、CPR 升高、贫血等,与本例有相似之处。但红斑狼疮以青年女性为多见,常伴有面部红斑等皮肤损害,累及关节相对较少,关节疼痛往往较 RA 轻,关节外症状较多,如肾损害、全血细胞减少等。抗 ds-DNA 及抗 SM 抗体阳性有助于 SLE 的诊断。

**3. 骨关节炎**　多见于 50 岁以上人群,以膝、髋关节等负重大关节为主,表现为病变关节疼痛、肿胀、渗出性关节炎等,可有晨僵及关节胶粘感,受累关节可包括指间关节,症状与类风湿关节炎相似。但骨关节炎多累及远端指间关节及负重大关节,表现为钝痛、活动后加重,休息后可缓解。辅助检查可见血沉、C 反应蛋白不高,RF 及其他抗体均阴性。X 线片显示关节边缘呈唇样骨质增生或骨疣形成。

（五）容易误诊的情况

**1. 以大关节或单关节疼痛起病者** 少数类风湿关节炎以单个大关节肿痛起病，以肩关节疼痛起病容易被误诊为肩周炎，以膝关节疼痛起病易被误诊为骨关节炎。检查血沉、CRP 及 RF 等有助鉴别。

**2.RF 阴性的类风湿关节炎** 类风湿因子是一种自身抗体，在 RA 患者中的阳性率70% ～ 80%，是美国风湿病学会修订的分类标准中 7 项中的一项。对于 RF 阴性但有关节肿痛、晨僵的患者，应仔细对照诊断标准的项目，7 项中符合 4 项即可确诊。

**3.RF 阳性的关节炎性病变** 系统性红斑狼疮、硬皮病等多种结缔组织病、结核病等均可出现类风湿因子阳性，因根据患者的发病年龄、起病情况、关节炎症状和体征、全身表现、辅助检查资料等进行综合分析，以免误诊。

（六）治疗方案

**1. 治疗目标** 早期应用慢作用抗风湿药；联合用药，对重症患者联合两种以上药物，以使病情完全缓解；实施个体化治疗方案，根据患者病情特点、对药物的作用及不良反应等选择个体化治疗方案；进行功能锻炼，强调关节的功能活动。

**2. 药物治疗**

（1）非甾体抗炎药 主要是抑制环氧化酶活性，减少前列腺素合成而具抗炎、止痛、退热及减轻关节肿胀的作用，是临床最常用的 RA 治疗作用，但不能控制病情进展，仅能缓解症状，不能单独使用。非甾体抗炎药包括布洛芬、萘普生、双氯芬酸等。

（2）慢作用抗风湿药 又称改善病情的抗风湿药，对疼痛缓解作用差，但能延缓或阻止关节的侵蚀及破坏。慢作用抗风湿药包括甲氨蝶呤、来氟米特、柳氮磺吡啶等。

（3）糖皮质激素 一般不作为首选，但在以下情况选用：①伴有血管炎等关节外表现的重症 RA。②不能耐受非甾体抗炎药的 RA 患者作为桥梁治疗。③其他治疗方法效果不佳的 RA 患者。④伴局部激素治疗指征（如关节腔内注射）。

（4）免疫及生物治疗 可治疗 RA 的生物制剂主要包括肿瘤坏死因子 –a 拮抗剂、白细胞介素 –1 和白介素 –6 拮抗剂、抗 CD20 单抗及 T 淋巴细胞共刺激信号抑制剂等。

（5）植物药 雷公藤多苷、白芍总苷、青藤碱。

（6）外科治疗 外科治疗在急性期可采取滑膜切除术，晚期关节畸形，可行关节置换术等治疗手段。

五、自我评价

自我评价见表 3–25。

表 3-25　自我评价表

| 教学内容：类风湿关节炎 | 自我评价等级 | | | | |
|---|---|---|---|---|---|
| 评价内容 | 很好 | 好 | 普通 | 尚可 | 待改进 |
| 类风湿关节炎的问诊要点 | | | | | |
| 类风湿关节炎的重点体格检查项目 | | | | | |
| 类风湿关节炎的辅助检查项目 | | | | | |
| 类风湿关节炎的诊断 | | | | | |
| 类风湿关节炎的诊断依据 | | | | | |
| 类风湿关节炎的治疗原则 | | | | | |
| 整体评价 | | | | | |
| 改进意见 | | | | | |

## 本章思考题

1. 患者，女性，31 岁，以低热、咳嗽、咳痰带血 3 个月，呼吸困难 3 天入院就诊。查体：右肺叩诊呈浊音，听诊右肺呼吸音减弱。

（1）应作何种临床操作以减轻呼吸困难？

（2）患者查胸腔积液呈黄绿色，李凡他试验（＋），白细胞数 1236×$10^6$/L，淋巴细胞比例 0.70，蛋白 41g/L，葡萄糖 2.5mmol/L。为明确诊断，应做哪些辅助检查？

2. 患者，男性，56 岁，因腹胀、神志不清 1 天入院，查体：腹部膨隆，移动性浊音阳性，现为求明确诊断拟行腹腔穿刺术以了解腹水性质。请思考对于这名昏迷患者，术前应注意什么？

3. 患者，女性，56 岁，乙型肝炎病史 20 余年，因腹胀半年，加重伴喘促两天入院。查体：腹部高度膨隆，脐周及左下腹部可见静脉曲张，液波震颤阳性，双下肢水肿。为减压抽液拟行腹腔穿刺术，此时应该如何操作？

4. 患者，女性，24 岁，因头晕乏力，皮肤黏膜瘀点半年就诊。查体：贫血貌，胸背部及四肢散在瘀点，浅表淋巴结无肿大，胸骨无压痛，肝脾不大。血常规：WBC2.1×$10^9$/L，N0.3，L0.7，Hb53g/L，PLT28×$10^9$/L。

（1）为明确诊断，需进行哪项检查？

（2）如果未抽出骨髓液，如何处理"干抽"？

5. 患者，男性，36 岁，因精神行为异常 6 天，伴抽搐两天入院。患病前 3 天有发热、咳嗽病史。查体：体温 39℃，口唇可见疱疹，四肢可自主活动，左侧巴氏征阳性。

（1）为明确诊断，需做哪些检查？

（2）患者血常规示：白细胞 $5.4×10^9/L$，中性粒细胞 48%，淋巴细胞 51%。脑脊液压力 220mmHg，白细胞 $35×10^9/L$，单核细胞 86%，多核细胞 14%，潘氏试验弱阳性，蛋白 0.64g/L，血糖 4.0mmol/L，氯化物 121mmol/L。请对上述结果进行初步判断，拟定下一步的诊疗措施。

# 第四章　外科基本技能

## 第一节　手术区消毒

### 一、学习目的

通过本节课的学习，掌握常见手术区消毒的流程及标准。

### 二、相关知识链接

手术的消毒范围：

**1. 头部手术**　头及前额。

**2. 颈前部手术**　上至下唇，下至乳头，两侧至斜方肌前缘（甲状腺手术）。

**3. 胸部手术（侧卧位）**　前后过中线，上至锁骨及上臂 1/3 处，下过脐水平线。

**4. 乳腺根治手术**　前至对侧锁骨中线，后至腋后线，上过锁骨及上臂，下过脐水平线。如大腿取皮，则大腿过膝，周围消毒。

**5. 上腹部手术**　上至乳头、下至耻骨联合，两侧至腋中线。

**6. 下腹部手术**　上至剑突、下至大腿上 1/3，两侧至腋中线。

**7. 腰椎手术（俯卧位）**　上至两腋窝连线，下过臀部，两侧至腋中线。

**8. 会阴部手术（截石位）**　耻骨联合、肛门周围及臀，大腿上 1/3 内侧。

**9. 四肢手术**　周围消毒，上下各超过一个关节。

### 三、操作前准备

**1. 操作者准备**　换好洗手衣，戴帽子和口罩，洗手。核对信息。

**2. 患者准备**　摆好合适体位，手术区域皮肤清洁、已备皮，已做好切口标记（腹部手术为例）。

**3. 器械准备**　手术消毒包（无菌换药碗 2 个、海绵钳 3 把、无菌纱布数块）、络合碘 2.5% 碘酊、75% 乙醇、污物桶 1 个。

### 四、操作流程

1. 操作者站在患者右侧，先倒少许络合碘于肚脐浸泡。
2. 用海绵钳钳夹消毒纱布，高度应低于手的高度。

3. 消毒顺序（胃大消）为从切口中心开始，由内向外消毒切口周围 15cm 的范围。

4. 消毒方式为绕过脐部，左右两边对称叠瓦式消毒，每次覆盖前一次的 1/3 ~ 1/2。

5. 碘伏或络合碘消毒 3 遍，消毒不留空隙，每次范围小于前一次。

6. 消毒范围以双侧乳头水平线为上限，大腿中上 1/3 为下限，两侧为腋中线。

7. 消毒结束时用纱布块反转拭去脐部消毒液。

### 五、注意事项

1. 离心消毒，即从切口中心开始，由内向外消毒，用于清洁切口皮肤的消毒；向心消毒，即由外向内消毒至切口中心为止，用于感染切口或肛门、会阴部的消毒。

2. 环形或螺旋形消毒，用于小手术野的消毒；平行形或叠瓦形消毒，用于大手术野的消毒。

### 六、自我评价

手术区消毒操作自评表见表 4-1。

**表 4-1　手术区消毒操作自评表**

| A. 操作内容评价 | 结果得分 | | |
| --- | --- | --- | --- |
| 器材准备 | 操作连贯、规范□ | 需提示□ | 不知道怎么做□ |
| 操作者准备 | 操作连贯、规范□ | 需提示□ | 不知道怎么做□ |
| 消毒包的打开方法 | 操作连贯、规范□ | 需提示□ | 不知道怎么做□ |
| 胃部消毒的顺序、范围 | 操作连贯、规范□ | 需提示□ | 不知道怎么做□ |
| B. 操作细节评价 | | | |
| 消毒切口范围 | 操作连贯、规范□ | 需提示□ | 不知道怎么做□ |
| 叠瓦式消毒方法 | 操作连贯、规范□ | 需提示□ | 不知道怎么做□ |
| 消毒不留空隙，每次范围小于前一次 | 操作连贯、规范□ | 需提示□ | 不知道怎么做□ |
| 消毒的界限，以双侧乳头水平线为上限，大腿中上 1/3 为下限，两侧为腋中线 | 操作连贯、规范□ | 需提示□ | 不知道怎么做□ |
| 消毒结束时用纱布拭去脐部消毒液 | 操作连贯、规范□ | 需提示□ | 不知道怎么做□ |
| C. 医学人文 | | | |
| 操作后整理消毒物品 | 操作连贯、规范□ | 需提示□ | 不知道怎么做□ |
| 无菌观念 | 非常了解□ | 大概知道□ | 不知道□ |

# 第二节　铺　单

### 一、学习目的

除显露手术切口所必需的皮肤外，其他部位均用无菌巾遮盖，以避免和减少手术中的污染。

## 二、相关知识链接

涉及深部组织的手术，切口周围至少要有 4 ～ 6 层，术野周边要有 2 层无菌巾遮盖。

## 三、操作前准备

1. 根据手术的不同，需要准备相应的一整套无菌巾单。以腹部手术为例，通常需要无菌巾 4 ～ 6 块、中单 2 条、薄膜手术巾 1 块、剖腹单 1 条。

2. 需要两人操作，一位为铺巾者，另一位为传递无菌巾和配合有关操作的护士或医生。

## 四、操作

1. 铺巾者站在患者的右侧，确定切口位置。

2. 铺无菌巾：器械护士将 4 块无菌巾按 1/4 的折叠后逐一给铺巾者，前 3 块折边向着铺巾者，第 4 块折边向着递巾者。铺巾者先铺 4 块无菌巾于切口四周，反折面朝下。

3. 铺巾顺序：首先接第一块无菌巾，无菌巾在距离皮肤 10cm 以上高度放下，盖在不洁区，然后铺巾置于手术野的对侧上方，最后一块无菌巾盖住铺巾者的近侧。

4. 用巾钳夹住无菌巾的交叉处固定，或用薄膜手术巾覆盖切口。

5. 铺中单：护士协助铺巾者铺中单，头侧超过麻醉架，足侧超过手术台。在铺的过程中应用手握单角向内卷遮住手背，放下中单角时手不可低于台面，以免手碰到周围有菌物品。

6. 铺大单：铺巾者应用消毒剂泡手 3 分钟或用络合碘制剂涂擦手臂，再穿手术衣、戴灭菌手套，铺大单。

7. 铺大单时洞口对准手术区，指向大单头部的标记应位于切口上方。两侧铺开后，先向上展开，盖住麻醉架再向下展开，盖住手术托盘及床位，遮住除手术区以外身体所有部位。在铺单前，不要将单子完全放在患者身上。

## 五、注意事项

1. 铺巾者与护士的手不能接触，护士用两角包住手，铺巾者在护士两手之内侧接单。

2. 消毒的手臂不能接触靠近手术区的灭菌敷料，铺单时双手只接触无菌巾（单）的边部。

3. 铺的无菌巾（单）不能移动，如果位置不正确，只能由手术区向外移动，或者将其拿掉重铺新的无菌巾（单），若被污染应当即更换重新铺上。

4. 铺巾者未穿上手术衣铺巾时，应先铺对侧，后铺近侧；穿上手术衣后，先铺近侧，后铺对侧；先铺"脏区（如会阴部、下腹部）"后铺洁净区；先铺下方，后铺上方。

## 六、自我评价

铺单操作自评表见表 4-2。

表 4-2 铺单操作自评表

| A. 操作内容评价 | 结果得分 | | |
|---|---|---|---|
| 器材准备 | 操作连贯、规范□ | 需提示□ | 不知道怎么做□ |
| 操作者准备 | 操作连贯、规范□ | 需提示□ | 不知道怎么做□ |
| 4块无菌巾的折法与递巾方法 | 操作连贯、规范□ | 需提示□ | 不知道怎么做□ |
| 铺4块无菌巾的顺序与位置 | 操作连贯、规范□ | 需提示□ | 不知道怎么做□ |
| 铺中单和大单 | 操作连贯、规范□ | 需提示□ | 不知道怎么做□ |
| B. 操作细节评价 | | | |
| 4块无菌巾的折叠方法 | 操作连贯、规范□ | 需提示□ | 不知道怎么做□ |
| 无菌巾的传递 | 操作连贯、规范□ | 需提示□ | 不知道怎么做□ |
| 铺无菌巾顺序及位置 | 操作连贯、规范□ | 需提示□ | 不知道怎么做□ |
| 巾钳夹住无菌巾的交叉处固定 | 操作连贯、规范□ | 需提示□ | 不知道怎么做□ |
| 铺中单的顺序及位置 | 操作连贯、规范□ | 需提示□ | 不知道怎么做□ |
| 铺的过程中操作者手的位置 | 操作连贯、规范□ | 需提示□ | 不知道怎么做□ |
| C. 医学人文 | | | |
| 操作后整理铺巾物品 | 操作连贯、规范□ | 需提示□ | 不知道怎么做□ |
| 无菌观念 | 非常了解□ | 大概知道□ | 不知道□ |

# 第三节 穿脱手术衣

## 一、学习目的

熟练掌握穿脱手术衣的操作流程，并能做到完全遵守无菌原则。

## 二、相关知识链接

隔绝手术室医护人员皮肤及衣物上的细菌，防止细菌移位到手术切口和皮肤引起污染。外科洗手之后不能直接接触无菌物品和手术切口，必须穿上无菌手术衣、戴上无菌手套，方可进行手术。

## 三、操作前准备

1. 手术人员先外科洗手并用消毒液刷手后晾干，再穿无菌手术衣、戴无菌手套。
2. 无菌手术衣包事先由巡回护士打开，无菌手套由巡回护士检查打开。

## 四、操作

### （一）穿全遮盖式手术衣

**1. 穿手术衣**

（1）抓取一件折叠的手术衣，手不得触及下面的手术衣，远离胸前及手术台和其他人员，检查手术衣的前后及上下，用双手分别提起手术衣的衣领两端，轻轻抖开手术衣，内面朝自己，有腰带的一面向外。

（2）将手术衣略向上抛起，顺势双手同时插入袖筒，手伸向前，不可高举过肩，不可外展过大，不可低于腰部，待巡回护士在后面协助穿衣，使双手伸出袖口（若为无接触戴手套，双手不伸出袖口），不得用未戴手套的手拉衣或接触其他部位。

（3）由巡回护士从背后系紧颈部和腰部的衣带。

（4）戴无菌手套。

（5）解开并提起前面的腰带，将右手的腰带递给已戴好手套的手术人员，或由巡回护士用无菌持物钳夹持，护士自术者向右后旋转，使腰带绕穿衣者一周，穿衣者自行在左侧腰间系紧（某些一次性手术衣需要双手交叉提左右腰带略向后递送，由护士在身后系紧腰带）。

（6）穿好手术衣、戴好手套，在等待手术开始前，应将双手互握置于胸前。双手不可高举过肩、垂于腰下或双手交叉放于腋下。

**2. 脱手术衣**

（1）他人协助脱衣法　自己双手抱肘，由巡回护士将手术衣肩部向肘部翻转，然后再向手的方向扯脱，如此则手套的腕部就随着翻转于手上。

（2）个人脱手术衣法　左手抓住右肩手术衣，自上拉下，使衣袖翻向外。同法拉下左肩手术衣，脱下全部手术衣使衣里外翻，保护手臂及洗手衣裤不被手术衣外面所污染。最后脱下手术衣扔于污衣袋中。

## （二）半包手术衣

前面部分介绍的是全遮盖式手术衣穿法，此外还有半包后开襟手术衣穿法，步骤如下。

1. 手臂消毒后，抓取手术衣，双手提起衣领两端，远离胸前及手术台和其他人员，认清手术衣里外及上下，双手分别提起手术衣的衣领两端，抖开手术衣，内面朝向自己。

2. 将手术衣向空中轻掷，两手臂顺势插入袖内并略向前伸。

3. 由巡回护士在身后协助拉开衣领两角并系好背部衣带，穿衣者将手向前伸出衣袖。可两手臂交叉将衣袖推至腕部，避免手部接触手术衣外面。

4. 穿上手术衣后，稍弯腰，使腰带悬空，两手交叉提起腰带中段，腰带不要交叉，将手术衣带递于巡回护士。

5. 巡回护士从背后系好腰带，交接中避免接触穿衣者的手指。

## 五、自我评价

穿脱手术衣操作见表4-3。

表 4-3　穿脱手术衣操作自评表

| A. 操作内容评价 | 结果得分 | | |
|---|---|---|---|
| 器材准备 | 操作连贯、规范☐ | 需提示☐ | 不知道怎么做☐ |
| 操作者准备 | 操作连贯、规范☐ | 需提示☐ | 不知道怎么做☐ |
| 全遮盖式手术衣的穿法 | 操作连贯、规范☐ | 需提示☐ | 不知道怎么做☐ |
| 全遮盖式手术衣的脱法 | 操作连贯、规范☐ | 需提示☐ | 不知道怎么做☐ |
| 半包手术衣穿法 | 操作连贯、规范☐ | 需提示☐ | 不知道怎么做☐ |
| 半包手术衣脱法 | 操作连贯、规范☐ | 需提示☐ | 不知道怎么做☐ |
| B. 操作细节评价 | | | |
| 穿手术衣的位置 | 操作连贯、规范☐ | 需提示☐ | 不知道怎么做☐ |
| 检查手术衣的过程 | 操作连贯、规范☐ | 需提示☐ | 不知道怎么做☐ |
| 穿手术衣时手臂的范围 | 操作连贯、规范☐ | 需提示☐ | 不知道怎么做☐ |
| 穿好后双手位置 | 操作连贯、规范☐ | 需提示☐ | 不知道怎么做☐ |
| 脱衣时注意事项 | 操作连贯、规范☐ | 需提示☐ | 不知道怎么做☐ |
| C. 医学人文 | | | |
| 操作后整理衣物 | 操作连贯、规范☐ | 需提示☐ | 不知道怎么做☐ |
| 无菌观念 | 非常了解☐ | 大概知道☐ | 不知道☐ |

# 第四节　戴无菌手套

## 一、学习目的

所有参加手术的人员消毒后必须穿上无菌手术衣、戴上无菌手套，方可进行手术。

## 二、操作前准备

在戴无菌手套前，手术人员必须进行外科洗手，并经消毒液刷手和晾干。

## 三、操作步骤

### (一)常规戴无菌手套法

1.选用与自己手尺码相一致的无菌手套，查看灭菌日期，术者取出内层套袋。

2.用一只手自手套袋内捏住两只手套套口的翻折部而一并取出手套。先将右手伸入右手手套内，再用已戴好手套的右手指插入左手手套的翻折部，以助左手伸入手套内。

3.先后整理两个手术衣袖口，将手套翻折部翻回盖住手术衣袖口。

4.注意在未戴手套前，手不能接触手套的外面，已戴手套后，手套外面不能接触皮肤。手套外面的润滑粉需用无菌盐水冲净。

## （二）脱手套法

1.手套对手套法脱下第一只手套，先用戴手套的手提取另一手的手套外面脱下手套，不可触及皮肤。

2.皮肤对皮肤法脱下第二只手套，用已脱手套的拇指伸入另一戴手套的手掌部以下，并用其他各指协助，提起手套翻转脱下，手部皮肤不接触手套的外面。

## 四、自我评价

戴手套操作自评表见表4-4。

**表4-4　戴手套操作自评表**

| A.操作内容评价 | 结果得分 | | |
|---|---|---|---|
| 操作前准备 | 操作连贯、规范□ | 需提示□ | 不知道怎么做□ |
| 常规戴无菌手套法 | 操作连贯、规范□ | 需提示□ | 不知道怎么做□ |
| 脱手套法 | 操作连贯、规范□ | 需提示□ | 不知道怎么做□ |
| B.操作细节评价 | | | |
| 取出手套过程 | 操作连贯、规范□ | 需提示□ | 不知道怎么做□ |
| 右手戴手套过程 | 操作连贯、规范□ | 需提示□ | 不知道怎么做□ |
| 左手戴手套过程 | 操作连贯、规范□ | 需提示□ | 不知道怎么做□ |
| 脱手套的过程 | 操作连贯、规范□ | 需提示□ | 不知道怎么做□ |
| C.医学人文 | | | |
| 操作后整理物品 | 操作连贯、规范□ | 需提示□ | 不知道怎么做□ |
| 无菌观念 | 非常了解□ | 大概知道□ | 不知道□ |

# 第五节　换药与拆线

## 一、学习目的

熟练掌握换药与拆线的方法及各部位拆线的时间，不同部位拆线的方法。

## 二、相关知识链接

换药的适应证如下。

1.需要观察伤口情况者。

2.伤口敷料被渗出分泌物浸湿，或有出血倾向者。伤口敷料松脱或被污染者。

3.伤口内放置引流物需拔除者。

4.伤口已愈合需拆线者。

## 三、操作前准备

1.医师的准备包括穿工作服，戴口罩、帽子，洗手，核对床号和姓名。

2.告知患者操作目的，取得配合。

3.摆体位，询问患者伤口感觉，揭敷料了解伤口情况，再次洗手。

4.评估环境，注意保暖，保护隐私（必要时打开屏风）。

5.物品准备包括换药包（治疗碗或盘 2 个、有齿镊和无齿镊各一把、拆线剪一把）、棉球若干、纱布若干、胶布、络合碘等。

## 四、操作

1.取换药包检查有效期，打开换药包，准备络合碘棉球及敷料等以持物钳放入换药包中并整理换药包内物品。

2.暴露患者换药拆线部位，用手沿切口方向揭开外层敷料，用镊子或血管钳沿切口方向揭开内层敷料（若敷料黏结于创面，先用生理盐水渗透），一只镊子或血管钳直接用于接触伤口，另一镊子或血管钳专用于传递换药碗中的物品。

3.观察伤口情况，用络合碘棉球由内至外消毒切口及周围皮肤 5～6cm 两遍，消毒范围应超过纱布覆盖范围，第二遍小于第一遍范围，消毒两次后拆线。

4.拆线前检查切口是否愈合牢固，用有齿镊或血管钳轻提缝合口上打结线头，使埋于皮肤的缝线经皮下拉出，用拆线剪将线头下方露出部剪断，向伤口方向轻轻抽出，避免将暴露在皮肤外面的缝线经皮下拉出。

5.拆线过程中注意观察患者反应及伤口愈合情况。

6.覆盖敷料（光滑面朝下），擦干敷料外的消毒液，胶布固定（长短、方向、位置适当）。

7.整理患者衣物，整理用物，垃圾分类处理，洗手。

## 五、注意事项

1.关注敷料吸附的渗出物，观察伤口有无红肿、出血，有无分泌物及其性质，注意创面皮肤、黏膜、肉芽组织的颜色变化、愈合情况等。评估需要的器械和敷料的数量种类。

2.揭开纱布要顺着伤口方向揭，垂直揭开易使伤口再裂开。

## 六、自我评价

换药与拆线操作自评表见表 4-5。

**表 4-5　换药与拆线操作自评表**

| A. 操作内容评价 | 结果得分 | | |
|---|---|---|---|
| 操作者准备 | 操作连贯、规范□ | 需提示□ | 不知道怎么做□ |
| 换药包的检查 | 操作连贯、规范□ | 需提示□ | 不知道怎么做□ |
| 换药流程 | 操作连贯、规范□ | 需提示□ | 不知道怎么做□ |
| 拆线方法 | 操作连贯、规范□ | 需提示□ | 不知道怎么做□ |

| B. 操作细节评价 | | | |
|---|---|---|---|
| 检查有效期，打开换药包 | 操作连贯、规范□ | 需提示□ | 不知道怎么做□ |
| 揭开外层敷料和内层敷料 | 操作连贯、规范□ | 需提示□ | 不知道怎么做□ |
| 传递换药碗中的物品 | 操作连贯、规范□ | 需提示□ | 不知道怎么做□ |
| 消毒切口范围 | 操作连贯、规范□ | 需提示□ | 不知道怎么做□ |
| 拆线前检查切口 | 操作连贯、规范□ | 需提示□ | 不知道怎么做□ |
| 覆盖敷料（光滑面朝下） | 操作连贯、规范□ | 需提示□ | 不知道怎么做□ |
| 整理患者衣物及用物 | 操作连贯、规范□ | 需提示□ | 不知道怎么做□ |
| C. 医学人文 | | | |
| 操作后整理换药物品 | 操作连贯、规范□ | 需提示□ | 不知道怎么做□ |
| 无菌观念 | 非常了解□ | 大概知道□ | 不知道□ |

## 本章思考题

1. 患者男性，53 岁，因体检发现颈前部包块就诊，拟行甲状腺切除术。请完成相应手术区域消毒和铺巾。

2. 患者男性，45 岁，因转移性右下腹痛就诊，5 天前行阑尾炎手术。请完成对伤口的处理。

# 第五章　妇科临床基本技能

## 第一节　妇科检查

### 一、学习目的

1. 掌握妇科检查的方法及步骤，并能按解剖部位先后顺序准确地记录检查结果。
2. 熟悉妇科检查的注意事项。
3. 注意妇科检查中减轻患者紧张、疼痛不适的一般技巧。

### 二、相关知识链接

1. 外阴检查。观察外阴、大小阴唇、会阴、阴蒂、尿道口、处女膜及阴道前后壁。
2. 阴道窥器检查。选用大小适当的阴道窥器，检查阴道宫颈。
3. 双合诊。检查子宫附件。
4. 介绍三合诊及直肠 – 腹部诊。
5. 介绍妇科检查中减轻患者紧张、疼痛不适的一般技巧。

### 三、操作步骤

#### （一）外阴检查

1. 观察外阴。
2. 戴无菌手套检查外阴。

#### （二）窥阴器检查

1. 左手食指与拇指分开小阴唇，暴露阴道口，右手持阴道窥器沿阴道后壁缓慢插入阴道内，边旋转边向上、向后推进。
2. 至近宫颈处将阴道窥器转至平位，打开两叶，直至完全暴露宫颈、穹窿部，固定窥器。
3. 观察宫颈、阴道、分泌物、后穹窿。
4. 确认在未夹持阴道壁的情况下，轻轻合拢两叶，旋转至放置时的位置，缓慢抽出阴道窥器。

### （三）双合诊检查

1. 检查者一手戴好无菌手套，食指、中指并拢，缓慢伸入阴道内至后穹窿部向上抬举宫颈，另一只手在腹部随患者呼吸配合检查。

2. 阴道通畅度、深度等。

3. 触摸宫颈了解大小、形状、软硬度、活动度，检查有无宫颈举痛及接触性出血。

4. 双手配合触诊子宫的位置、大小、软硬度、活动度，检查有无压痛。

5. 双手滑至侧穹窿处，触诊两侧输卵管及卵巢，了解有无附件增厚、压痛、包块。正常卵巢可触及，输卵管不能触及。

6. 抽出阴道内手指，褪下手套丢至污物桶里。

7. 清洁外阴。

8. 整理物品、洗手。

### （四）三合诊检查

一手食指放入阴道，中指放入直肠，其余检查步骤与双合诊检查时相同。

## 四、记录

盆腔检查结束后，应将检查结果按解剖部位先后顺序记录。

**1. 外阴** 发育情况及婚产式（未婚、已婚未产或经产式）。有异常发现时，应详加描述。

**2. 阴道** 是否通畅，黏膜情况，分泌物量、色、性状及有无气味。

**3. 宫颈** 大小，硬度，有无糜烂样改变，有无撕裂、息肉、腺囊肿，有无接触性出血、举痛及摇摆痛等。

**4. 宫体** 位置、大小、硬度、活动度，表面是否平整，有无突起，有无压痛等。附件有无块物、增厚或压痛。若扪及块物，记录其位置、大小、硬度，表面光滑与否，活动度，有无压痛及与子宫、盆壁的关系。分别记录左右两侧情况。

## 五、自我评价

妇科检查操作自评表见表 5-1。

表 5-1 妇科检查操作自评表

| A. 操作流程评价 | 结果得分 | | |
| --- | --- | --- | --- |
| 能够用正确的方法检查外阴 | 操作连贯、规范□ | 需提示□ | 不知道怎么做□ |
| 能够用正确的方法使用窥阴器 | 操作连贯、规范□ | 需提示□ | 不知道怎么做□ |
| 能够用正确的方法进行阴道双合诊检查 | 操作连贯、规范□ | 需提示□ | 不知道怎么做□ |
| 检查结果汇报准确 | 操作连贯、规范□ | 需提示□ | 不知道怎么做□ |

续表

| B.操作细节评价 | | | |
|---|---|---|---|
| 七步洗手法正确 | 操作连贯、规范□ | 需提示□ | 不知道怎么做□ |
| 规范性无菌操作 | 操作连贯、规范□ | 需提示□ | 不知道怎么做□ |
| 使用窥阴器能够完全暴露宫颈、穹窿部 | 操作连贯、规范□ | 需提示□ | 不知道怎么做□ |
| 双合诊能够检查到阴道、子宫、附件、宫颈、后穹窿 | 操作连贯、规范□ | 需提示□ | 不知道怎么做□ |
| C.医学人文 | | | |
| 操作时注意保护患者隐私 | 操作连贯、规范□ | 需提示□ | 不知道怎么做□ |
| 医患沟通得当 | 操作连贯、规范□ | 需提示□ | 不知道怎么做□ |
| 保持无菌观念 | 操作连贯、规范□ | 需提示□ | 不知道怎么做□ |
| 在操作时把模型视为 | 玩具□　模型□ | 患者□ | 亲人□ |
| 整理器械 | 操作连贯、规范□ | 需提示□ | 不知道怎么做□ |

# 第二节　诊断性刮宫术

## 一、学习目的

1. 掌握刮宫术的操作步骤。
2. 熟悉刮宫术的适应证及禁忌证。
3. 了解刮宫术并发症。

## 二、相关知识链接

1. 讲解刮宫术的目的、适应证。
2. 重点讲解操作步骤。
3. 讲解并发症及处理方法。
4. 讲解术后注意事项。

## 三、适应证

1. 对绝经后子宫出血的妇女，诊断性刮宫可诊断子宫腔内及宫颈管内是否患有癌肿。

2. 对于月经不调的患者，通过诊断性刮宫对子宫内膜的病理检查，可了解其体内生殖内分泌的异常变化。

3. 子宫内膜结核也需要通过诊断性刮宫来诊断。

4. 不孕不育症患者亦可通过诊断性刮宫以了解体内内分泌的情况，以及有无排卵和子宫内膜本身的病变。

## 四、禁忌证

1. 急性阴道炎、急性宫颈炎、急性盆腔炎。

2. 可疑妊娠。

3. 其他，如急性严重全身性疾病、高热。

## 五、操作前准备

### （一）患者准备

1. 嘱患者排空膀胱，取膀胱截石位于检查床上。

2. 告知患者手术目的、过程和注意事项，解除思想顾虑，取得其配合。

3. 签署知情同意书。

### （二）器械准备

1. 无菌刮宫包 1 个：内有宫颈钳 1 把、子宫探针 1 个、无齿卵圆钳 1 把、长镊子 2 把、扩张器 4～8 号、刮匙 1 把（分段诊刮 2 把）、弯盘 2 个、阴道窥器 2 个、无菌洞巾 1 个。

2. 装有固定液的标本瓶 2～3 个。

3. 无菌手套、纱布、棉球、棉签若干。

## 六、操作步骤

1. 外阴常规消毒后铺无菌洞巾，双合诊查清子宫位置、大小及附件情况。

2. 阴道窥器暴露宫颈，消毒宫颈及宫颈管后，用宫颈钳夹宫颈前唇，子宫探针探测宫腔深度及方向。

3. 按子宫屈向，用宫颈扩张器自 4 号开始逐一扩张宫颈，直至能将刮匙深入宫腔内。

4. 用刮匙由内向外沿宫腔前壁、侧壁、后壁、宫底和两侧宫角部刮取组织，怀疑子宫内膜结核者应注意刮取两侧宫角部，将刮出的组织装入标本瓶中送检。

5. 若行分段诊刮，应先不探测宫腔，用小刮匙自宫颈内口至外口顺序刮宫颈管一周，将所刮取的组织置于纱布上，然后按一般诊断性刮宫处置，将颈管和宫颈组织分别装瓶标记送检。

6. 检查结束，观察有无阴道出血及出血量，局部消毒，取出宫颈钳及阴道窥器。

## 七、注意事项

1. 出血、穿孔和感染是刮宫的主要并发症，要做好输液、配血的准备，严格无菌操作，避免感染发生。

2. 刮宫前 5 天禁止性生活。若为了解卵巢功能而诊刮，术前至少 1 个月停用性激素，以免得出错误结论；不孕症患者，应选择月经前期或月经来潮 6 小时内刮宫，以判断有无排卵。

3. 若刮出物肉眼观察高度怀疑为癌组织时，不应继续刮宫，以防止出血及癌扩散；

若肉眼观察未见明显癌组织时，应全面刮宫，以防漏诊。

4. 术后应保持外阴部清洁，2 周内禁止性生活及盆浴。

5. 遵医嘱服用抗生素 3 ～ 5 天。

6. 术后应注意观察阴道出血情况，若出血量多应立即就诊。

7.1 周后到门诊复查，并了解病理检查结果。

## 八、自我评价

诊断性刮宫术操作自评表见表 5-2。

**表 5-2　诊断性刮宫术操作自评表**

| A. 操作流程评价 | 结果得分 | | |
| --- | --- | --- | --- |
| 术前准备充分 | 操作连贯、规范□ | 需提示□ | 不知道怎么做□ |
| 外阴消毒顺序正确、方法正确 | 操作连贯、规范□ | 需提示□ | 不知道怎么做□ |
| 阴道及宫颈消毒正确 | 操作连贯、规范□ | 需提示□ | 不知道怎么做□ |
| 能够用正确方法使用宫颈钳 | 操作连贯、规范□ | 需提示□ | 不知道怎么做□ |
| 能够用正确方法使用子宫探针 | 操作连贯、规范□ | 需提示□ | 不知道怎么做□ |
| 能够用正确方法使用宫颈扩张棒 | 操作连贯、规范□ | 需提示□ | 不知道怎么做□ |
| 能够用正确方法使用刮匙 | 操作连贯、规范□ | 需提示□ | 不知道怎么做□ |
| 标本采集正确 | 操作连贯、规范□ | 需提示□ | 不知道怎么做□ |
| 术后消毒正确、整理正确 | 操作连贯、规范□ | 需提示□ | 不知道怎么做□ |
| 术后注意事项交代清楚 | 清楚□　模糊□ | 不交代□ | |
| **B. 操作细节评价** | | | |
| 规范性无菌操作 | 操作连贯、规范□ | 需提示□ | 不知道怎么做□ |
| 使用宫颈钳夹取宫颈位置正确 | 操作连贯、规范□ | 需提示□ | 不知道怎么做□ |
| 使用宫颈扩张器从小号至大号每隔半号扩张 | 操作连贯、规范□ | 需提示□ | 不知道怎么做□ |
| 使用刮匙沿宫腔顺时针自宫底开始刮取子宫内膜 | 操作连贯、规范□ | 需提示□ | 不知道怎么做□ |
| 内膜保存完整，送检病理 | 操作连贯、规范□ | 需提示□ | 不知道怎么做□ |
| **C. 医学人文** | | | |
| 操作时注意保护患者隐私 | 操作连贯、规范□ | 需提示□ | 不知道怎么做□ |
| 医患沟通得当 | 操作连贯、规范□ | 需提示□ | 不知道怎么做□ |
| 保持无菌观念 | 操作连贯、规范□ | 需提示□ | 不知道怎么做□ |
| 在操作时把模型视为 | 玩具□　模型□ | 患者□ | 亲人□ |
| 注重人文关怀 | 操作连贯、规范□ | 需提示□ | 不知道怎么做□ |

# 第三节　宫内节育器放置术

## 一、学习目的

1. 掌握宫内节育器放置术的适应证、禁忌证、时间、方法。

2. 熟悉宫内节育器的种类。

3. 了解宫内节育器的作用原理。

4. 了解术后注意事项。

## 二、相关知识链接

1. 讲解各种宫内节育器，及其各自的作用原理和使用年限。

2. 重点讲解宫内节育器的放置术适应证、禁忌证、放置时间、放置方法、术后注意事项及随访。

## 三、适应证

育龄妇女无禁忌证，要求放置 IUD 者。

## 四、禁忌证

1. 妊娠。

2. 急性炎症。

3. 人工流产术后出血过多或子宫收缩不良。

4. 生殖器肿瘤或畸形。

5. 宫颈内口过松或子宫脱垂。

6. 宫腔 < 5.5cm 或 > 9.0cm。

7. 近 3 月内有月经失调、阴道不规则流血。

8. 铜过敏史。

## 五、放置时间

1. 经期后 3 ~ 7 天无性交。

2. 产后满 3 个月子宫恢复正常。

3. 剖宫产后半年。

4. 含孕激素 IUD 在月经第 3 日放置。

5. 自然流产于转经后放置，药物流产 2 次正常月经后放置。

## 六、操作前准备

### （一）患者准备

1. 嘱患者排空膀胱，取膀胱截石位于检查床上。

2. 核对患者月经来潮时间，告知患者手术过程和注意事项，解除思想顾虑，取得其配合。

3. 签署知情同意书。

### （二）器械准备

1. 上环包 1 个（阴道窥器 2 个、宫颈钳 1 把、子宫探针 1 个、长镊子 2 把、放环器 1 个、扩张棒 2 ~ 3 个、节育器 1 个、剪刀 1 把、弯盘 2 个、洞巾 1 块）。

2. 无菌手套、纱布、棉球、棉签若干。

## 七、操作步骤

1. 外阴消毒、铺巾，双合诊检查子宫及附件情况。

2. 阴道窥器暴露宫颈，消毒宫颈、阴道，以宫颈钳夹持宫颈前唇。

3. 用子宫探针依子宫曲度探测宫腔深度，据此选择节育器的类型及型号。

4. 扩张宫颈时，以执笔式持宫颈扩张器，沿宫腔方向慢慢扩张宫颈内口，扩张器通过宫颈内口即可，不可深入，一般由 4 号扩至 6 号。

5. 用放环器将宫内节育器推送至宫腔，其上缘达宫底部，退出放环器。带有尾丝的宫内节育器可直接持柄送入，在距宫颈外口 0.5 ～ 2cm 处剪断尾丝。

6. 观察无出血，取出宫颈钳及阴道窥器，取下无菌单。

## 八、注意事项

1. 哺乳期子宫小而软，易穿孔，操作需轻柔。

2. 节育器放置时要一次性放置宫底部，不可扭动放置器。

3. 放置节育环后因子宫出血，随时可取，带器妊娠者可在行人工流产术时同时取出。

4. 术后休息 3 日，1 周内忌重体力劳动，2 周内忌性交及盆浴，保持外阴清洁。

5. 术后应口服 1 周抗生素以预防感染，术后如有少量阴道出血及下腹部不适，无需特殊处理，如有发热、下腹痛加剧、阴道流血增多、分泌物异常等，随时就诊。

## 九、自我评价

宫内节育器放置术操作自评表见表 5–3。

表 5–3  宫内节育器放置术操作自评表

| A. 操作流程评价 | 结果得分 | | |
| --- | --- | --- | --- |
| 术前准备充分 | 操作连贯、规范□ | 需提示□ | 不知道怎么做□ |
| 外阴消毒顺序正确、方法正确 | 操作连贯、规范□ | 需提示□ | 不知道怎么做□ |
| 阴道及宫颈消毒正确 | 操作连贯、规范□ | 需提示□ | 不知道怎么做□ |
| 能够用正确的方法使用宫颈钳 | 操作连贯、规范□ | 需提示□ | 不知道怎么做□ |
| 能够用正确的方法使用子宫探针 | 操作连贯、规范□ | 需提示□ | 不知道怎么做□ |
| 节育环放置位置正确 | 操作连贯、规范□ | 需提示□ | 不知道怎么做□ |
| 如有尾丝节育环，尾丝剪断位置正确 | 操作连贯、规范□ | 需提示□ | 不知道怎么做□ |
| 术后消毒正确、整理正确 | 操作连贯、规范□ | 需提示□ | 不知道怎么做□ |
| 术后注意事项交代清楚 | 清楚□   模糊□ | 不交代□ | |
| B. 操作细节评价 | | | |
| 规范性无菌操作 | 操作连贯、规范□ | 需提示□ | 不知道怎么做□ |
| 使用宫颈钳夹取宫颈位置正确 | 操作连贯、规范□ | 需提示□ | 不知道怎么做□ |
| 节育环放置子宫底部 | 操作连贯、规范□ | 需提示□ | 不知道怎么做□ |

续表

| C.医学人文 | | | |
|---|---|---|---|
| 操作时注意保护患者隐私 | 操作连贯、规范☐ | 需提示☐ | 不知道怎么做☐ |
| 医患沟通得当 | 操作连贯、规范☐ | 需提示☐ | 不知道怎么做☐ |
| 保持无菌观念 | 操作连贯、规范☐ | 需提示☐ | 不知道怎么做☐ |
| 在操作时把模型视为 | 玩具☐　模型☐ | 患者☐ | 亲人☐ |
| 注重人文关怀 | 操作连贯、规范☐ | 需提示☐ | 不知道怎么做☐ |

# 第四节　宫内节育器取出术

## 一、学习目的

1.掌握宫内节育器取出术的适应证、禁忌证、时间、方法。

2.熟悉宫内节育器的不同种类，特殊情况下取法不同。

3.了解宫内节育器的并发症等。

4.了解术后注意事项及使用原理。

## 二、相关知识链接

1.讲解各种宫内节育器，及其各自的作用原理和使用年限。

2.重点讲解宫内节育器取出术的适应证（生理情况、病理情况）、禁忌证、取器时间、取器方法、注意事项。

3.讲解发生并发症时的特殊处置。

## 三、适应证

1.计划再生育或不需避孕。

2.放置期限已满需更换。

3.绝经过渡期停经 1 年内。

4.改用其他避孕措施或绝育。

## 四、禁忌证

1.急性炎症。

2.全身性疾病急性期。

## 五、取器时间

1.经期后 3 ～ 7 天，术前 3 天禁止性生活。

2.带器早期妊娠，行人工流产同时取器。

3.带器异位妊娠，术前行诊断性刮宫时或术后出院前。

4.因子宫不规则出血，随时可取，同时行诊断性刮宫，并送病理。

## 六、操作前准备

### （一）患者准备

1.行 B 超检查或 X 线透视确定节育器是否存在，了解位置及形状。

2.嘱患者排空膀胱，取膀胱截石位于检查床上。

3.核对患者月经来潮时间，告知患者手术过程和注意事项，解除思想顾虑，取得其配合。

4.签署知情同意书。

### （二）器械准备

1.取环包 1 个（阴道窥器 2 个、宫颈钳 1 把、子宫探针 1 个、长镊子 2 把、取环器 1 个、扩张棒 2 ～ 3 个、弯盘 2 个、洞巾 1 块）。

2.无菌手套、纱布、棉球、棉签若干。

## 七、操作步骤

1.外阴消毒、铺巾，双合诊检查子宫及附件情况。

2.阴道窥器暴露宫颈，消毒宫颈、阴道，以宫颈钳夹持宫颈前唇。

3.如宫颈口过紧者，可用 1% 的利多卡因于宫颈 4 点及 8 点处黏膜下注射各 1 ～ 2mL，5 分钟后实施手术。

4.扩张宫颈时，以执笔式持宫颈扩张器沿宫腔方向慢慢扩张宫颈内口，扩张器通过宫颈内口即可，不可深入，一般由 4 号扩至 6 号。

5.取环时，有尾丝者，用血管钳夹住后轻轻牵引取出；无尾丝者，用子宫探针探查节育器位置，以取环钩钩住环的下缘并旋转钩头方向，牵拉取出。

## 八、注意事项

1.取出困难时，可借助宫腔镜取器。

2.术后休息 3 天，禁重体力劳动 1 周，保持外阴部清洁。

3.术后 2 周禁性生活、盆浴。

4.术后应口服 1 周抗生素以预防感染，术后如有少量阴道出血及下腹部不适，无需特殊处理，如有发热、下腹痛加剧、阴道流血增多、分泌物异常等，随时就诊。

## 九、自我评价

宫内节育器取出术操作自评表见表 5-4。

表 5-4 宫内节育器取出术操作自评表

| A. 操作流程评价 | 结果得分 | | |
|---|---|---|---|
| 术前准备充分 | 操作连贯、规范□ | 需提示□ | 不知道怎么做□ |
| 外阴消毒顺序正确、方法正确 | 操作连贯、规范□ | 需提示□ | 不知道怎么做□ |
| 阴道及宫颈消毒正确 | 操作连贯、规范□ | 需提示□ | 不知道怎么做□ |
| 能够用正确的方法使用宫颈钳 | 操作连贯、规范□ | 需提示□ | 不知道怎么做□ |
| 能够用正确的方法使用子宫探针 | 操作连贯、规范□ | 需提示□ | 不知道怎么做□ |
| 能够用正确的方法使用宫颈扩张棒 | 操作连贯、规范□ | 需提示□ | 不知道怎么做□ |
| 能够用正确的方法使用取环钩 | 操作连贯、规范□ | 需提示□ | 不知道怎么做□ |
| 术后消毒正确、整理正确 | 操作连贯、规范□ | 需提示□ | 不知道怎么做□ |
| 术后注意事项交代清楚 | 清楚□ | 模糊□ | 不交代□ |
| B. 操作细节评价 | | | |
| 规范性无菌操作 | 操作连贯、规范□ | 需提示□ | 不知道怎么做□ |
| 使用宫颈钳夹取宫颈位置正确 | 操作连贯、规范□ | 需提示□ | 不知道怎么做□ |
| 节育环取出时选择方式正确（带有尾丝者选用血管钳，不带尾丝者选用取环钩） | 操作连贯、规范□ | 需提示□ | 不知道怎么做□ |
| C. 医学人文 | | | |
| 操作时注意保护患者隐私 | 操作连贯、规范□ | 需提示□ | 不知道怎么做□ |
| 医患沟通得当 | 操作连贯、规范□ | 需提示□ | 不知道怎么做□ |
| 保持无菌观念 | 操作连贯、规范□ | 需提示□ | 不知道怎么做□ |
| 在操作时把模型视为 | 玩具□ 模型□ | 患者□ | 亲人□ |
| 注重人文关怀 | 操作连贯、规范□ | 需提示□ | 不知道怎么做□ |

# 第五节　人工流产负压吸引术

## 一、学习目的

1. 掌握人工流产负压吸引术的操作方法。
2. 掌握人工流产负压吸引术适应证与禁忌证。
3. 熟悉人工流产负压吸引术的并发症及处理方法。

## 二、相关知识链接

1. 重点讲解人工流产负压吸引术的适应证及禁忌证。
2. 重点讲解人工流产负压吸引术的术前准备及手术步骤。
3. 一般讲解人工流产负压吸引术的注意事项。
4. 一般讲解人工流产负压吸引术的并发症及处理。

## 三、适应证

1. 妊娠 49 天～ 10 周内需终止妊娠而无禁忌证者。
2. 因某种全身性疾病不宜继续妊娠者。

## 四、禁忌证

1. 生殖道急性感染。

2. 全身状态不能承受手术者，如严重贫血。

## 五、操作前准备

### （一）患者准备

1. 行 B 超检查确定为宫内妊娠，了解妊娠时间。

2. 嘱患者排空膀胱，取膀胱截石位于检查床上。

3. 告知患者手术过程和注意事项，解除思想顾虑，取得其配合。如需做无痛全麻术，则术前 8 小时禁食水。

4. 患者本人及家属签署知情同意书。

### （二）器械准备

1. 人工流产吸宫包 1 个（内有双层大包布 1 块、洞巾 1 块、弯盘 2 个、有齿卵圆钳 1 把、无齿长镊 2 把、阴道窥器 2 个、宫颈钳 1 把、子宫探针 1 个、宫颈扩张器 4～8 号各 1 根、吸刮头 7～8 号各 1 根、小号刮匙 1 把、连接橡皮管 1 根）。

2. 无菌手套、纱布、棉球、棉签若干。

3. 电动吸引器 1 台。

### （三）常备药品

局部或静脉麻醉药、子宫收缩药、抢救用药等。

## 六、操作步骤

1. 铺无菌臀垫，行双合诊检查子宫大小、位置及盆腔情况后，更换无菌手套。

2. 用窥阴器暴露宫颈，消毒阴道、宫颈。

3. 用宫颈钳夹持子宫颈前唇，将探针按已检查好的子宫位置缓慢进入，遇到阻力时提示探针已达到子宫底，停止推进，取出探针，看刻度，确定宫腔深度。

4. 按探针方向，以执笔式持宫颈扩张器，自小号开始，每隔半号逐一扩张，一般扩张至大于所使用吸管的半号或者 1 号。

5. 连接吸管至负压吸引器。

6. 负压吸引：当吸管送达宫腔底部遇到阻力后，略向后退约 1cm，开动负压吸引。负压一般选择 400～500mmHg，吸引时一般按顺时针方向吸宫腔 1～2 周（如需 2 次吸引则选择 300mmHg），小刮匙刮两侧宫角，吸净时感觉吸管转动受限、宫壁粗糙。折叠导管，在无负压的情况下退出吸管。吸管在进出宫颈时不能有负压。

7. 取下宫颈钳，用棉球擦拭宫颈及阴道内血迹，取出窥阴器。

8. 将全部吸出物用纱布过滤，检查有无绒毛或胚胎组织，并注意有无水泡状物。如未见绒毛，应送吸出物做组织学检查。

## 七、注意事项

1. 负压吸引前必须做负压吸引试验，负压吸引时间不宜过长，次数不宜过多。

2. 正确使用负压吸引管。

3. 预防感染。

## 八、术后交代

1. 术后全休 1 周，禁重体力劳动 2 周，保持外阴部清洁。

2. 术后 1 个月禁性生活、盆浴。

3. 术后应口服 1 周抗生素以预防感染，口服缩宫止血药 1 周，术后如有少量阴道出血及下腹部不适，无需特殊处理，如有发热、下腹痛加剧、阴道流血增多、分泌物异常等，随时就诊。

4. 术后 1 个月复查彩超。

## 九、自我评价

负压吸引术操作自评表见表 5-5。

**表 5-5　负压吸引术操作自评表**

| A. 操作流程评价 | 结果得分 | | |
|---|---|---|---|
| 术前准备充分 | 操作连贯、规范□ | 需提示□ | 不知道怎么做□ |
| 外阴消毒顺序正确、方法正确 | 操作连贯、规范□ | 需提示□ | 不知道怎么做□ |
| 阴道及宫颈消毒正确 | 操作连贯、规范□ | 需提示□ | 不知道怎么做□ |
| 能够用正确的方法使用宫颈钳 | 操作连贯、规范□ | 需提示□ | 不知道怎么做□ |
| 能够用正确的方法使用子宫探针 | 操作连贯、规范□ | 需提示□ | 不知道怎么做□ |
| 能够用正确的方法使用宫颈扩张棒 | 操作连贯、规范□ | 需提示□ | 不知道怎么做□ |
| 能够用正确的方法使用负压吸引器 | 操作连贯、规范□ | 需提示□ | 不知道怎么做□ |
| 吸宫方法正确 | 操作连贯、规范□ | 需提示□ | 不知道怎么做□ |
| 检查吸出组织方法正确 | 操作连贯、规范□ | 需提示□ | 不知道怎么做□ |
| 术后消毒正确、整理正确 | 操作连贯、规范□ | 需提示□ | 不知道怎么做□ |
| 术后事项交代清楚 | 清楚□ | 模糊□ | 不交代□ |
| B. 操作细节评价 | | | |
| 规范性无菌操作 | 操作连贯、规范□ | 需提示□ | 不知道怎么做□ |
| 使用宫颈钳夹取宫颈位置正确 | 操作连贯、规范□ | 需提示□ | 不知道怎么做□ |
| 吸宫全面，绒毛检查方法正确 | 操作连贯、规范□ | 需提示□ | 不知道怎么做□ |
| C. 医学人文 | | | |
| 操作时注意保护患者隐私 | 操作连贯、规范□ | 需提示□ | 不知道怎么做□ |
| 医患沟通得当 | 操作连贯、规范□ | 需提示□ | 不知道怎么做□ |
| 保持无菌观念 | 操作连贯、规范□ | 需提示□ | 不知道怎么做□ |
| 在操作时把模型视为 | 玩具□　模型□ | 患者□ | 亲人□ |
| 注重人文关怀 | 操作连贯、规范□ | 需提示□ | 不知道怎么做□ |

本章思考题

病例分析：

张某，女，31岁，停经10周，伴阴道少量流血5天。患者平素月经规律，4～5/30～35天，量多，无痛经，现停经10周，无腹痛及阴道流血等现象，自述近5天出现少量阴道流血现象。月经15岁初潮，量中等，无痛经。27岁结婚，孕2产1，末次生产3年前，带环2年。既往体健，否认高血压、糖尿病等。

查体：T36.2℃，P96次/分，BP115/78mmHg，心肺无异常。外阴正常，阴道通畅，宫颈光滑，有举痛，子宫前位，正常大小，稍软，可活动，轻压痛，双侧附件未见明显异常。

化验：尿妊娠（＋），血常规未见明显异常。

彩超：宫内可见节育环（T），位置下移。宫腔内探及一个妊娠囊声像，大小为18mm×15mm，位置正常，形态规则，未见原始心管搏动。

问题：针对此病例如何处置？

# 第六章　儿科临床基本技能

## 第一节　体格生长指标的测量

### 一、学习目的

通过对小儿体格生长各项指标的测量，判断小儿体格生长水平。

### 二、相关知识链接

1.体重为各器官、系统、体液的总重量。体重易于准确测量，是最易获得的反映儿童生长与营养状况的指标。

2.身长（高）为头部、脊柱及下肢长度的总和。3岁以下儿童（立位测量不易准确）或无法站立的患儿应卧位测量，称为身长，立位测量称为身高。身长反映的是长期营养状况，短期内影响生长发育的因素对身长影响不明显。

3.头围的增长与脑和颅骨的生长有关。胎儿期脑发育最快，故出生时头围相对较大，平均为34cm；头围在1岁以内增长较快，特别是生后前3个月头围即可增长6cm，6个月时已达44cm，1岁时为46cm。周岁以后增长明显减慢，2岁时为48cm，5岁时为50cm，15岁时接近成人头围，即54～58cm。头围测量在2岁前最有价值。

### 三、操作前准备

1.向小儿家长交代测量目的，取得家长的同意及配合。

2.检查物品准备：体重秤、婴儿身长测量器、身高计、软尺、垫布、皮褶厚度计。

### 四、操作流程

#### （一）体重测量

**1.三岁以下小儿测量**　10kg以下的小婴儿先进行环境准备，使室温保持在22～24℃。测体重时将体重计先调零，脱去小儿衣帽及纸尿裤，一手托住头部，一手托住臀部，放于体重秤上进行称量。小婴儿最好采用载重10～15kg的盘式杠杆秤或盘式电子秤测量（图6-1），准确读数至10g（0.01kg）。1～3岁小儿可采用载重50kg的体重计蹲位测量，准确读数至50g（0.05kg），应让小儿蹲于秤台中央。

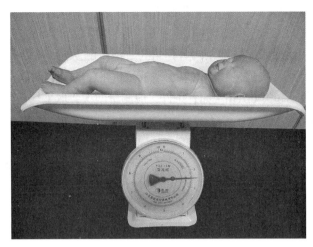

图 6-1　体重测量

**2. 三岁以上儿童测量**　应在晨起空腹时将尿排出、脱去衣裤鞋袜后进行，平时以进食后 2 小时称量为佳。3 ～ 7 岁儿童用载重 50kg 的体重计测量，准确读数至 50g（0.05kg）；7 岁以上儿童用载重 100kg 的体重计测量，准确读数至 100g（0.1kg）。测量时让儿童站立于踏板中央，两手自然下垂。如有条件，应测量两次，取平均值作为最终测量值。

## （二）身长（高）测量

**1. 卧位测量（3 岁以下）**　检查者一手托住小儿的头部，一手托住臀部，将小儿仰卧位放在量床底板中线上。助手将头扶正，使头顶接触头板，同时小儿双眼直视上方，耳眼平面处于垂直位。检查者位于小儿右侧，左手按住双膝，使双腿伸直并拢，右手移动足板使其接触两侧足跟，然后读刻度。注意使量床两侧读数一致，误差不超过 0.1cm。如有条件，应测量两次，取平均值作为最终测量值（图 6-2）。

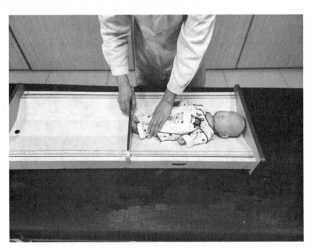

图 6-2　卧位测量

**2. 立位测量（3 岁以上）**　身高计平稳放置，确保水平板与立柱成直角。小儿脱去鞋袜后，站于身高计的底板上，要求小儿呈立正姿势，背靠身高计的立柱，两眼平视前方，两臂自然下垂，使两足后跟、臀部及两肩胛角同时都接触立柱，头部保持正直位置。测量者滑动水平板直至与小儿头顶接触。读取水平板呈水平位时其底面立柱上的数字，记录至小数点后一位，误差不超过 0.1cm。如有条件，应测量两次，取平均值作为最终测量值。

### （三）顶臀长测量

头顶至坐骨结节的长度称为顶臀长，多用于 3 岁以下小儿。测量时小儿取仰卧位，由助手固定小儿头部及身体，使其头顶贴于测量板顶端。测量者位于小儿右侧，左手提起小儿小腿使其膝关节屈曲，大腿与底板垂直，骶骨紧贴底板，右手移动足板，使其紧贴小儿臀部，精确至 0.1cm。

### （四）坐高测量

多用于 3 岁以上小儿。小儿取坐位，两大腿伸直并拢，与躯干成直角。令小儿挺身坐直，双眼平视前方，臀部紧靠立柱，双肩自然下垂，双足平放地面上，足尖向前。移动头顶板与头顶接触，精确至 0.1cm。

### （五）上下部测量

取仰卧位或立位，用软尺或硬尺测量自耻骨联合上缘至足底的垂直距离，即为下部量，精确至 0.1cm。身长（高）减去下部量即为上部量。0～3 岁婴幼儿取仰卧位测量，3 岁以上儿童取立位测量，要求同身长（高）测量。

### （六）头围测量

小儿取立位或坐位，测量者位于小儿前方或一侧，用拇指将软尺零点固定于一侧眉弓上缘处，软尺经过耳上方，经枕骨结节最高点，两侧对称，从另一侧眉弓上缘回至零点后读数。误差不超过 0.1cm。注意软尺不要打折（图 6-3）。

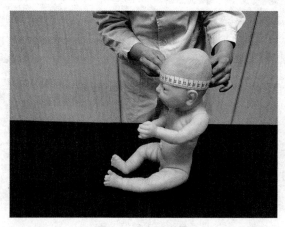

**图 6-3　头围测量**

（七）胸围测量

3岁以下小儿取卧位或立位，3岁以上儿童取立位。测量者位于小儿前方或一侧，用手指将软尺零点固定于一侧乳头的下缘，绕经小儿后背，以两肩胛骨下角下缘为准，注意前后左右对称，经另一侧回到起点后读数。取平静呼、吸气时的中间数，误差不超过0.1cm。测量时软尺应紧贴皮肤，注意软尺不要打折（图6-4）。

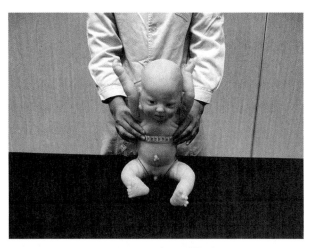

图6-4　胸围测量

（八）腹围测量

取卧位，测量婴儿时将软尺零点固定在剑突与脐连线的中点，经同水平位绕背一周回到零点；儿童可平脐经同水平位绕背一周后回到零点进行读数，精确至0.1cm。

（九）腹部皮下脂肪测量

取锁骨中线平脐处，皮褶方向与躯干长轴平行，测量者在测量部位用左手拇指和食指将该处皮肤及皮下脂肪捏起，捏时两手指应相距3cm。右手拿量具（皮褶厚度计），将钳板插入捏起的皮褶两边至底部钳住，测量其厚度，精确至0.5mm。

（十）上臂围测量

取立位、坐位或者仰卧位，两手自然平放或下垂。一般测量左上臂，将软尺零点固定于上臂外侧肩峰至鹰嘴连线中点，沿该点水平位将软尺紧贴皮肤绕上臂一周，回至零点读数，精确至0.1cm。

五、注意事项

1. 体重测量时，注意体重计调零。
2. 坐高测量时，如脚悬空，可在脚下垫木板，使大腿的伸直面与地面平行。

3.读数时测量者的眼睛要与刻度保持水平。

### 六、病例演示

患儿，11个月。早产，生后一直人工喂养，经常泄泻。近四个月来食欲不振，形体消瘦，肌肉松弛，面色萎黄，唇舌爪甲苍白，毛发稀黄，精神萎靡，手足欠温，舌淡苔白，指纹淡。理化检查：血常规示血红蛋白60g/L。下面请对该患儿进行生长发育的基本测量。

### 七、自我评价

小儿体格生长指标的测量操作自评表见表6-1。

**表6-1　小儿体格生长指标的测量操作自评表**

| A. 操作流程评价 | 结果得分 | | |
|---|---|---|---|
| 洗手等操作前准备 | 操作连贯、规范□ | 需提示□ | 不知道怎么做□ |
| 备物齐全 | 操作连贯、规范□ | 需提示□ | 不知道怎么做□ |
| 测体重前体重计是否先调零 | 操作连贯、规范□ | 需提示□ | 不知道怎么做□ |
| 卧位测量时量床两侧读数是否一致 | 操作连贯、规范□ | 需提示□ | 不知道怎么做□ |
| 立位测量时嘱咐姿势准确 | 操作连贯、规范□ | 需提示□ | 不知道怎么做□ |
| 坐高测量时大腿的伸直面与地面是否平行 | 操作连贯、规范□ | 需提示□ | 不知道怎么做□ |
| 头围测量时，软尺是否紧贴皮肤，软尺是否打折 | 操作连贯、规范□ | 需提示□ | 不知道怎么做□ |
| 皮下脂肪测量时皮褶方向能够与躯干长轴平行 | 操作连贯、规范□ | 需提示□ | 不知道怎么做□ |
| B. 医学人文 | | | |
| 操作后整理模型衣物 | 操作连贯、规范□ | 需提示□ | 不知道怎么做□ |
| 整理设备 | 操作连贯、规范□ | 需提示□ | 不知道怎么做□ |
| 在操作时把模型视为 | 玩具□　模型□ | 患者□ | 亲人□ |

# 第二节　人工喂养（配奶）

### 一、学习目的

1.提供清洁卫生的配方奶。

2.提供生长发育所需的各种营养物质和能量，同时使婴儿在喂养的过程中获得满足感。

### 二、相关知识链接

计算奶量：6个月以内的婴儿一般按每天所需的总热量和总液量来计算奶量。但婴儿个体差异较大，可根据具体情况增减。

**1.第一种**　根据总能量计算。婴儿每日能量需要量为418kJ（100kcal）/kg。以体重6kg的3月龄婴儿举例。

（1）每日需要总能量为：100kcal/kg×6kg=600kcal。

（2）一般 3 月龄的婴儿每日喂养 6 次，故每次所需能量为 600÷6=100kcal。

（3）1g 奶粉约提供 5kcal 能量，故每次奶粉用量为 20g。

（4）1 小量勺 =4.4g 奶粉，故每次加 5 小量勺奶粉。

（5）1 小量勺奶粉加 30mL 水，故如需 100kcal 能量的奶粉时配置方法为 150mL 水加 5 小量勺奶粉（涨奶量忽略不计）。

**2. 第二种**　按液量算。婴儿每日所需液量约 150mL/kg。以体重 6kg 的 3 月龄婴儿举例。

（1）每日需要总液体量为：150mL/kg×6kg=900mL。

（2）一般 3 月龄的婴儿每日喂养次数 6 次，故每次奶量为 900÷6=150mL。

（3）以小量勺为例，30mL 水内加 1 小量勺奶粉，故如需 150mL 奶液配置方法为 150mL 水加 5 小量勺奶粉（涨奶量忽略不计）。

## 三、操作步骤

### （一）操作前准备

**1. 环境要求**　操作台清洁、干净。

**2. 用物准备**

（1）配奶用具：量杯、搅拌小勺、奶粉专用量勺、配方奶粉、已消毒奶瓶、奶嘴、煮沸过的温开水。

（2）其他：小毛巾。

（3）喂奶车。

**3. 操作者要求**

（1）了解患儿病情、年龄、哺乳时间、奶粉种类。

（2）计算患儿此次所需奶量。

（3）操作者七步洗手法洗手，戴帽子、口罩。

### （二）操作流程

人工喂养操作流程见图 6-5。

**1. 配奶前**

（1）擦拭操作台台面、喂奶车。

（2）七步洗手法洗手。

（3）检查奶粉名称、开瓶日期及有效期、奶粉的配置方法、奶粉颜色及质量。

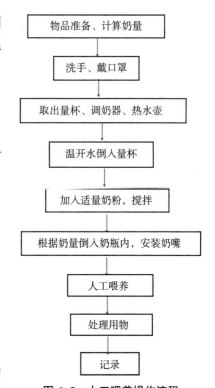

物品准备、计算奶量

↓

洗手、戴口罩

↓

取出量杯、调奶器、热水壶

↓

温开水倒入量杯

↓

加入适量奶粉，搅拌

↓

根据奶量倒入奶瓶内，安装奶嘴

↓

人工喂养

↓

处理用物

↓

记录

**图 6-5　人工喂养操作流程**

**2. 配奶过程**

（1）将适量温水倒入量杯中。

（2）再将精确分量的奶粉添加到量杯中。

（3）用小勺进行搅拌，使其完全溶解。

（4）将配制好的奶液倒入奶瓶中。

（5）安装奶嘴。

**3. 人工喂养**

**4. 处理用物**

（1）将奶具用清水清洗，放置污染区，待送高压蒸汽灭菌消毒。

（2）如有传染病需隔离的患儿，进行隔离处理，并使用 1000mg/L 浓度的含氯消毒液浸泡奶具，再清洗、送高压蒸汽灭菌消毒处理。

## 四、注意事项

1. 奶粉量不应过多或过少，1 量勺是指 1 平口量匙。

2. 奶嘴孔径以倒置奶瓶时，液体连续滴出为宜。奶嘴孔太小，吸吮费力，太大，易引起呛咳。

3. 注意奶具的消毒、保存。

## 五、病例演示

女婴，5 个月，母乳喂养。现因母亲急性乳腺炎发病，静点 7 天阿莫西林钠克拉维酸钾治疗，患儿需人工配方奶粉喂养。查体：体重 7kg，皮下脂肪正常。下面如何进行人工喂养操作？

## 六、自我评价

人工喂养（配奶）操作自评表见表 6-2。

表 6-2　人工喂养（配奶）操作自评表

| A. 操作流程评价 | 结果得分 | | |
|---|---|---|---|
| 洗手等操作前准备 | 操作连贯、规范□ | 需提示□ | 不知道怎么做□ |
| 能够进行奶粉的相关检查 | 操作连贯、规范□ | 需提示□ | 不知道怎么做□ |
| 能够准确计算奶粉用量 | 操作连贯、规范□ | 需提示□ | 不知道怎么做□ |
| 能够做到先倒温水后放奶粉 | 操作连贯、规范□ | 需提示□ | 不知道怎么做□ |
| 准确将奶倒入奶瓶中并安装奶嘴 | 操作连贯、规范□ | 需提示□ | 不知道怎么做□ |
| 是否清洗奶具 | 操作连贯、规范□ | 需提示□ | 不知道怎么做□ |
| 操作是否连贯 | 操作连贯、规范□ | 需提示□ | 不知道怎么做□ |
| 是否记录患儿吃奶情况 | 操作连贯、规范□ | 需提示□ | 不知道怎么做□ |
| B. 医学人文 | | | |
| 操作后整理模型衣物 | 操作连贯、规范□ | 需提示□ | 不知道怎么做□ |
| 整理设备 | 操作连贯、规范□ | 需提示□ | 不知道怎么做□ |
| 在操作时把模型视为 | 玩具□　　模型□ | 患者□ | 亲人□ |

# 第三节 小儿推拿

## 一、学习目的

熟练掌握小儿推拿手法，即单式、复式手法的技术要求及各种手法的操作与运用。

## 二、相关知识链接

小儿推拿的治疗十分重视补泻，历代医家反复验证提出了以下六种补泻方法：

**1. 轻重补泻法** 指术者在患儿体表穴位上操作时用力的大小而言。即轻手法操作为补法，重手法操作为泻法。

**2. 快慢补泻法** 是指术者运用手法在患儿体表穴位上操作的速度，即频率。手法操作频率快为泻法，反之为补法。

**3. 方向补泻法** 多用于手部与腹部的穴位。在手部穴位上做向心性方向直推为补法，离心性方向直推为泻法。

**4. 经络补泻法** 又称为迎随补泻法或顺逆补泻法。指随（顺）其经络走行方向操作为补法；迎（逆）其经络走行方向操作为泻法。

**5. 次数补泻法** 指术者运用手法在穴位上操作次数的多少，即次数多、时间长而轻柔的手法为补法；次数少、时间短而较重的手法为泻法。

**6. 平补平泻法** 指患儿病情虚实不明显，或小儿保健时常用的一种方法。

## 三、操作步骤

分为单式手法与复式手法。

### （一）单式手法

**1. 推法** 以拇指或示、中两指的螺纹面着力，附着在患儿体表一定的穴位或部位上，做直线或环旋移动，称为推法。临床上根据操作方向的不同，可分为直推法、旋推法、分推法、合推法。

（1）操作方法

1）直推法 以一手握持患儿肢体，使被操作的部位或穴位向上，另一手拇指自然伸直，以螺纹面或其桡侧缘着力，做直线性推动（图6-6）；或食、中两指伸直，以螺纹面着力做直线性推动（图6-7）。频率为每分钟250次左右。

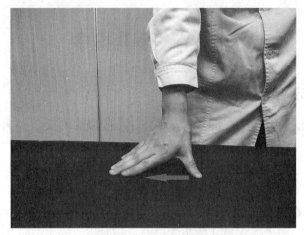

图 6-6　拇指直推法

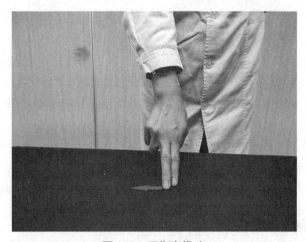

图 6-7　两指直推法

2）旋推法　以拇指螺纹面着力于一定的穴位上，拇指主动运动，带动着力部分做顺时针方向的环旋移动，频率为每分钟 200 次左右（图 6-8）。

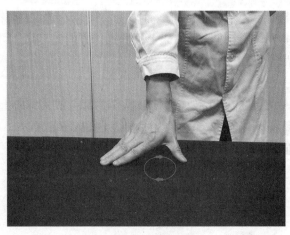

图 6-8　旋推法

3）分推法　以双手拇指螺纹面或其桡侧缘，或用双掌着力，稍用力附着在患儿所需治疗的穴位或部位上，用腕部或前臂发力，带动着力部分自穴位或部位的中间向两旁做直线或弧线推动。一般可连续分推 20～50 次（图 6-9）。

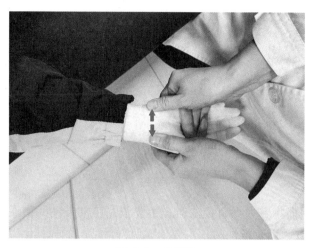

**图 6-9　分推法**

4）合推法　合推法是与分推法相对而言。以双手拇指螺纹面或双掌着力，稍用力附着在患儿所需治疗的穴位或部位的两旁，用腕部或前臂发力，带动着力部分自两旁向中间做相对方向的直线或弧线推动。本法又称合法或和法（图 6-10、图 6-11）。

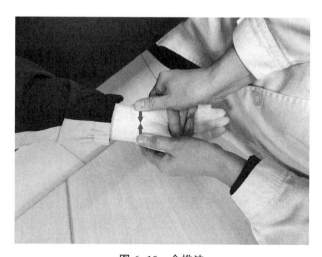

**图 6-10　合推法**

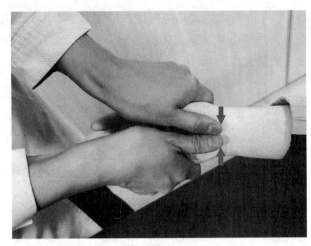

图 6-11　合推法

（2）动作要领

1）直推法　用拇指着力做直推法时，主要依靠腕部带动拇指做主动的内收和外展活动；用示、中指着力做直推法时，主要依靠肘部做适当的屈伸活动。操作时，动作要轻快连续，一拂而过，以推后皮肤不发红为佳，操作时必须直线进行，不可歪斜。

2）旋推法　术者肩、肘、腕、掌指关节均要放松，仅依靠拇指做小幅度的旋转推动。动作要轻快连续，犹如用拇指做摩法，仅在皮肤表面推动，不带动皮下组织。动作协调，均匀柔和，速度较直推法稍缓慢。

3）分推法　操作时主要依靠肘关节的屈伸活动带动指、掌着力部分做横向直线分推，依靠腕部和拇指掌指关节的内收、外展活动带动拇指着力部分做弧线分推，双手用力要均匀，动作要柔和而协调，节奏要轻快而平稳。

4）合推法　其动作和要求与分推法基本相同，但推动方向相反，主要是做直线合推，不做弧线合推，动作幅度较小，不可带动皮肤向中间起皱。

（3）注意事项

1）不可推破皮肤，一般需要辅以介质，如滑石粉、玉米粉。

2）推法是从摩法中演变而来，但比摩法、运法为重，而较指揉法为轻，所以旋推法与指摩法极为相似，操作时需准确掌握。

（4）适用部位　直推法适用于小儿推拿特定穴中的线状穴位和五经穴，多用于头面部、四肢部、脊柱部；旋推法主要用于手部五经穴及面状穴位；分推法适用于头面部、胸腹部、腕掌部及肩胛部等；合推法适用于头面部、胸腹部、腕掌部。

**2. 揉法**　以手指的指端或螺纹面、手掌大鱼际、掌根着力，吸定于一定的治疗部位或穴位上，做轻柔和缓的顺时针或逆时针方向的环旋运动，并带动该处的皮下组织一起揉动，称为揉法。揉法是小儿推拿的常用手法之一，根据着力部分的不同，可分为指揉法、鱼际揉法、掌根揉法三种。

（1）操作方法

1）指揉法　以拇指或中指的指面或指端，食指、中指、无名指指面着力，吸定于治疗部位或穴位上，做轻柔和缓、小幅度、顺时针或逆时针方向的环旋揉动，使该处的皮下组织一起揉动。根据着力部分的不同，可分为拇指揉法、中指揉法、食中两指揉法和食中无名三指揉法（图6-12）。

2）鱼际揉法　以大鱼际部着力于施术部位上，稍用力下压，腕部放松，前臂主动运动，通过腕关节带动着力部分在治疗部位上做轻柔和缓、小幅度、顺时针或逆时针方向的环旋揉动，使该处的皮下组织也一起揉动。

3）掌根揉法　以掌根部分着力，吸定于治疗部位上，稍用力下压，腕部放松，以肘关节为支点，前臂做主动摆动，带动腕部及着力部分连同前臂做轻柔和缓、小幅度、顺时针或逆时针方向的环旋揉动，使该处的皮下组织也一起揉动。

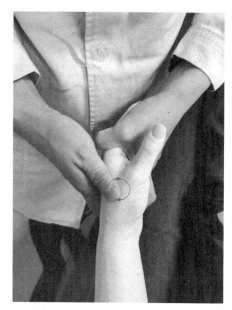

图6-12　指揉法

（2）动作要领　腕关节放松，紧贴体表，带动皮下肌肉组织，动作轻柔。

（3）注意事项　揉法的动作与摩法相似，需注意区别。揉法着力相对较重，操作时要吸定治疗部位或穴位，并带动该处的皮下组织一起揉动；而摩法着力相对较轻，操作时仅在体表做摩擦，不带动该处的皮下组织。

（4）适用部位　拇指与中指揉法适用于全身各部位或穴位，食指、中双指揉法适用于肺俞、脾俞、胃俞、肾俞、天枢等，三指揉法适用于胸锁乳突肌及脐、双侧天枢穴处，鱼际揉法适用于头面部、胸腹部、胁肋部、四肢部，掌根揉法适用于腰背部、腹部及四肢部。

**3. 按法**　以拇指或中指的指端或螺纹面，或掌面（掌根）着力，附着在一定的穴位或部位上，逐渐用力向下按压，按而留之或一压一放地持续进行，称为按法。根据着力部位不同分为指按法和掌按法。

（1）操作方法

1）指按法　分为拇指按法和中指按法。①拇指按法：拇指伸直，其余四指握空拳，食指中节桡侧轻贴拇指指间关节掌侧，起支持作用，以协同助力。用拇指螺纹面或指端着力，吸定在患儿治疗穴位上，垂直用力，向下按压，持续一定的时间，按而留之，然后放松，再逐渐用力向下按压，如此一压一放反复操作（图6-13）。②中指按法：中指指间关节、掌指关节略屈，稍悬腕，

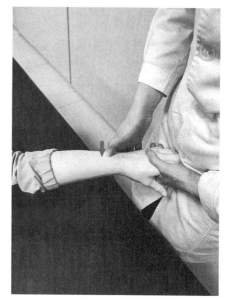

图6-13　拇指按法

用中指指端或螺纹面着力，吸定在患儿需要治疗的穴位上，垂直用力，向下按压。余同拇指按法（图6-14）。

2）掌按法　腕关节背伸，五指放松伸直，用掌面或掌根着力，附着在患儿需要治疗的部位上，垂直用力，向下按压，并持续一定的时间，按而留之（图6-15）。

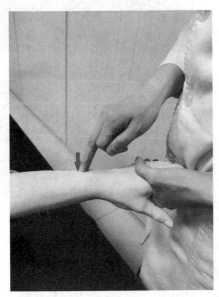

图6-14　中指按法

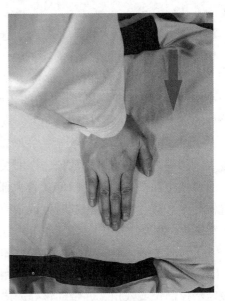

图6-15　掌按法

（2）动作要领

1）操作时，按压的方向，要垂直向下用力。

2）按压的力量要由轻到重，逐渐增加，平稳而持续。

3）按压时着力部分要紧贴患儿体表的部位或穴位上，不能移动。

（3）注意事项

1）操作时，切忌用力迅猛、暴力，以免造成组织损伤。

2）按法结束时，不宜突然撒力，而应逐渐减轻按压的力量。

（4）适用部位　指按法适用于全身各部的经络和穴位。掌按法适用于面积大而又较为平坦的部位，如胸腹部、腰背部等。

**4. 摩法**　以食指、中指、无名指、小指的指面或掌面着力，附着在患儿体表一定的部位或穴位上，做环形而有节律的抚摩运动，不带动皮下组织，称为摩法。分为指摩法与掌摩法两种。

（1）操作方法

1）指摩法　食指、中指、无名指、小指四指并拢，指掌关节自然伸直，腕部微悬屈，以指面着力，附着在患儿体表一定的部位或穴位上，前臂主动运动，通过腕关节做顺时针或逆时针方向的环形摩动。

2）掌摩法　指掌自然伸直，腕关节微背伸，用掌面着力，附着在患儿体表一定部位上，腕关节放松，前臂主动运动，通过腕关节连同着力部分做顺时针或逆时针方向的环形摩动。

（2）动作要领

1）肩、肘、腕均要放松。

2）操作时，前臂要主动运动，通过放松的腕关节使着力部分形成摩动。

3）动作要和缓协调，用力要轻柔、均匀。

（3）适用部位　适用于胸腹部。

**5. 捏法**　以单手或双手的拇指与示、中两指或拇指与四指的指面作对称性着力，夹持住患儿的肌肤或肢体，相对用力挤压并一紧一松逐渐移动者，称为捏法。小儿推拿主要用于脊柱，故又称捏脊法。

（1）操作方法

1）患儿取俯卧位，被捏部位裸露，术者双手呈半握拳状，拳心向下，拳眼相对，用两拇指指面的前 1/3 处或指面的桡侧缘着力，吸定并顶住患儿龟尾穴旁的肌肤，食指、中指的指面前按，拇指、食指、中指同时用力将该处的皮肤夹持住并稍提起，然后双手交替用力，自下而上，一紧一松挤压向前移动至大椎穴处（图 6-16）。

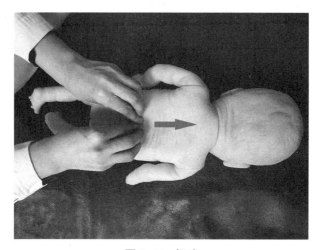

图 6-16　捏法

2）患儿取俯坐位或俯卧位，被捏部位裸露，术者双手呈半握拳状，拳心相对，拳眼向上，食指半屈曲，用其中节的桡侧缘及背侧着力，吸定并顶住患儿龟尾穴处的肌肤，拇指端前按，拇指、食指同时用力将该处的皮肤夹持住并稍提起，然后双手交替用力，自下而上，一紧一松挤压向前移动至大椎穴处。

（2）动作要领

1）肩、肘关节要放松，腕指关节的活动要灵活、协调。

2）操作时既要有节律性，又要有连贯性。

3）操作时间的长短和手法强度的轻重及挤捏面积的大小要适中，用力要均匀。

（3）注意事项

1）捏脊时要用指面着力，不能以指端着力挤捏，更不能拧转肌肤，或用指甲掐压肌肤。

2）捏拿肌肤不可过度，捏拿肌肤过多，则动作呆滞不易向前推进；过少则易滑脱。用力过重易导致疼痛，过轻又不易得气。

3）挤压向前推进移动时，需做直线移动，不可歪斜。

（4）适用部位　适用于脊柱。

**6. 运法**　以拇指螺纹面或食、中指的螺纹面在患儿体表做环形或弧形移动，称为运法。

（1）操作方法　以一手托握住患儿手臂，使被操作的部位或穴位平坦向上，另一手以拇指或食指、中指的螺纹面着力，轻附着在治疗部位或穴位上，做由此穴向彼穴的弧形运动；或在穴位做周而复始的环形运动，每分钟操作 60 ~ 120 次（图 6-17）。

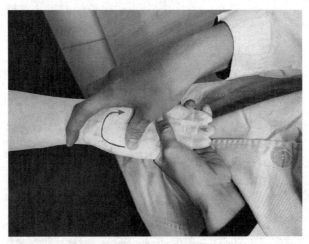

图 6-17　运法

（2）动作要领

1）操作时，术者着力部分要轻贴体表。

2）用力宜轻不宜重，作用力仅达皮表，只在皮肤表面运动，不带动皮下组织。运法的操作较推法和摩法轻而缓慢，幅度较旋推法为大。

3）操作频率宜缓不宜急。

（3）注意事项　操作时一般可配合使用润滑剂作为介质，以保护患儿皮肤。

（4）适用部位　多用于弧线形穴位或圆形面状穴位。

**7. 捣法**　以中指指端，或食指、中指屈曲的指间关节着力，做有节奏的叩击穴位的方法，称为捣法，分为指击法或叩点法。

（1）操作方法　患儿取坐位，术者以一手握持住患儿食指、中指、无名指、小指四指，使手掌向上，用另一手的中指指端，或食指、中指屈曲后的第一指间关节突起部着力，其他手指屈曲相握，以腕关节做主动屈伸运动来发力，有节奏地叩击穴位 5 ~ 20

次（图 6-18、图 6-19）。

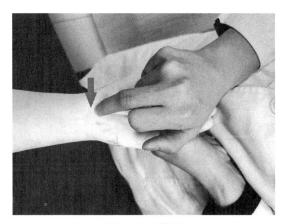

图 6-18 捣法

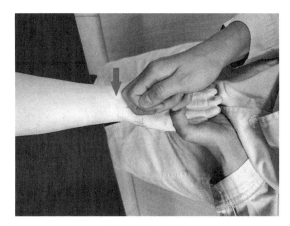

图 6-19 捣法

（2）动作要领

1）前臂为动力源，腕关节放松。

2）捣击时取穴要准确，发力要稳，而且要有弹性。

（3）注意事项

1）捣击时不要用暴力。

2）操作前要将指甲修剪圆钝、平整，以免损伤小儿肌肤。

（4）适用部位 适用于手部小天心穴及承浆穴。

**8. 拿法** 以单手或双手的拇指与食指、中指两指相对夹捏住某一部位或穴位处的肌筋，逐渐用力内收，并做一紧一松的拿捏动作，称为拿法，有"捏而提起谓之拿"的说法。

（1）操作方法 以单手或双手的拇指与食指、中指两指的螺纹面的前 1/3 处相对着力，稍用力内收，夹持住某一部位或穴位处的肌筋，并进行一紧一松、轻重交替、持续不断的提捏动作（图 6-20）。

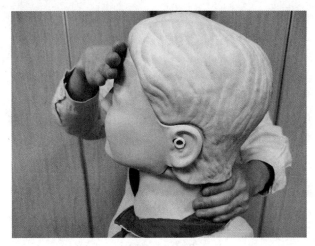

图 6-20 拿法

（2）动作要领

1）肩、肘、腕关节要放松，手掌空虚，着力部分要贴紧患儿被拿部位或穴位处的肌肤。

2）操作时要蓄劲于掌，贯注于指，拇指与余指主动运动，以其相对之力进行捏提揉动。

3）用力要由轻而重，缓慢增加，逐步渗透，使动作柔和而灵活。

（3）注意事项

1）操作中不能用指端与爪甲内扣。

2）操作时不可突然用力或使用暴力，更不能拿住不放。

3）由于拿法的刺激较强，拿后用掌继以揉摩手法，以缓解拿后之不适。

（4）适用部位　适用于颈项、肩部、腹部、四肢部。

**9. 擦法**　以手在患儿体表做直线往返摩擦运动，称为擦法，分为掌擦法、大鱼际擦法（也称鱼际擦法）、小鱼际擦法（也称侧擦法）、指擦法等。

（1）操作方法　以拇指或食指、中指、无名指的指面，以及手掌面、大鱼际、小鱼际部分着力，附贴在患儿体表一定的经络、特定穴，或治疗部位的皮肤上，稍用力下压，肩、肘关节放松，以肩关节为支点，上臂前后摆动，肘关节做屈伸运动，带动前臂使着力部分在患儿体表做上下或左右方向的直线往返摩擦运动，使之产生一定的热量。

（2）动作要领　直线往返运动，局部透热为度，可配合使用按摩油。

（3）注意事项

1）不可擦破皮肤。

2）操作时不可屏气。

3）擦后所擦部位不可再使用其他手法。

（4）适用部位　掌擦法多用于肩背、胸肋部；大鱼际擦法多用于四肢、肩胛骨上部；指擦法多用于头面、四肢穴位等。

### （二）复式手法

**1. 黄蜂入洞**

（1）操作方法　患儿取仰卧位。术者以一手轻扶患儿头部，使患儿头部相对固定，另一手示、中两指的指端着力，紧贴在患儿两鼻孔下缘处，以腕关节为主动，带动着力部分做反复、不间断揉动 50～100 次（图 6-21）。

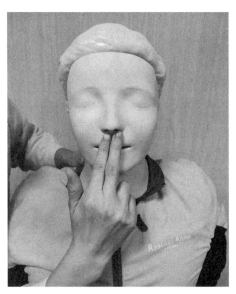

图 6-21　黄蜂入洞

（2）功效　发汗解表，宣肺通窍。

（3）临床应用　用于治疗外感风寒、发热无汗、鼻塞流涕、急慢性鼻炎等病症。

（4）动作要领　本法操作用力要均匀、持续、轻柔和缓。

**2. 按弦搓摩**

（1）操作方法　患儿取坐位，或家长将患儿抱坐怀中。患儿两手自然下垂，术者立于患儿身后，用两手掌面着力，轻贴在患儿两侧胁肋部，呈对称性地搓摩，并自上而下搓摩至肚角处 50～500 次。

（2）功效　理气化痰，健脾消食。

（3）临床应用　用于治疗痰积、咳嗽气喘、胸胁不畅、腹痛、腹胀、饮食积滞等病症。

**3. 打马过天河**

（1）操作方法　患儿取坐位或仰卧位。术者坐其前旁，用一手捏住患儿四指，将掌心向上，用另一手的中指面运内劳宫后，再用食指、中指、无名指三指由总筋起沿天河水打至洪池穴，或用食指、中指两指沿天河水弹击至肘弯处，弹击 20～30 遍（图 6-22）。

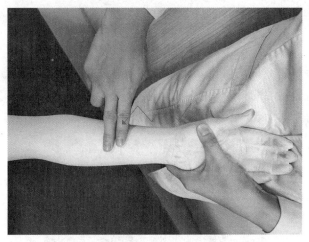

图6-22 打马过天河

（2）功效 清热通络，行气活血。

（3）临床应用 用于治疗高热烦躁、上肢麻木抽搐等实热病症。

**4.运土入水**

（1）操作方法 患儿取坐位或仰卧位。术者坐其身前一侧，用一手握住患儿食指、中指、无名指、小四指，使掌面向上，另一手拇指外侧缘着力，自患儿脾土穴推起，沿手掌边缘，经小天心、掌小横纹，推运至小指端肾水穴止。单方向反复推运100～300次（图6-23）。

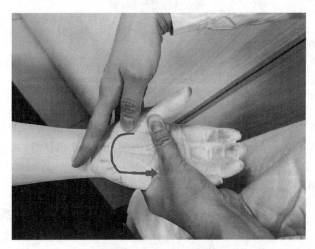

图6-23 运土入水

（2）功效 滋补肾水，清脾胃湿热，利尿止泻。

（3）临床应用 用于治疗小便频数、小腹胀满、泄泻痢疾等病症。

**5.运水入土**

（1）操作方法 患儿取坐位或仰卧位。术者坐其身前一侧，用一手握住患儿食指、中指、无名指、小四指，使掌面向上，另一手拇指外侧缘着力，自患儿肾水穴推起，沿手掌边缘，经掌横纹、小天心，推运至拇指端脾土穴止。单方向反复推运 100 ～ 300 次（图 6-24）。

（2）功效　健脾运胃，润燥通便。

（3）临床应用　用于治疗脾胃虚弱的消化不良、食欲不振、便秘、腹胀、泻痢、疳积等病症。

## 四、病例演示

1.患儿，男，10 个月。近半个月不思乳食，脘腹胀满，疼痛拒按，呕吐酸馊，烦躁哭吵，大便较干，臭秽，舌质淡，苔白腻，指纹紫滞，现于风关。请为该患儿进行相应的推拿手法治疗。

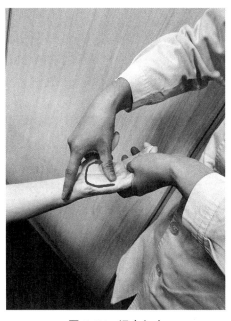

图 6-24　运水入土

2.患儿，女，3 岁。发热、咳嗽 1 天。体温 38.5℃，咳嗽略喘促，面赤气粗，鼻流黄涕，口渴，唇红而干，舌质红，苔黄，脉数。查体：两肺呼吸音粗，未闻及干、湿性啰音。请为该患儿进行相应的推拿手法治疗。

## 五、自我评价

小儿推拿手法操作自评表见表 6-3。

表 6-3　小儿推拿手法操作自评表

| A. 操作流程评价 | 结果得分 | | |
|---|---|---|---|
| 能够准确辨证施治 | 操作连贯、规范□ | 需提示□ | 不知道怎么做□ |
| 七步洗手 | 操作连贯、规范□ | 需提示□ | 不知道怎么做□ |
| 肩、肘、腕关节放松，动作连续 | 操作连贯、规范□ | 需提示□ | 不知道怎么做□ |
| 揉法动作轻柔，能够带动皮下肌肉组织 | 操作连贯、规范□ | 需提示□ | 不知道怎么做□ |
| 按法能够 "按而留之" | 操作连贯、规范□ | 需提示□ | 不知道怎么做□ |
| 摩法做到不带动皮下组织 | 操作连贯、规范□ | 需提示□ | 不知道怎么做□ |
| 捏拿肌肤不可过度、过多 | 操作连贯、规范□ | 需提示□ | 不知道怎么做□ |
| 运法能够做到 "缓而不急" | 操作连贯、规范□ | 需提示□ | 不知道怎么做□ |
| 捣击时取穴准确，发力稳，且有弹性 | 操作连贯、规范□ | 需提示□ | 不知道怎么做□ |
| 拿法能够一紧一松、轻重交替、持续不断 | 操作连贯、规范□ | 需提示□ | 不知道怎么做□ |
| 擦法能够直线往返运动，局部透热 | 操作连贯、规范□ | 需提示□ | 不知道怎么做□ |
| B. 医学人文 | | | |
| 操作后整理模型衣物 | 操作连贯、规范□ | 需提示□ | 不知道怎么做□ |
| 整理设备 | 操作连贯、规范□ | 需提示□ | 不知道怎么做□ |
| 在操作时把模型视为 | 玩具□　模型□ | 患者□ | 亲人□ |

# 第四节　小儿刮痧

## 一、学习目的

熟练掌握小儿刮痧的基本操作，并掌握其适应证及操作要点。

## 二、相关知识链接

刮法定义：以手指或器具的光滑边缘蘸润滑剂后直接在患儿一定部位的皮肤上做单方向的直线快速刮动，称为刮法。

功效：可改善患儿气血流通状态，促进新陈代谢，增强人体免疫力。

适应证：适用于小儿外感发热、饮食积滞、小儿遗尿、多动抽动等辅助治疗。

## 三、操作步骤

### （一）器械

刮痧板。

### （二）操作方法

**1. 头部**　太阳穴：用刮板角部从前向后或从上向下刮动。头部两侧：刮板竖放在头维穴至下鬓角处，沿耳上发际向后下方刮至后发际处。头顶部：以百会穴为界，向前额发际处或从前额发际处向百会穴处，由左至右依次刮动。后头部：从百会穴向下刮至后颈部发际处，从左至右依次刮动。风池穴处可用刮板角部刮动。

**2. 面部**　面部可由内向外按肌肉走向刮动，面部要求手法轻柔，忌用重力大面积刮动。眼、口腔、耳、鼻病的治疗须经本人同意，才可刮出痧。刮拭的力度、方向、角度、次数均以刮拭方便和病患局部能耐受为准。

**3. 背部**　背部由上向下刮动。一般先刮后背正中线的督脉，再刮两侧的膀胱经和夹脊穴。肩部应从颈部分别向两侧肩峰处刮动。用全息刮痧法时，先对穴区内督脉及两侧膀胱经附近的敏感压痛点采用局部按揉法，再从上向下刮拭穴区内的经脉（图 6-25）。

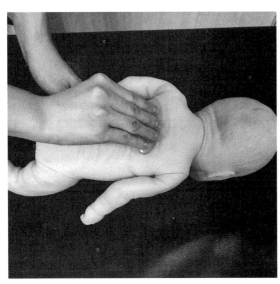

图 6-25　背部刮痧

**4.胸部**　胸部正中线任脉天突穴到膻中穴，用刮板角部自上向下刮动。胸部两侧以身体前正中线任脉为界，分别向左右（先左后右）用刮板整个边缘由内向外沿肋骨走向刮动，越过乳头部位。中府穴处宜用刮板角部从上向下刮动。

**5.腹部**　腹部由上向下刮动。可用刮板的整个边缘或 1/3 边缘，自左侧依次向右侧刮。有内脏下垂者，应由下向上刮动。

**6.四肢**　四肢由近端向远端刮动，下肢静脉曲张及下肢浮肿患儿，应从肢体末端向近端刮动，关节骨骼凸起部位应顺势减轻力度。

## （三）动作要领

1.着力部分要紧贴皮肤，压力要轻重适宜。
2.操作时，要以肘关节为支点，腕关节要放松灵活，动作要轻快，用力要均匀。
3.以皮肤出现紫红色瘀斑为度。

## 四、注意事项

白血病、血小板计数少者慎刮；心脏病出现心力衰竭者、肾功能衰竭者，肝硬化腹水，全身重度浮肿者禁刮；凡刮治部位的皮肤有溃烂、损伤、炎症都不宜用这种疗法；大病初愈、重病、气虚血亏及饱食、饥饿状态下也不宜刮痧。

## 五、病例演示

患儿，男，5 岁，因发热 1 天，大便 3 日未行，前来我院就诊，查体：T38.0℃，口唇红，咽部充血，扁桃体 I 度肿大，双肺听诊呼吸音粗，未闻及干湿性啰音。舌红，苔黄厚，脉数。理化检查：血常规未见明显异常。推拿手法治疗后，还应进行哪种手法以助清热泻火？

## 六、自我评价

小儿刮痧操作自评表见表 6-4。

**表 6-4　小儿刮痧操作自评表**

| A. 操作流程评价 | 结果得分 | | |
|---|---|---|---|
| 能够评估患儿病情 | 操作连贯、规范□ | 需提示□ | 不知道怎么做□ |
| 洗手等操作前准备 | 操作连贯、规范□ | 需提示□ | 不知道怎么做□ |
| 备物齐全 | 操作连贯、规范□ | 需提示□ | 不知道怎么做□ |
| 能够用器具的边缘蘸润滑剂 | 操作连贯、规范□ | 需提示□ | 不知道怎么做□ |
| 动作流畅 | 操作连贯、规范□ | 需提示□ | 不知道怎么做□ |
| 手腕放松灵活 | 操作连贯、规范□ | 需提示□ | 不知道怎么做□ |
| 能够做单方向的直线快速刮动 | 操作连贯、规范□ | 需提示□ | 不知道怎么做□ |
| 刮痧位置准确 | 操作连贯、规范□ | 需提示□ | 不知道怎么做□ |
| B. 医学人文 | | | |
| 操作后整理模型衣物 | 操作连贯、规范□ | 需提示□ | 不知道怎么做□ |
| 清洗、整理刮痧板 | 操作连贯、规范□ | 需提示□ | 不知道怎么做□ |
| 在操作时把模型视为 | 玩具□　模型□ | 患者□ | 亲人□ |

# 第五节　婴幼儿心肺复苏术

## 一、学习目的

熟练掌握基本生命支持的心肺复苏操作，并掌握其操作要点。

## 二、相关知识链接

儿童心跳呼吸骤停的临床表现为突然昏迷，部分有一过性抽搐、呼吸停止、面色灰暗或发绀、瞳孔散大和对光反射消失、大动脉（颈动脉、股动脉、肱动脉）搏动消失、听诊心音消失，如做心电图检查可见等电位线、电机械分离或心室颤动等。

## 三、操作步骤

### （一）现场评估

1. 确保周围环境安全，将患儿仰卧位放置相对坚硬的平面上。

2. 判断意识：用双手轻拍患儿双肩呼叫，"孩子，孩子，醒醒！"，确认无啼哭声、无反应。

3. 检查呼吸：观察患儿胸部起伏 5 ～ 10 秒（数 1001、1002、1003……1010）确认无呼吸。

4.判断大血管搏动（婴儿触摸肱动脉、儿童触摸颈动脉或股动脉）：用右手的中指和食指按压近侧手臂肘窝上 2cm 臂内侧处（婴儿），用右手的中指和食指从气管正中环状软骨划向近侧颈动脉搏动处（儿童），或用右手的中指和食指按压近侧大腿内侧腹股沟中点下一横指处（儿童），观察 5 ～ 10 秒（数 1001、1002、1003……1010）确认无搏动。判断呼吸与大血管搏动可同时进行。

5.请求帮助：拨打 120（院外），准备抢救车及除颤仪（院内）。

## （二）实施 CPR

### 1. 胸外心脏按压

（1）对于新生儿或婴儿，单人使用双指按压法：将两手指置于乳头连线下方按压胸骨（图 6-26）；或使用双手环抱拇指按压法：将两手掌及四手指托住两侧背部，双手大拇指同时按压胸骨下 1/3 处（图 6-27）。

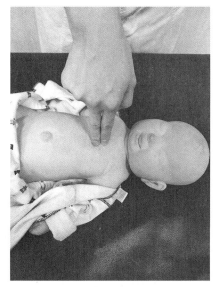
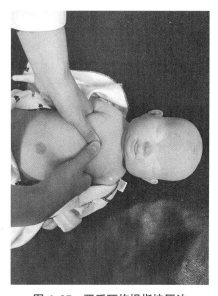

图 6-26　双指按压法　　　　　　　　图 6-27　双手环抱拇指按压法

（2）对于儿童，可用单手或双手按压胸骨下半部。单手胸外按压时，可用一只手固定患儿头部，以便通气，另一手的手掌根部置于胸骨下半段，手掌根的长轴与胸骨的长轴一致（图 6-28）。双手胸外按压时，将一手掌根部重叠放在另一手背上，十指相扣，紧贴胸壁的手五指翘起，双臂伸直，手掌根部垂直按压胸骨下半部，用上身力量按压（图 6-29）。注意不要压到剑突和肋骨。每次按压为 30 次，按压深度至少为胸部前后径的 1/3（婴儿大约为 4cm、儿童大约为 5cm）。按压频率至少为 100 次 / 分，每一次按压后让胸廓充分回弹以确保回心血量。保持操作的连续性，尽量减少中断（＜ 10 秒）。

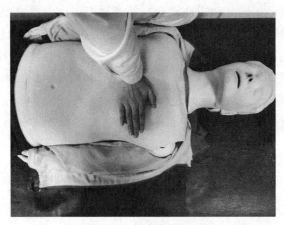

图 6-28　单手胸外按压

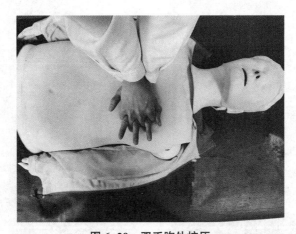

图 6-29　双手胸外按压

**2. 开放气道**　首先清理口、咽、鼻分泌物、异物或呕吐物。开放气道多采取仰头抬颏法：用一只手的小鱼际（手掌外侧缘）部位置于患儿前额，另一只手的食指、中指置于下颏将下颌骨上提，使下颌角与耳垂的连线和地面垂直，注意手指不要压颏下软组织，以免阻塞气道（图 6-30）。疑有颈椎损伤者可使用托颌法：将双手放置在患儿头部两侧，握住下颌角向上托下颌，使头部后仰程度为下颌角与耳垂连线和地面成60°（儿童）或30°（婴儿）（图 6-31）。若托颌法不能使气道通畅，应使用仰头抬颏法开放气道。

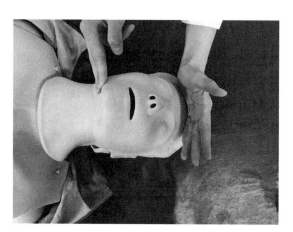

图 6-30　仰头抬颏法

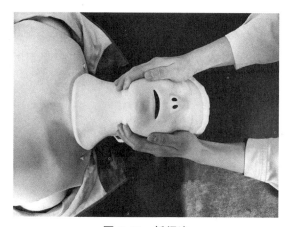

图 6-31　托颌法

**3. 建立呼吸**

（1）口对口人工呼吸　操作者"正常"吸口气后，如患儿是 1 岁以下婴儿，可将嘴覆盖口和鼻；如果是儿童，用口对口封住，一手拇指和食指紧捏住患儿的鼻子，保持其头后倾，另一只手的食指、中指置于下颏将下颌骨上提；将气吹入，时间持续 1 秒钟，同时可见患儿的胸廓抬起。停止吹气后，放开鼻孔，使患儿自然呼气，排出肺内气体。

（2）球囊－面罩通气　常用的气囊通气装置为自膨胀气囊（婴儿和低龄儿童容积至少为 450 ～ 500mL，年长儿童容积为 1000mL），面罩应紧密盖在面部，覆盖住患儿口鼻，并托颌保证气道通畅。可采取"EC"方式进行球囊－面罩通气：中指、无名指、小指呈"E"字形向面罩方向托颌，拇指和食指呈"C"字形将面罩紧紧扣在面部（图 6-32）。操作时应观察患儿胸廓起伏的情况；如无有效通气（表现为胸廓抬动不明显），应考虑是否仍存在气道梗阻（如气管异物未排出等）。

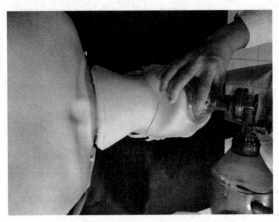

图 6-32 "EC" 方式

（3）胸外按压与人工呼吸的协调 单人复苏婴儿和儿童时，在胸外按压 30 次和开放气道后，立即给予 2 次有效的人工呼吸，即胸外按压和人工呼吸比为 30∶2；若为双人复苏则为 15∶2。若高级气道建立后，胸外按压与人工呼吸不再进行协调，胸外按压以不少于 100 次 / 分的频率不间断地进行；呼吸频率为 8 ～ 10 次 / 分（即每 6 ～ 8 秒给予 1 次呼吸），注意避免过度通气。

### （三）再次评估

1. 持续操作 3 分钟高效率的 CPR，以心脏按压：人工呼吸 =30∶2 的比例进行，操作 5 个周期。

2. 判断复苏是否成功，判断是否有呼吸，同时触摸是否有颈动脉搏动（婴儿触摸肱动脉、儿童触摸颈动脉或股动脉）。

3. 整理患者，进一步生命支持。

### 四、注意事项

胸壁开放性损伤；肋骨骨折；胸廓畸形或心包填塞；凡已明确心、肺、脑等重要器官功能衰竭无法逆转者，可不必进行复苏术。

### 五、病例演示

患儿住院后，经过治疗病情曾一度好转，但今天起病情又突然加重，出现高热及呼吸困难，进而出现呼吸骤停。查体：T39.5℃，呼吸停止，意识丧失，面色苍白，口唇发绀，双侧颈动脉搏动消失，请立即实施抢救。

### 六、自我评价

心肺复苏操作自评表见表 6-5。

**表 6-5　心肺复苏操作自评表**

| A. 操作流程评价 | 结果得分 | | |
|---|---|---|---|
| 能够判断周围环境 | 操作连贯、规范□ | 需提示□ | 不知道怎么做□ |
| 能够判断患儿意识 | 操作连贯、规范□ | 需提示□ | 不知道怎么做□ |
| 能够检查患儿呼吸 | 操作连贯、规范□ | 需提示□ | 不知道怎么做□ |
| 对患儿判断颈动脉搏动，对婴儿判断肱动脉搏动 | 操作连贯、规范□ | 需提示□ | 不知道怎么做□ |
| 拨打 120 或准备抢救车及除颤仪 | 操作连贯、规范□ | 需提示□ | 不知道怎么做□ |
| 先进行胸外按压，再开放气道 | 操作连贯、规范□ | 需提示□ | 不知道怎么做□ |
| 采用口对口人工通气，婴儿口对口鼻 | 操作连贯、规范□ | 需提示□ | 不知道怎么做□ |
| 操作后再次对患儿进行评估 | 操作连贯、规范□ | 需提示□ | 不知道怎么做□ |
| 持续 3 分钟高效率的 CPR | 操作连贯、规范□ | 需提示□ | 不知道怎么做□ |
| 心脏按压：人工呼吸 =30：2 的比例进行操作 5 个周期 | 操作连贯、规范□ | 需提示□ | 不知道怎么做□ |
| 一轮心肺复苏操作后再次判断是否有呼吸，同时触摸是否有颈动脉搏动 | 操作连贯、规范□ | 需提示□ | 不知道怎么做□ |
| **B. 操作细节评价** | | | |
| 观察患者胸部起伏 5 ～ 10 秒（数 1001、1002、1003……1010） | 操作连贯、规范□ | 需提示□ | 不知道怎么做□ |
| 按压点在两乳头连线中点（胸骨中下 1/3 处） | 操作连贯、规范□ | 需提示□ | 不知道怎么做□ |
| 婴儿双手环抱拇指按压；儿童两手重叠，紧贴胸壁的手五指翘起 | 操作连贯、规范□ | 需提示□ | 不知道怎么做□ |
| 双臂伸直，用上身力量用力按压 30 次 | 操作连贯、规范□ | 需提示□ | 不知道怎么做□ |
| 按压频率至少 100 ～ 120 次 / 分 | 操作连贯、规范□ | 需提示□ | 不知道怎么做□ |
| 按压深度婴儿大约为 4cm、儿童大约为 5cm | 操作连贯、规范□ | 需提示□ | 不知道怎么做□ |
| 每次按压后胸壁充分回弹 | 操作连贯、规范□ | 需提示□ | 不知道怎么做□ |
| 仰头抬颌法开放气道 | 操作连贯、规范□ | 需提示□ | 不知道怎么做□ |
| 开放气道后一手捏鼻子后口对口给气 | 操作连贯、规范□ | 需提示□ | 不知道怎么做□ |
| 缓慢吹气 1 秒以上 | 操作连贯、规范□ | 需提示□ | 不知道怎么做□ |
| 看到胸廓明显抬起后松口、松鼻子，气体呼出，胸廓回落 | 操作连贯、规范□ | 需提示□ | 不知道怎么做□ |
| 使用简易呼吸器时每次挤压球囊的 1/2 ～ 2/3 | 操作连贯、规范□ | 需提示□ | 不知道怎么做□ |
| **C. 医学人文** | | | |
| 操作后整理模型衣物 | 操作连贯、规范□ | 需提示□ | 不知道怎么做□ |
| 整理急救设备 | 操作连贯、规范□ | 需提示□ | 不知道怎么做□ |
| 进一步生命支持 | 非常了解□ | 大概知道□ | 不知道□ |
| 在操作时把模型视为 | 玩具□　模型□ | 患者□ | 亲人□ |

# 第六节　小儿经口气管内插管术

## 一、学习目的

熟练掌握小儿经口气管内插管术的操作，并掌握其操作要点及注意事项。

## 二、相关知识链接

气管内插管术适应证：窒息或心跳呼吸骤停；呼吸衰竭；自主呼吸障碍，包括感染性多发性神经根炎、高位脊髓损伤等；严重的外伤、电击伤、严重的中毒、反复惊厥发作及癫痫持续状态等引起的长时间意识障碍；严重的神经系统疾病，如脑炎、脑膜炎、中毒性脑病等；气道梗阻；严重的气道感染造成气道分泌物过多或气管内液态异物吸入，需做气道冲洗时。

## 三、操作步骤

**1. 操作前准备**　器械准备，包括直接喉镜及气管导管。

（1）直接喉镜由手柄及叶片两部分组成，手柄为持握部分，内装电池。叶片分直叶片及弯叶片两种，直叶片主要用于新生儿及幼婴，弯叶片则适用于新生儿外的任何年龄。

（2）气管导管分为无套导管及有套导管两种。无套导管主要用于新生儿及幼婴，有套导管用于年长儿及成人。气管导管的型号代表其内径大小。

在进行气管插管前，应按年龄选择导管型号，但应上下各多备一个预备型号，以防万一插管困难或遇解剖结构异常之需。两岁以上患儿所需导管型号可按以下公式选择：

$$导管型号（内径）=4+\frac{年龄}{4}$$

在紧急情况下亦可用估计法选择导管，即导管之外径约等于患儿小指粗细。

**2. 操作流程**　经口明视插管法。

（1）用吸引器吸净鼻、咽部分泌物。

（2）安装好喉镜片，检查电池、灯泡及喉镜各部位以确保其性能良好。

（3）将铜丝插入气管导管内并在导管外涂以含利多卡因的水溶性润滑剂。对于新生儿及幼婴，导管内径 < 4mm 时，不可插入铜丝以免阻塞导管内腔。此时可将气管插管用冰块冷冻数分钟以增加导管硬度。

（4）吸入 100% 氧数分钟，对无自主呼吸的患者则应以复苏器及纯氧做人工呼吸数分钟。

（5）对意识清醒的患者，可给予地西泮 0.25 ～ 0.50mg/kg 或咪达唑仑 0.1 ～ 0.3mg/kg 缓慢静推。

（6）术者立于患者头侧，令其仰卧，肩下垫一小枕使头略向后仰，但不可过度，否则舌后坠将妨碍视线。

（7）左手持喉镜镜柄，右手拇指与食指用力将患儿下颌撑开，或以右手小指及无名指将下颌向上托起，用拇指将下颌撑开。

（8）左手将喉镜叶片从患者右侧口角插入，用喉镜叶片将舌推向左侧，同时将镜片前进至悬雍垂处，此时即可见到会厌襞（图 6-33）。在见到会厌襞后，对年长儿及成年人，可将弯喉镜片向前推至会厌前方之会厌窝处（图 6-34）；对新生儿及幼婴则将直喉镜片跨过会厌下方（图 6-35）。

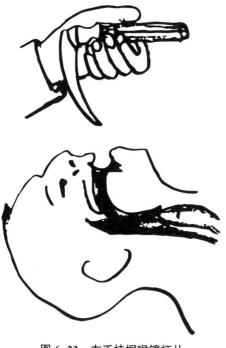

图 6-33　左手持握喉镜柄从
患儿口角右侧插入

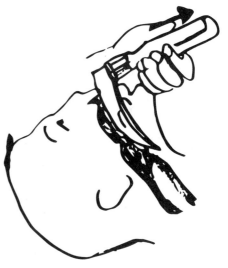

图 6-34　暴露会厌后将喉镜叶片
插入会厌窝

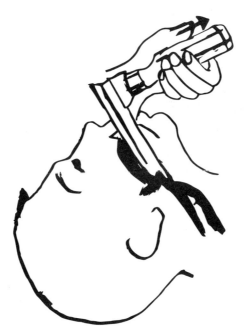

图 6-35　将直喉镜叶片跨过会厌

（9）以缓和而持续的力量将整个喉镜叶片沿柄之长轴挑起，此时助手将喉部轻轻向头侧推移，声门裂即可出现于视野之中（图 6-36 ～图 6-42）。

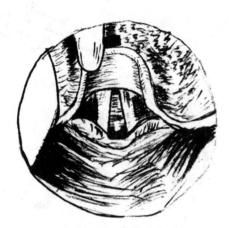

图 6-36 暴露声门

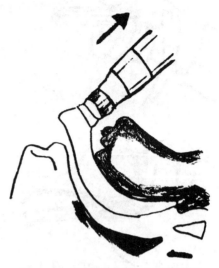

图 6-37 用温和持久的力量沿喉镜
柄长轴方向挑起会厌 1

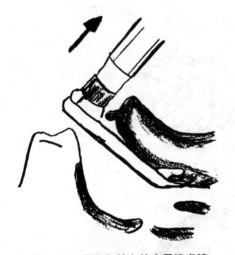

图 6-38 用温和持久的力量沿喉镜
柄长轴方向挑起会厌 2

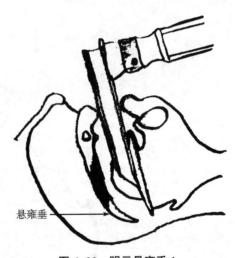

悬雍垂

图 6-39 明示悬雍垂 1

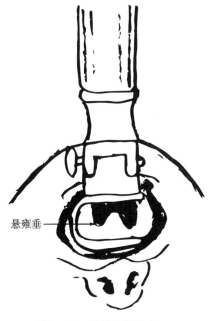

图 6-40 明示悬雍垂 2

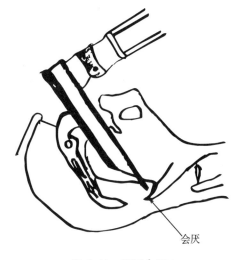

图 6-41 明示会厌 1

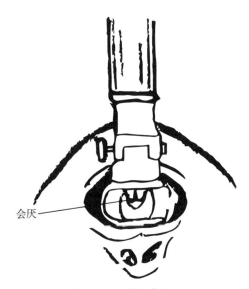

图 6-42 明示会厌 2

（10）术者右手将涂有水溶性润滑剂的气管导管在声门开放时轻轻插入（图 6-43），润滑剂切不可用液状石蜡或凡士林，以免引起吸入性肺炎。导管进入声门后将引导铜丝取下，然后轻轻前进数厘米。如果声门暴露良好但导管通过困难，可换小一号导管重新插入。如插管过程中患儿发生发绀或心动过缓，则应将导管拔出，用复苏器以 100% 纯氧做数分钟过度通气，然后再做第二次试插。

（11）在插管成功后拔出喉镜叶片，用复苏器连接气管导管做人工通气，同时以听诊器检查两肺呼吸音是否相等。患儿的胸廓随人工通气的节律起伏、两侧呼吸音相等是插管成功的标志。如右侧闻到呼吸音而左侧未闻呼吸音则可能导管插入过深，已进入右侧支气管。若两侧呼吸音均听不到，则导管可能已经插入食管。但须注意，有自主呼吸的患者有时即使导管插入食管也还可听到呼吸音。快速通气可鉴别自主呼吸音与人工通气的呼吸音。如果导管插入过深，可在听诊监测下将导管拔出 2～3cm。如果导管插入食管，则应将导管全部拔出，经数分钟纯氧过度通气后重新插入。

（12）插管成功后，用牙垫、胶布固定气管导管，然后将导管连接人工呼吸机。

（13）如果是用有套导管，则应向套内注入一定量气体使套囊膨胀，以防止气管与导管间漏气。

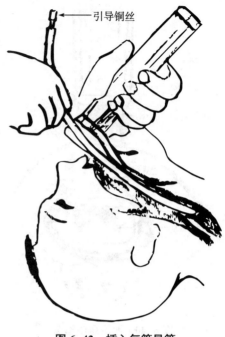

引导铜丝

图 6-43　插入气管导管

### 四、注意事项

1. 由于气管插管的合并症多数与导管过粗有关，因此选择导管时，应特别注意管径大小。所选择的型号应比计算的号数略为减小。

2. 插管困难时，不应强行将导管插入声门而应改用小一号的导管，但在喉外伤、气管异物、肿瘤、呼吸心搏骤停等情况，又无更小导管时，可以略施轻度压力使导管通过声门。气管最狭窄处在声门下 1cm，故即使导管已通过声门，如遇阻力，仍不可强力通过。

### 五、病例演示

新生儿，出生 10 分钟后出现呼吸骤停，给予胸外按压、球囊给氧后，胸廓起伏不显，仍出现呼吸暂停，心率 58 次 / 分，血氧饱和度 70%。请立即给予气管插管抢救措施，以保证有效呼吸。

### 六、自我评价

小儿经口气管内插管术操作自评表见表 6-6。

表6-6 小儿经口气管内插管术操作自评表

| A. 操作流程评价 | 结果得分 | | |
|---|---|---|---|
| 能够进行病情评估 | 操作连贯、规范□ | 需提示□ | 不知道怎么做□ |
| 洗手等操作前准备 | 操作连贯、规范□ | 需提示□ | 不知道怎么做□ |
| 备物齐全 | 操作连贯、规范□ | 需提示□ | 不知道怎么做□ |
| 能够用吸引器吸净鼻、咽部分泌物 | 操作连贯、规范□ | 需提示□ | 不知道怎么做□ |
| 能够安装好喉镜片 | 操作连贯、规范□ | 需提示□ | 不知道怎么做□ |
| 能够将铜丝插入气管导管内 | 操作连贯、规范□ | 需提示□ | 不知道怎么做□ |
| 肩下是否垫一小枕使头略向后仰 | 操作连贯、规范□ | 需提示□ | 不知道怎么做□ |
| 左右手是否配合连贯将喉镜片下入会厌窝处 | 操作连贯、规范□ | 需提示□ | 不知道怎么做□ |
| 是否将气管导管在声门开放时插入 | 操作连贯、规范□ | 需提示□ | 不知道怎么做□ |
| 导管进入声门后是否将引导铜丝取下 | 操作连贯、规范□ | 需提示□ | 不知道怎么做□ |
| 是否用复苏器连接气管导管作人工通气 | 操作连贯、规范□ | 需提示□ | 不知道怎么做□ |
| 是否用牙垫、胶布固定气管导管 | 操作连贯、规范□ | 需提示□ | 不知道怎么做□ |
| B. 医学人文 | | | |
| 操作后整理模型衣物 | 操作连贯、规范□ | 需提示□ | 不知道怎么做□ |
| 整理术后设备 | 操作连贯、规范□ | 需提示□ | 不知道怎么做□ |
| 在操作时把模型视为 | 玩具□ 模型□ | 患者□ | 亲人□ |

# 第七章　骨科临床基本技能

## 第一节　创伤急救止血技术

### 一、学习目的

熟练掌握止血技术，快速、有效地控制外出血，减少血容量丢失，避免休克发生。

### 二、相关知识链接

常用的止血方法包括指压止血法、加压包扎止血法及止血带止血法等。

适应证包括周围血管创伤性出血。特殊感染截肢不用止血带，如气性坏疽；动脉硬化症、糖尿病、慢性肾功能不全者，慎用止血带或休克裤。

### 三、操作前准备

**1. 器材准备**　止血器材，包括急救包、纱布垫、纱布、三角巾、绷带、弹性橡皮带、空气止血带、休克裤等。

**2. 止血药物**　生理盐水及必要的止血药，如凝血酶、去甲肾上腺素等。

**3. 操作者准备**　协助伤者采取舒适体位；根据伤者出血伤口的具体情况，选择适当的止血器材；告知伤者即将采取的止血措施及具体方法，消除伤者紧张、恐惧的情绪，争取伤者配合。

### 四、操作

#### （一）指压止血法

指压止血法是一种简单有效的临时止血方法，它根据动脉的走向，在出血伤口的近心端，用指压住动脉处，向骨骼方向加压，达到临时止血的目的。指压止血法适用于头部、颈部、四肢的动脉出血，依据出血部位的不同，可分为如下几种方法。

**1. 头顶出血压迫法**　在伤侧耳前，对准下颌关节上方，用拇指压迫颞动脉。

**2. 头颈部出血压迫法**　用拇指将伤侧的颈总动脉向后压迫。

**3. 面部出血压迫法**　用拇指压迫下颌角处的面动脉。

**4. 头皮出血压迫法**　头皮前部出血时，压迫耳前下颌关节上方的颞动脉。头皮后部出血则压迫耳后突起下方稍外侧的耳后动脉。

**5. 腋窝和肩部出血压迫法**　在锁骨上窝对准第一肋骨用拇指向下压迫锁骨下动脉。

**6. 上臂出血压迫法**　一手将患肢抬高，另一手用拇指压迫上臂内侧的肱动脉。

**7. 前臂出血压迫法**　用拇指压迫伤侧肘窝肱二头肌腱内侧的肱动脉末端。

**8. 手部出血压迫法**　用两手指分别压迫腕部的尺动脉、桡动脉。

**9. 手指出血压迫法**　用拇指及食指压迫伤指尺、桡两侧之指动脉。

**10. 下肢出血压迫法**　用两只拇指重叠向后用力压迫腹股沟中点稍下方的股动脉及腘动脉。

**11. 足部出血压迫法**　用两手拇指分别压迫足背拇长伸肌腱外侧的足背动脉和内踝与跟腱之间的胫后动脉。

## （二）加压包扎止血法

此种止血方法多用于静脉出血和毛细血管出血。用消毒纱布或干净的毛巾，布块折叠成比伤口稍大的形状垫盖住伤口，再用绷带或折成条状的布带或三角巾紧紧包扎，其松紧度以能达到止血目的为宜。

## （三）填塞止血法

广泛而深层的软组织创伤，如腹股沟或腋窝等部位活动性出血，以及内脏实质性器官破裂，如肝粉碎性破裂出血。可用灭菌纱布或子宫垫填塞伤口，外加包扎固定，外部加压敷料应超出伤口至少 5cm。

## （四）止血带法

止血带一般适用于四肢大动脉的出血，并常常在采用加压包扎不能有效止血的情况下才采用止血带。

**1. 止血带的类型**　常用的止血带有以下几种类型。

（1）橡皮管止血带　常用弹性较大的橡皮管，便于急救时使用。

（2）弹性橡皮带（驱血带）　用宽约 5cm 的弹性橡皮带，抬高患肢，在肢体上重叠加压，包绕几圈，以达到止血目的。

（3）充气止血带　充气止血带压迫面宽而软，压力均匀，还有压力表测定压力，比较安全。常用于四肢活动性大出血或在四肢手术过程中应用。

**2. 止血带应用要点**

（1）止血带不可直接缠在皮肤上，止血带的相应部位要有衬垫，如三角巾、毛巾、衣服等均可。

（2）止血带环扎部位，标准位置上肢为上臂的 1/3、下肢为大腿中、上 1/3。

（3）成人上肢止血带压力不高于 300mmHg，下肢不高于 500mmHg，儿童减半。

（4）原则上应尽量缩短使用止血带的时间，通常可允许使用 1 小时左右。如病情危急需持续使用，可松开止血带（局部加压包扎）10分钟左右继续应用，再次应用时必须改变止血带放置的位置。

（5）止血带的解除要在输液、输血和准备好有效的止血手段后，在密切观察下缓慢放松止血带。若止血带缠扎过久，组织已发生明显广泛坏死时，在截肢前不宜放松止血带。

（6）应用止血带的时间和部位要求有明显记录及标志。

## 五、注意事项

### （一）持续出血

持续出血因加压包扎及止血带止血中压力不足导致。需要调整绷带及止血带压力。

### （二）皮肤瘀斑、水疱

创伤后伤口周围软组织肿胀，应用加压包扎及止血带止血均可加重皮肤受压，从而产生瘀斑及张力性水疱。加压包扎及止血带止血后应密切观察局部肿胀情况，调整绷带及止血带压力。

### （三）伤者烦躁不安及伤口远端疼痛加重

主要原因为阻断肢体供血时间过久，导致肢体缺血性疼痛。可根据出血控制情况调整绷带及止血带压力。

### （四）神经损伤

常见于伤者存在骨折及关节脱位，已有局部神经压迫，此时继续伤口局部加压包扎，会进一步加重神经损伤，是止血带放置位置不当引起，应用止血带止血应放正确位置。

### （五）肢体缺血坏死

肢体缺血坏死是止血带应用压力过高及持续时间过长所致。应严格遵守止血带应用规范。

### （六）止血带休克

止血带休克是放松止血带时，大量血液流向患肢，造成全身有效血容量急剧减少所导致的休克。放松止血带时应遵循"慢放－观察－再慢放－再观察"的原则，不要一放到底。

### （七）下肢深静脉血栓

使用止血带会造成患肢远端静脉血流瘀滞和血管内皮损伤，同时可加剧伤者的高凝状态，有深静脉血栓形成倾向。严格遵守止血带应用规范及尽量减少止血带使用时间尤为重要。

## 六、思考题

当失血量所占体重不同百分比会有何种表现？

答：成人的血液约占其体重的8%，失血总量达到总血量的20%以上时，可导致失血性休克。当出血量达到总血量的40%时，则可危及生命。各种出血中，以动脉出血最为危险，其特点是伤口呈喷射状搏动性向外涌出鲜红色的血液，如伤口持续向外溢出暗红色的血液，则为静脉出血，而毛细血管损伤则是伤口向外渗出鲜红色血液。急救过程中，各中止血方法可单独应用，也可以联合应用，达到快速、可靠、安全的止血目的。

## 七、自我评价

创伤急救止血操作自评表见表7-1。

表 7-1　创伤急救止血操作自评表

| A. 操作内容评价 | 结果得分 | | |
|---|---|---|---|
| 器材准备 | 操作连贯、规范□ | 需提示□ | 不知道怎么做□ |
| 操作者准备 | 操作连贯、规范□ | 需提示□ | 不知道怎么做□ |
| 指压止血法 | 操作连贯、规范□ | 需提示□ | 不知道怎么做□ |
| 加压包扎止血法 | 操作连贯、规范□ | 需提示□ | 不知道怎么做□ |
| 填塞止血法 | 操作连贯、规范□ | 需提示□ | 不知道怎么做□ |
| 止血带类型有几种 | 操作连贯、规范□ | 需提示□ | 不知道怎么做□ |
| B. 操作细节评价 | | | |
| 头顶出血压迫法 | 操作连贯、规范□ | 需提示□ | 不知道怎么做□ |
| 头颈部出血压迫法 | 操作连贯、规范□ | 需提示□ | 不知道怎么做□ |
| 面部出血压迫法 | 操作连贯、规范□ | 需提示□ | 不知道怎么做□ |
| 头皮出血压迫法 | 操作连贯、规范□ | 需提示□ | 不知道怎么做□ |
| 上臂出血压迫法 | 操作连贯、规范□ | 需提示□ | 不知道怎么做□ |
| 腋窝及肩部出血压迫法 | 操作连贯、规范□ | 需提示□ | 不知道怎么做□ |
| 前臂出血压迫法 | 操作连贯、规范□ | 需提示□ | 不知道怎么做□ |
| 手部出血压迫法 | 操作连贯、规范□ | 需提示□ | 不知道怎么做□ |
| 手指出血压迫法 | 操作连贯、规范□ | 需提示□ | 不知道怎么做□ |
| 下肢出血压迫法 | 操作连贯、规范□ | 需提示□ | 不知道怎么做□ |
| 足部出血压迫法 | 操作连贯、规范□ | 需提示□ | 不知道怎么做□ |
| C. 医学人文 | | | |
| 操作后整理衣物 | 操作连贯、规范□ | 需提示□ | 不知道怎么做□ |
| 整理急救设备 | 操作连贯、规范□ | 需提示□ | 不知道怎么做□ |
| 进一步生命支持 | 非常了解□ | 大概知道□ | 不知道□ |
| 在操作时把模型视为 | 玩具□　模型□ | 患者□ | 亲人□ |

# 第二节　包扎术

## 一、学习目的

掌握包扎术的意义及目的：保护伤口，减少污染，压迫止血，固定骨折、关节、敷料，减轻伤者疼痛。各部位包扎术的手法操作。熟悉各个部位包扎的特点及注意事项。

## 二、相关知识链接

包扎术是医疗救护的基本技术之一，可直接影响患者的生命安全和疾病恢复情况。

包扎术的适应证：头面部、躯干及四肢开放性损伤。头颅外伤伴脑组织外露、胸腹部开放性损伤伴脏器外露及骨断外露的伤口需特殊方式包扎。特殊原因需开放、暴露的伤口不能包扎，如颜面部烧伤等。局部骨折并伴有神经损伤症状的伤口禁行加压包扎。

## 三、操作前准备

### （一）器材准备

无菌敷料、绷带、三角巾等，急救现场没有上述常规包扎材料时，可用身边的衣服、毛巾、纱巾等材料进行包扎。

### （二）操作者准备

戴手套，观察并检查伤口，根据伤口具体情况准备适当包扎器材。告知伤者即将采取的包扎方法，消除伤者紧张、恐惧心理；协助伤者采取舒适体位，去除内外衣，尽量暴露需包扎的部位。

## 四、操作

绷带包扎注意要点：左手持绷带头，右手持绷带卷，以绷带外面贴近包扎部位。注意"三点一走行"，即绷带起点、终点、着力点及缠绕走行，通常遵循由左到右，由远心端向近心端的顺序缠绕。

### （一）绷带包扎法

**1. 环形包扎法**　常用于肢体较小部位的包扎，如手指、腕部、踝部、颈部和额部，或用于其他包扎法的开始和终结。包扎时打开绷带卷，卷带环绕肢体数周，每周均呈叠瓦状。

**2. 螺旋包扎法**　常用于臂、指、躯干等肢体粗细差别不大的部位较长距离的包扎。包扎时绷带卷斜行缠绕，每周压着前面的 1/2 或 1/3 宽度。

**3. 螺旋反折包扎法**　多用于肢体粗细相差较大的部位，如小腿和前臂等。螺旋包扎时，用一拇指压住绷带上方，将其反折向下，向后绕并拉紧，压住前一圈的 1/2。注意回反处不要在伤口上或骨隆起处。

**4. "8" 字包扎法** 多用于手部、足踝部及肩关节部位的包扎。为一圈向上、一圈向下的包扎，每周在正面和前一周相交，并压过前一圈的 1/2 宽度。

**5. 回反包扎法** 多用于头顶部或残肢端。用绷带多次来回反折，第一圈常从中央开始，接着各圈一左一右，直至将伤口全部包住，用作环形将所反折各端包扎固定。

## （二）三角巾包扎法

**1. 头部包扎法** 适用于头顶部出血的包扎。将三角巾底边折边并齐眉及耳缘上，中点对鼻梁，顶角向后盖住头部，两底角在后枕部交叉反折向前并压住顶角，在额前打结，将后面顶角拉平，压迫伤口后，将多余部分整理后塞入交叉处。

**2. 单肩包扎法** 三角巾折成燕尾状（90°）放于肩上，夹角对准颈部，燕尾底边两角包绕上臂上部并打结，再拉紧两燕尾角，分别经胸背拉到对侧腋下打结。

**3. 双肩包扎法** 三角巾折成燕尾状（120°），夹角对准颈后正中，燕尾分别披在两肩处，燕尾角向前包住肩部至腋下，与燕尾底边打结。

**4. 三角巾前臂悬挂包扎法**

（1）大手挂 多用于手腕、手臂、肘部上肢中间部分的悬吊。将伤肢屈曲成 80°～85° 角。三角巾展开于臂胸之间，顶角与肘部方向一致，上端从未受伤的肩部绕过颈部，至对侧锁骨上窝处，另一端拉起在锁骨上窝与之打结，挂住手臂。

（2）小手挂 用于手及肩部上肢两头部分的悬吊。将伤肢屈曲成 30° 角。三角巾展开盖住胸壁，顶角与肘部方向一致，先将顶角塞入肘后夹紧，再将底边从手部起塞入臂内，下端绕过背部在健侧锁骨上窝处打结，挂在手臂。

**5. 胸背部包扎法** 三角巾折成燕尾状（100°），夹角对准胸骨上窝，两燕尾角过肩于背后，与底边系带，围胸在后背打结，将一燕尾角系带拉紧绕横带后上提，与另一燕尾角打结。

**6. 四肢包扎法** 包扎膝、肘部时，将三角巾扎叠成比伤口稍宽的带状，斜放伤处，两端压住上下两边绕肢体一周，在肢体侧方打结固定。手指（脚趾）平放于三角巾中央，朝向顶角，底边横于腕部，将顶角折回盖手（足）背部，两底角绕到背部交叉，围绕腕部一圈后在背部打结。

**7. 髋部包扎法** 用两块三角巾，一块顶向上覆盖髋部，三角巾基底折成二指宽的褶，再绕大腿一周后打结于腿外侧；另一块三角巾折成条，绕腰一周打结，以固定前一三角巾的顶角。

## 五、注意事项

1. 包扎之前要用纱布覆盖创面。
2. 包扎时要使肢体保持功能位。
3. 包扎要露出肢体末端，以便观察血运情况。

4.皮肤褶皱或骨性隆突处要用棉垫保护，结不打在伤口上、骨隆突处及坐、卧易受压处。

5.开放性骨折伴骨断端外露的伤口包扎时禁止现场复位还纳、冲洗、上药。

## 六、自我评价

包扎术操作自评表见表 7-2。

### 表 7-2　包扎术操作自评表

| A. 操作内容评价 | 结果得分 | | |
|---|---|---|---|
| 器材准备 | 操作连贯、规范□ | 需提示□ | 不知道怎么做□ |
| 操作者准备 | 操作连贯、规范□ | 需提示□ | 不知道怎么做□ |
| 绷带包扎法 | 操作连贯、规范□ | 需提示□ | 不知道怎么做□ |
| 三角巾包扎法 | 操作连贯、规范□ | 需提示□ | 不知道怎么做□ |
| B. 操作细节评价 | | | |
| 环形包扎法 | 操作连贯、规范□ | 需提示□ | 不知道怎么做□ |
| 螺旋包扎法 | 操作连贯、规范□ | 需提示□ | 不知道怎么做□ |
| 螺旋反折包扎法 | 操作连贯、规范□ | 需提示□ | 不知道怎么做□ |
| "8"字包扎法 | 操作连贯、规范□ | 需提示□ | 不知道怎么做□ |
| 回反包扎法 | 操作连贯、规范□ | 需提示□ | 不知道怎么做□ |
| 头部包扎法 | 操作连贯、规范□ | 需提示□ | 不知道怎么做□ |
| 单肩包扎法 | 操作连贯、规范□ | 需提示□ | 不知道怎么做□ |
| 双肩包扎法 | 操作连贯、规范□ | 需提示□ | 不知道怎么做□ |
| 三角巾前臂悬挂包扎法 | 操作连贯、规范□ | 需提示□ | 不知道怎么做□ |
| 胸背部包扎法 | 操作连贯、规范□ | 需提示□ | 不知道怎么做□ |
| 四肢包扎法 | 操作连贯、规范□ | 需提示□ | 不知道怎么做□ |
| 髋部包扎法 | 操作连贯、规范□ | 需提示□ | 不知道怎么做□ |
| C. 医学人文 | | | |
| 操作后整理衣物 | 操作连贯、规范□ | 需提示□ | 不知道怎么做□ |
| 整理急救设备 | 操作连贯、规范□ | 需提示□ | 不知道怎么做□ |
| 进一步生命支持 | 非常了解□ | 大概知道□ | 不知道□ |
| 在操作时把模型视为 | 玩具□　模型□ | 患者□ | 亲人□ |

# 第三节　骨折的急救固定

## 一、学习目的

掌握骨折急救固定的方法，处理并发症。

## 二、相关知识链接

### (一) 骨折急救的适应证

1.脊柱、骨盆、四肢及肋骨骨折。

2.关节脱位及软组织严重挫裂伤。

3.如伴有出血及开放性伤口存在，先行伤口包扎、止血，然后固定。

4.如伤者有心脏停搏、休克、昏迷、窒息等情况，先行心肺复苏、抗休克、开放呼吸道等处理，同时行急救固定。

### （二）急救固定的方法

固定可用特制的夹板或就地取材用木板、木棍、树枝等，若无任何可利用的材料时，上肢骨折可将患肢固定于胸部，下肢骨折可将患肢与对侧健肢捆绑固定。

### （三）急救固定的并发症及处理

**1.固定失效**　由于固定过程中，绷带及三角巾固定打结不牢、固定力度不够导致，需重新固定。

**2.皮肤及软组织损伤**　由于固定过程中未使用足够的夹板内衬、固定过程中力度过大，导致皮肤受压而引起的继发损伤。注意使用软衬垫（尤其在有骨性突起处），固定过程中包扎力度适中，可有效减少此类并发症。

**3.肢体缺血坏死**　固定过紧、时间过长可使受伤的组织缺血加重，严重者可导致肢体缺血坏死。固定后应观察肢体远端血运情况，适当调整固定的松紧程度。

**4.神经损伤**　急救固定时要注意保护伤处及需要固定部位的重要神经组织，避免固定造成神经损伤。可在固定物与皮肤间加软衬垫等避免神经损伤。

### 三、操作前准备

**1.器材准备**　绷带、三角巾、脊柱板及配套头部固定器、颈托、担架、可移动生命体征检测设备、除颤设备及急救、药品、输液设备、75%乙醇、无菌棉球等。

**2.操作者准备**　告知伤者即将进行的操作，消除伤者紧张、恐惧心理，协助伤者采取舒适体位，检查患肢，准备相应的固定器材。

### 四、操作

### （一）头部固定

下颌骨折固定的方法是头部十字包扎法。

### （二）锁骨及肋骨骨折固定

**1.锁骨骨折"8字"固定**　将两条三角巾叠成5cm宽的长带形，分别环绕两个肩关节，于肩后方打结；再分别将三角巾的底角拉紧，两肩关节保持后伸，在背部将底角拉紧打结。

**2.肋骨骨折固定**　方法同胸部外伤三角巾包扎。

### （三）四肢骨折固定

**1. 肱骨骨折固定** 用两条三角巾和一块夹板将伤肢固定，然后用一块燕尾式三角巾的中间悬吊前臂，使两底角向上绕颈部后打结，最后用一条带状三角巾分别经胸背于健侧腋下打结。

**2. 肘关节骨折固定**

（1）肘关节骨折处于伸直位 将夹板置于掌侧（自指端至肩关节），可用一卷绷带或两块三角巾把肘关节固定。

（2）肘关节骨折处于屈曲位 将两条三角巾叠成宽带形，夹板置于肘关节内侧，分别以三角巾于上臂及前臂固定。

（3）尺骨、桡骨骨折固定 夹板置于伤肢下方，用两块带状三角巾或绷带把伤肢和夹板固定，再用一块燕尾三角巾悬吊伤肢，最后用一条带状三角巾的两底边分别绕胸背于健侧腋下打结固定。

（4）股骨骨折固定 用一块长夹板（长度为伤者的腋下至足跟）放在伤肢侧，另用一块短夹板（长度为会阴至足）放在伤肢内侧，至少用四条带状三角巾，分别在腋下、腰部、大腿根部及膝部环绕伤肢包扎固定。

（5）胫骨、腓骨骨折固定 两块夹板分别置于小腿内、外侧，夹板长度超过膝关节，至少用三条带状三角巾固定。

### （四）脊柱骨折固定

**1. 颈椎骨折固定** 首选颈托固定。伤者平卧，颈椎处于中立位，以双手拇指置于伤者前额，食指置于耳前，其余三指置于头部后方，抱紧伤者头部，避免旋转、过伸及过曲，可沿身体纵轴方向轻度实施牵引，助手协助放置颈托。如需移动，则需有专人保持此颈椎位置，多人同时搬运，保持"同轴性"移动，将伤者置于担架上后，颈部两侧放置沙袋固定头部。

**2. 胸椎、腰椎骨折固定** 伤者仰卧，多人协作，保持脊柱"同轴性"，置于硬质担架上，以至少四条宽带式三角巾横行固定。

### （五）骨盆骨折固定

将一条带状三角巾的中段放于腰骶部，绕髋前至腹部打结；协助伤者轻度屈膝，膝下垫软垫，另取两条带式三角巾于膝部及踝部横行固定。

### 五、注意事项

1. 怀疑脊柱骨折、骨盆骨折、大腿或小腿骨折，应就地固定，切忌随便移动伤者。

2. 固定应力求稳定牢固，采用超关节固定，固定材料的长度应超过固定两端的上、下两个关节。

3. 夹板不要直接接触皮肤，应先用毛巾等软物垫在夹板与皮肤之间，尤其在肢体弯曲处等间隙较大的地方，要适当加厚垫衬。

4. 固定要松紧适中。

## 六、自我评价

骨折的急救固定自评表见表 7–3。

**表 7–3　骨折的急救固定自评表**

| A. 操作内容评价 | 结果得分 | | |
|---|---|---|---|
| 器材准备 | 操作连贯、规范□ | 需提示□ | 不知道怎么做□ |
| 操作者准备 | 操作连贯、规范□ | 需提示□ | 不知道怎么做□ |
| 头部固定 | 操作连贯、规范□ | 需提示□ | 不知道怎么做□ |
| 锁骨及肋骨骨折固定 | 操作连贯、规范□ | 需提示□ | 不知道怎么做□ |
| 四肢骨折固定 | 操作连贯、规范□ | 需提示□ | 不知道怎么做□ |
| 脊柱骨折固定 | 操作连贯、规范□ | 需提示□ | 不知道怎么做□ |
| 骨盆骨折固定 | 操作连贯、规范□ | 需提示□ | 不知道怎么做□ |
| B. 操作细节评价 | | | |
| 肘关节骨折处于伸直位 | 操作连贯、规范□ | 需提示□ | 不知道怎么做□ |
| 肘关节骨折处于屈曲位 | 操作连贯、规范□ | 需提示□ | 不知道怎么做□ |
| 尺骨、桡骨骨折固定 | 操作连贯、规范□ | 需提示□ | 不知道怎么做□ |
| 胫骨、腓骨骨折固定 | 操作连贯、规范□ | 需提示□ | 不知道怎么做□ |
| 颈椎骨折固定 | 操作连贯、规范□ | 需提示□ | 不知道怎么做□ |
| 胸椎、腰椎骨折固定 | 操作连贯、规范□ | 需提示□ | 不知道怎么做□ |
| C. 医学人文 | | | |
| 操作后整理衣物 | 操作连贯、规范□ | 需提示□ | 不知道怎么做□ |
| 整理急救设备 | 操作连贯、规范□ | 需提示□ | 不知道怎么做□ |
| 进一步生命支持 | 非常了解□ | 大概知道□ | 不知道□ |
| 在操作时把模型视为 | 玩具□　模型□ | 患者□ | 亲人□ |

# 第四节　创伤急救搬运技术

## 一、学习目的

掌握创伤急救的搬动技术。

## 二、相关知识链接

创伤后存在下述情况者：脊柱区疼痛或触痛，活动受限；出现神经损伤症状或体征；脊柱畸形。

## 三、操作前准备

### （一）器材准备

绷带、三角巾、脊柱板及配套头部固定器、颈托、担架、可移动生命体征检测设备、除颤设备及急救、药品、输液设备、75% 乙醇、无菌棉球等。

### （二）救护者准备

根据伤者病情，协助伤者保持相应体位。如无特殊病情，以伤者感觉舒适为佳。

**1. 仰卧位**　绝大部分危重伤者均可采用，尤其是脊柱骨折、下肢骨折、腹部损伤的伤者。

**2. 侧卧位**　伤者昏迷伴呕吐，可采用此体位。

**3. 半卧位**　适用于呼吸困难、胸部外伤伴有血气胸的伤者。

如伤者清醒，向伤者告知转运目的地、具体转运方法及转运过程中的注意事项，消除伤者恐惧、焦虑心理；根据伤者具体病情准备适当转运器材。

## 四、操作

### （一）徒手搬运

通常应用于伤者病情较轻没有脊柱损伤时。

**1. 单人搬运**

（1）扶持法　对病情较轻、能够站立行走者可采取此法。救护者站于伤者一侧，伤者的上肢揽着救护者的颈部，救护者用外侧的手牵其手腕，另一手伸过伤者背部扶持其腰部。

（2）抱持法　适用于体重较轻的伤者。如果伤者病情允许站立，则救护者站于伤者一侧，一手托其背部，一手托其大腿，将其抱起；如伤者无法站立，先协助伤者采取仰卧位，救护者屈一膝跪地，用一手将其背部稍稍扶托起，另一手从腋窝处托过，将伤者抱起。如伤者能够配合，可让其上肢抱持救护者颈部。

（3）背负法　救护者站在伤者身前，背向伤者，微弯背部，将伤者背起。

**2. 双人搬运**

（1）椅托式　又称座位搬运法。甲、乙两名救护者在伤者两侧相对而立，甲以右膝、乙以左膝跪地，各以一手入伤者大腿之下而互相紧握，其他手彼此交替而搭于肩上，以支持伤者背部。如伤者体重较大且意识清醒，则两名救护者双腕互握呈"#"字状置于伤者臀下，伤者分别抱持救护者颈部，救护者抬其转运。

（2）拉车式　伤者卧位。两名救护者，一名站在伤者头部后方，两手插到腋下，将其抱入怀内，双手交叉抓住伤者对侧腕部；另一人站其足部，跨在伤者的两腿中间，双手握持伤者双膝部。两人步调一致，慢慢抬起伤者前行。

**3. 三人搬运**　常用于疑有脊柱损伤者。可以三人并排立于伤者同侧，将伤者抬起，保持伤者头、颈、胸、腹平直，齐步一致前进。

## （二）担架搬运

担架分为软式担架及硬式担架，脊柱损伤者均须用担架搬运。

**1. 头颈部固定锁法**

（1）头背锁　伤者俯卧时固定头颈的方法。救护者双膝跪于伤者一侧，一手肘关节弯曲，前臂贴于脊柱部位，手掌固定于头枕部，另一手肘关节支点固定于地面，其余手掌固定于头额顶部。

（2）头胸锁　伤者仰卧时固定头颈的方法。救护者双膝跪于伤者一侧，一手肘关节弯曲，肘关节支点固定于胸骨，拇指和其余四指自然分开，固定于额骨部，另一手肘关节支点固定于地面，拇指和其余四指自然分开，固定于额部。

（3）胸背锁　伤者坐位或侧卧时固定头颈的方法。救护者前臂垂直贴于伤者背部，以肘关节支点固定伤者，手掌分开固定于伤者枕骨部，另一手肘关节支点贴于前胸，前臂垂直，手腕屈曲，拇指及其余四指分开，固定于额骨部。

（4）头锁　伤者仰卧位上下移动躯体时头部固定方法，亦可应用于头部牵引。救护者双膝跪于伤者头部上方，肘关节固定于双侧大腿，四指自然分开，分别挤住头颞两侧，双手拇指固定于前额部。

（5）头肩锁　翻转伤者时固定头部的方法。救护者跪于伤者头部上方，一肘关节固定于翻转侧大腿，手掌托于同侧肩后，拇指固定于肩前，另一手四指自然分开，挤于另一侧头颞部，拇指固定于前额。

（6）双肩锁　伤者仰卧位左右平移时固定头颈的方法。救护者跪于伤者头部上方，双手掌打开，掌心向上托于伤者肩后，双手拇指向上固定于肩部前方，两臂夹住头部（双臂置于耳上）。

**2. 颈托固定法**　颈部测量、头锁牵引、调整颈托、环颈固定。拇指垂直掌心，与食指形成平面，拇指抵住伤者下颏处，测量其切线与肩峰最高处的指间距。一人头锁固定，另一人放置颈托。

**3. 翻转伤者法**　头肩锁固定、双人双臂交叉翻转伤者。救护者 A 头肩锁固定伤者头部，B 一手固定于伤者肩部，另一手固定于伤者髋部，C 一手固定伤者前臂，另一手固定伤者膝部。

**4. 脊柱板躯干、下肢束带固定法**

**5. 双臂交叉平推伤者法**

**6. 向上提拉，向下推移伤者法**

**7. 伤者抬起方法**　蹲姿、起步。

**8. 头部固定器使用方法**　底板固定、摆放伤者、头侧夹持、额颏束带固定。

**9. 双手束带固定法**　束带在两手腕交叉固定于躯干前方。

## 五、注意事项

1. 有条件时，对重症伤者应使用心电护仪及血氧饱和度仪监测。

2. 观察伤者面部、口唇及肢端颜色，发现异常立刻查找原因并采取相应措施。

3. 观察呼吸，察看伤者胸部起伏，必要时停车检查。

4. 检查循环，注意观察出血、脉搏、毛细血管充盈度、皮肤的质量。

5. 观察瞳孔，观测瞳孔大小及双侧对称情况。

6. 观察伤者的主要受伤部位，注意局部有无渗血、包扎绷带或三角巾是否松弛脱落、止血带的状态等，发现问题及时处理。

7. 发现病情异常（呼吸、心跳停止等）应立即展开抢救，如开通呼吸道（如气管插管等），心肺复苏术，进一步止血、包扎、固定等，待病情稳定后，继续转运。

8. 每半小时核对伤情再评估一次，重伤者每隔 15 分钟评估一次。

## 六、自我评价

创伤急救搬运自评表见表 7-4。

表 7-4　创伤急救搬运自评表

| A. 操作内容评价 | 结果得分 | | |
|---|---|---|---|
| 　器材准备 | 操作连贯、规范□ | 需提示□ | 不知道怎么做□ |
| 　操作者准备 | 操作连贯、规范□ | 需提示□ | 不知道怎么做□ |
| 　单人搬运法 | 操作连贯、规范□ | 需提示□ | 不知道怎么做□ |
| 　双人搬运法 | 操作连贯、规范□ | 需提示□ | 不知道怎么做□ |
| 　三人搬运法 | 操作连贯、规范□ | 需提示□ | 不知道怎么做□ |
| 　头颈部固定锁法 | 操作连贯、规范□ | 需提示□ | 不知道怎么做□ |
| 　颈部固定法 | 操作连贯、规范□ | 需提示□ | 不知道怎么做□ |
| 　翻转伤者法 | 操作连贯、规范□ | 需提示□ | 不知道怎么做□ |
| B. 操作细节评价 | | | |
| 　扶持法 | 操作连贯、规范□ | 需提示□ | 不知道怎么做□ |
| 　抱持法 | 操作连贯、规范□ | 需提示□ | 不知道怎么做□ |
| 　背负法 | 操作连贯、规范□ | 需提示□ | 不知道怎么做□ |
| 　椅托法 | 操作连贯、规范□ | 需提示□ | 不知道怎么做□ |
| 　拉车式 | 操作连贯、规范□ | 需提示□ | 不知道怎么做□ |
| 　头背锁 | 操作连贯、规范□ | 需提示□ | 不知道怎么做□ |
| 　头胸锁 | 操作连贯、规范□ | 需提示□ | 不知道怎么做□ |
| 　胸背锁 | 操作连贯、规范□ | 需提示□ | 不知道怎么做□ |
| 　头锁 | 操作连贯、规范□ | 需提示□ | 不知道怎么做□ |
| 　头肩锁 | 操作连贯、规范□ | 需提示□ | 不知道怎么做□ |
| 　双肩锁 | 操作连贯、规范□ | 需提示□ | 不知道怎么做□ |
| C. 医学人文 | | | |
| 　操作后整理衣物 | 操作连贯、规范□ | 需提示□ | 不知道怎么做□ |
| 　整理急救设备 | 操作连贯、规范□ | 需提示□ | 不知道怎么做□ |
| 　进一步生命支持 | 非常了解□ | 大概知道□ | 不知道□ |
| 　在操作时把模型视为 | 玩具□　模型□ | 患者□ | 亲人□ |

本章思考题

1.请应用以下病例进行实训练习

案例：患者，男性，30 岁，酒后驾车发生车祸，右上腹受伤。神志清楚，上腹部明显压痛，面色苍白，四肢湿冷，脉搏 130 次 / 分，血压 10.7/8kpa（80/60mmHg），尿少，口渴，过度换气。

2.请应用以下病例进行实训练习

主诉：外伤致右前臂疼痛、肿胀伴活动受限 1 天余。

现病史：1 天前患者因外伤致右前臂伤，伤后即感右前臂剧烈疼痛、肿胀，伴活动受限右臂功能障碍；当时不伴昏迷、恶心呕吐及患肢麻木等。X 线检查示：右尺骨远端骨折；以"右尺骨远端骨折"为诊断收住我科。患者入院后，神志清，二便正常。既往史：平素体健。重要体征：步行入病房，脊柱生理曲度正常，各棘突无压痛，活动可。右前臂腕关节上方肿胀，皮下瘀斑，触压疼痛，可触及骨擦感；右手功能障碍，患肢末梢血运及感觉可，余肢体未见异常。心电图示：正常心电图。初步诊断：右尺骨远端骨折。

# 第八章　眼科基本技能

## 第一节　视力检查

### 一、学习目的

学习并掌握视力检查方法。熟练使用视力检查方法。

### 二、相关知识链接

视力又称视锐度，主要反映黄斑区的视功能，分为远视力、近视力，近视力又称为阅读视力。

### 三、操作前准备

1. 核实患者资料，准备物品，洗手。
2. 向患者说明视力检查过程。

### 四、操作

1. 正常视力标准为1.0。如在5m处不能识别最大的视标（0.1行），则嘱患者逐步向视力表走近，直到识别视标为止。如患者有眼镜应检查戴镜的矫正视力。

2. 如走到视力表1m处仍不能识别最大的视标时，则检查指效。检查距离从1m开始，逐渐移近，直到能正确辨认为止，并记录该距离，如"指数/30cm"。如指数在5cm处仍不能识别，则检查手动。如果眼前手动不能识别，则检查光感。在暗室中用手电照射受试眼，另一只眼须严密遮盖不让透光，测试患者眼前能否感觉光亮，记录"光感"或"无光感"。并记录看到光亮的距离。对有光感者还要检查光源定位，嘱患者向前方注视不动，检查者在受试眼1m处，以上→下→左→右→左上→左下→右上→右下的顺序变换光源位置，用"＋""－"表光源定位的"阳性""阴性"。

3. 检查视力必须检查远、近视力，了解患者的屈光状态，例如近视眼患者，近视力检查结果好于远视力结果。老视或调节功能障碍的患者远视力正常，但近视力差。可以正确评估患者的活动及阅读能力，例如有些患者虽然远视力很差而且不能矫正，但如将书本移近眼前仍可阅读书写。

4. 对于小于3岁不能合作的患儿，检查视力需耐心诱导观察。新生儿有追随光及瞳孔对光反应。1月龄婴儿有主动浏览周围目标的能力。3个月时可双眼辐辏注视手指。交替遮盖法可发现患眼，当遮盖患眼时患儿无反应，而遮盖健眼时患儿试图躲避。

## 五、注意事项

1.检查时应有足够的亮度照明，检查与记录时按照先右后左的顺序进行，戴镜患者需分别检查裸眼及矫正视力，检查一眼时，另一眼严格遮盖。

2.每个字母辨认时间为2～3秒。检查时受检者头位要正，不能眯眼。

3.远视力检查的距离为5m，近视力检查的距离为30cm。视力表上1.0行应与患者被检查眼等高，由上向下逐行检查，每行应至少辨认四个不同方向的视标，直到找出被检查者能完全正确认识的最小一行视标，该行标志的数字即为被检眼的视力。

4.视力检查是心理物理检查，评价结果时应当谨慎。

## 六、自我评价

操作评价量表见表8-1。

表8-1 操作评价量表

| A.操作流程评价 | 结果得分 | | |
|---|---|---|---|
| 洗手等操作前准备 | 操作连贯、规范□ | 需提示□ | 不知道怎么做□ |
| 物品准备齐全 | 操作连贯、规范□ | 需提示□ | 不知道怎么做□ |
| 按照操作规范进行视力检查 | 操作连贯、规范□ | 需提示□ | 不知道怎么做□ |
| B.医学人文 | | | |
| 操作前和患者进行沟通 | 操作连贯、规范□ | 需提示□ | 不知道怎么做□ |
| 对测量结果进行客观记录 | 操作连贯、规范□ | 需提示□ | 不知道怎么做□ |

# 第二节 瞳孔对光反射的检查

## 一、学习目的

正确掌握瞳孔对光反射检查方法，熟练运用瞳孔对光反射检查对眼部进行检查。

## 二、相关知识链接

瞳孔对光反射通路起于视网膜，经视神经、视交叉和视束，再经上丘臂到达顶盖前区，此区发出的纤维止于两侧的动眼神经副核。动眼神经副核的轴突（副交感神经节前纤维）经动眼神经到睫状神经节更换神经元，节后纤维支配瞳孔括约肌，引起双侧瞳孔缩小。任何一处发生病变或损坏都会导致反射减弱甚至消失。

## 三、操作前准备

1.核对患者信息，准备物手电筒、瞳孔笔、裂隙灯等物品，洗手。

2. 向患者说明瞳孔对光反射检查的过程及检查目的。

## 四、操作

1. 询问受检者有无使用影响瞳孔的药物史，如眼部滴用阿托品、阿托品、毛果芸香碱、毒扁豆碱等，以及全身应用吗啡、氯丙嗪等药物。

2. 应用裂隙灯显微镜检查瞳孔有无虹膜及瞳孔。

3. 在光线不太明亮的室内进行瞳孔检查。

4. 瞳孔笔直接照射一侧瞳孔时，可观察到该侧瞳孔受到光线刺激时立即缩小，移开光源可观察到瞳孔立即复原，用同样的方法再观察对侧瞳孔。此为直接对光反射。用一手竖直放于两眼之间，以挡住手电筒的光线照到对侧。用手电筒照射一侧瞳孔，可观察到另一侧瞳孔立即缩小，移开光线瞳孔立即复原。以同样的方法检查对侧瞳孔，表现同上即为正常。此为间接对光反射。

## 五、注意事项

1. 瞳孔缘后粘连时，检查瞳孔反射没有实际意义。

2. 检查室内应该中等昏暗，照射瞳孔的光线不应太强或太弱。室外阳光下瞳孔很小，不易观察，并应准备一支聚光手电筒用以检查瞳孔对光反射。

3. 检查时应让患者注视远处目标，光线自下而上照射，避免与近反射引起的瞳孔改变相混淆。

4. 检查儿童时，请家长或他人帮助在远处设置一目标。

## 六、自我评价

操作评价量表见表 8-2。

**表 8-2　操作评价量表**

| A. 操作流程评价 | 结果得分 | | |
|---|---|---|---|
| 　洗手等操作前准备 | 操作连贯、规范□ | 需提示□ | 不知道怎么做□ |
| 　物品准备齐全 | 操作连贯、规范□ | 需提示□ | 不知道怎么做□ |
| 　按照操作规范进行视力检查 | 操作连贯、规范□ | 需提示□ | 不知道怎么做□ |
| B. 医学人文 | | | |
| 　操作前和患者进行沟通 | 操作连贯、规范□ | 需提示□ | 不知道怎么做□ |
| 　对测量结果进行客观记录 | 操作连贯、规范□ | 需提示□ | 不知道怎么做□ |

# 第三节　眼球运动检查

## 一、学习目的

掌握眼球运动检查方法，并对检查结果进行正确判断。

## 二、相关知识链接

眼球眼外肌的运动功能受动眼、滑车、展神经支配。当上述神经或神经核单独或合并受损时，可出现眼球运动不能或复视，完全损害时出现眼外肌全部瘫痪，眼球固定不动。当眼外肌受到损伤或感染，或肌病导致的眼外肌麻痹时，也可出现眼球运动不能。临床统称为眼球运动障碍。

## 三、操作前准备

1. 核实患者信息，准备物品，洗手。
2. 检查者说明眼球运动检查的过程及目的。

## 四、操作

受检者取坐位或卧位，检查者与受检者相对而坐或站于患者右侧。检查者将目标物（如棉签或手指尖）放置于受检查者眼前 30 ～ 40cm 处，嘱患者头部不动，眼球随目标物移动，一般按左→左上→左下→右→右上→右下 6 个方向的顺序进行（呈 "H" 型）。

## 五、注意事项

在对患者进行眼球运动检查时，嘱患者头部保持不动，以免影响检查结果。如果患者不能很好地配合，检查者可以一手帮助患者固定头部，然后进行检查。

## 六、自我评价

操作评价量表见表 8-3。

**表 8-3　操作评价量表**

| A. 操作流程评价 | 结果得分 | | |
| --- | --- | --- | --- |
| 洗手等操作前准备 | 操作连贯、规范□ | 需提示□ | 不知道怎么做□ |
| 物品准备齐全 | 操作连贯、规范□ | 需提示□ | 不知道怎么做□ |
| 按照操作规范进行视力检查 | 操作连贯、规范□ | 需提示□ | 不知道怎么做□ |
| B. 医学人文 | | | |
| 操作前和患者进行沟通 | 操作连贯、规范□ | 需提示□ | 不知道怎么做□ |
| 对测量结果进行客观记录 | 操作连贯、规范□ | 需提示□ | 不知道怎么做□ |

# 第四节　裂隙灯检查

## 一、学习目的

1. 能够正确使用裂隙灯进行检查。
2. 准确记录检查结果。

## 二、相关知识链接

裂隙灯显微镜是眼科检查常用的重要仪器。

## 三、操作前准备

1. 核实患者信息，准备物品，洗手。

2. 向患者说明裂隙灯检查的过程及目的。

## 四、操作

1. 检查者根据自己的屈光度调节目镜，并调节目镜间距。

2. 检查应在暗室或半暗室内进行。

3. 根据患者体型调整座椅高低及位置，使患者和检查者处于舒适位置。被检查者摘除框架眼镜，检查者指导患者将额头和下颌分别放在额靠和下颌托上面，并调整好高度，使被检查者目外眦高度位于眼位线水平位置。

4. 前后、左右及上下调节操作杆，使裂隙灯光线聚焦于检查的部位。

5. 一般先用低倍镜进行检查。若需要观察某一部位的细微改变时，可换用高倍镜。并根据需要，调节裂隙灯与显微镜之间的夹角、光线强弱和裂隙光的宽窄。

6. 光源一般从受检眼的顺侧射入，然后从顺侧到鼻侧逐一做光学切面，按照从前到后的顺序进行检查。基本的检查顺序是眼睑→睑缘→睫毛→泪器→睑结膜→球结膜→结膜囊→角膜巩膜缘→泪膜→角膜→前房→前房角→巩膜→瞳孔→后房→晶状体。

7. 裂隙灯显微镜的检查方法有多种，包括弥散光照射法、直接焦点照射法、角膜缘分光照射法、后部反光照射法、间接照射法和镜面反光照射法等。可根据检查部位和病变情况，选择适当的检查方法。

## 五、注意事项

1. 检查结膜、角膜、巩膜时，光源与显微镜的夹角一般为40°。检查前房、晶状体和前部玻璃体时，夹角应小于30°。检查后部玻璃体和眼底时，除需加用前置镜或三面镜等辅助设备外，夹角应调为10°或更小。

2. 实际检查时，应综合使用裂隙灯显微镜的6种不同的使用方法，以免遗漏病变的细微改变。

3. 注意裂隙灯显微镜的维护和保养。

## 六、自我评价

操作评价量表见表8-4。

表 8-4 操作评价量表

| A. 操作流程评价 | 结果得分 | | |
|---|---|---|---|
| 洗手等操作前准备 | 操作连贯、规范□ | 需提示□ | 不知道怎么做□ |
| 物品准备齐全 | 操作连贯、规范□ | 需提示□ | 不知道怎么做□ |
| 按照操作规范进行操作 | 操作连贯、规范□ | 需提示□ | 不知道怎么做□ |
| 准确记录检查结果 | | | |
| B. 医学人文 | | | |
| 操作前和患者进行沟通 | 操作连贯、规范□ | 需提示□ | 不知道怎么做□ |
| 对测量结果进行客观记录 | 操作连贯、规范□ | 需提示□ | 不知道怎么做□ |

# 第五节 眼压检查

## 一、学习目的

熟练掌握眼压检查方法。通过眼压的检查，正确判断检查结果。

## 二、相关知识链接

1. 正常眼压范围为 11 ～ 21mmHg（1.47 ～ 2.79kpa）。

2. 眼内容物有房水、晶状体、玻璃体，但对眼压有很大影响的是房水。其主要成分是水，此外还有蛋白质、电解质、维生素 C、乳酸、葡萄糖、脂类、酶类等，pH 为 7.3 ～ 7.5。在一般情况下，房水的产生和排泄保持着一种动态平衡，即在一定时间内，产生的房水和排出的房水的量是相等的。如果房水的排出通道受阻碍，或因某种原因房水产生的量增加，都可导致房水的蓄积，使眼压升高。若房水产生的量过少，房水的蓄积达不到一定量，眼压就会过低。

## 三、操作前准备

1. 核实患者信息，准备物品，洗手。
2. 检查者说明眼压检查的过程及目的。

## 四、操作

1. 嘱受检者眼球向下注视。

2. 检查者以手中指、无名指、小指轻放于受检者前额部作为支撑。

3. 双手分别放于睑板上缘皮肤面，向眼球中心轻压眼球。当一手轻压时，以手指感触眼球波动感。根据指尖部感觉到的波动度，估计眼压的高低。

4. 眼压正常时记录为 Tn，以 T+1、T+2 和 T+3 表示不同程度的眼压升高，以 T+3 为最高。以 T-1、T-2、T-3 表示不同程度的眼压降低，以 T-3 为最底。

## 五、注意事项

1. 指测法进行眼压检查时只能粗略地了解眼压。

2. 指测法的禁忌证如下。

（1）结膜或角膜急性传染性或活动性炎症者。

（2）严重角膜上皮损伤者。

（3）低眼压合并视网膜或脉络膜活动性出血者。

（4）眼球开放性损伤者。

（5）具有容易破裂的巨大薄壁滤过泡者。

## 六、自我评价

操作评价量表见表 8-5。

### 表 8-5　操作评价量表

| A. 操作流程评价 | 结果得分 | | |
| --- | --- | --- | --- |
| 　洗手等操作前准备 | 操作连贯、规范□ | 需提示□ | 不知道怎么做□ |
| 　物品准备齐全 | 操作连贯、规范□ | 需提示□ | 不知道怎么做□ |
| 　按照操作规范进行视力检查 | 操作连贯、规范□ | 需提示□ | 不知道怎么做□ |
| B. 医学人文 | | | |
| 　操作前和患者进行沟通 | 操作连贯、规范□ | 需提示□ | 不知道怎么做□ |
| 　对测量结果进行客观记录 | 操作连贯、规范□ | 需提示□ | 不知道怎么做□ |

# 第六节　眼底检查

## 一、学习目的

熟练掌握眼底检查方法，通过眼底检查能够正确判读检查结果。

## 二、相关知识链接

正常视神经盘略呈椭圆形、淡红色、边界清楚，中央呈漏斗形凹陷，色泽消淡，称为生理凹陷。检查时应当注意视神经盘色泽、大小、边界是否清楚，生理凹陷有无扩大、加深，有无出血、渗出、充血及水肿。视神经盘上的动静脉有无搏动、血管行径等。

## 三、操作前准备

1. 核对患者信息，检查检眼镜，洗手。

2. 向患者告知眼底检查的步骤及目的。

## 四、操作

1.开始检查时转动检眼镜转盘，先用 +8D ～ +10D 的镜片，检眼镜距受检眼 10 ～ 20cm。以侧照法检查眼屈光间质。由前逐次向后，分别检查角膜、晶状体、玻璃体。正常情况下，瞳孔区呈现橘红色反光，如有屈光间质混浊，红色反光中出现黑影。此时嘱受检者转动眼球，根据黑影移动方向与眼球转动方向的关系，判断混浊的屈光间质部位。

2.检查眼底时，将检眼镜置于受检眼前约 2cm 处。根据检查者和受检眼的屈光状态，旋转检眼镜转盘，直至看清眼底。

3.检查时受检查者先注视前方，检眼镜光源经瞳孔偏鼻侧约 15° 可检查视神经乳头，再沿血管走行观察视网膜后极部，最后让受检者注视检眼镜的灯光，检查黄斑部。若要检查周边部视网膜，嘱受检者转动眼球，以扩大观察范围。

4.眼庭检查的记录内容，以眼底解剖结构为基础对视神经盘、视网膜血管、黄斑等部位进行描述。可以视神经盘和血管直径来描述病变大小，以屈光度描述病变隆起高度。

## 五、注意事项

1.直接检眼镜下所见并不是眼底的实际大小，检查所见比实际物像约放大 14 ～ 16 倍。

2.若要观察视网膜神经纤维层改变时，应在无赤光下观察。

3.检查结束时，应将检眼镜的转盘拨到 0 处，以免转盘上的镜片受到污染。

4.一般检查时可不散大瞳孔。若要详细检查眼底时，需要散瞳后检查。

5.怀疑闭角型青光眼患者或前房浅者，散瞳时要格外谨慎，以免致闭角型青光眼发作。

6.对于高度屈光不正者，直接检眼镜检查较为困难，可应用间接检眼镜进行检查。

## 六、自我评价

操作评价量表见表 8-6。

表 8-6　操作评价量表

| A. 操作流程评价 | 结果得分 | | |
|---|---|---|---|
| 洗手等操作前准备 | 操作连贯、规范□ | 需提示□ | 不知道怎么做□ |
| 物品准备齐全 | 操作连贯、规范□ | 需提示□ | 不知道怎么做□ |
| 按照操作规范进行视力检查 | 操作连贯、规范□ | 需提示□ | 不知道怎么做□ |
| B. 医学人文 | | | |
| 操作前和患者进行沟通 | 操作连贯、规范□ | 需提示□ | 不知道怎么做□ |
| 对测量结果进行客观记录 | 操作连贯、规范□ | 需提示□ | 不知道怎么做□ |

## 本章思考题

1. 请应用以下病例进行实训练习。

患者，女性，35岁。因双眼红、痛、流泪3天，于2015年3月3日就诊眼科。

患者一周前去外地开会，回来后右眼有异物感，发红。次日波及左眼，近2日眼红加重，有刺痛感，晨起分泌物多。

体格检查：全身系统检查未发现异常体征。

眼科检查：双眼视力1.0，眼压正常，分泌物呈水样，双眼睑轻度红肿，球结膜充血明显，有片点状出血斑，下睑结膜出现较多圆形滤泡，并有点状结膜下出血。耳前淋巴结有压痛。角膜透明，KP阴性，前房适中，房水清，虹膜纹理清，瞳孔圆，对光反应正常。晶状体透明，眼底检查未见异常。

2. 请应用以下病例进行实训练习。

患者，男性，65岁。因左眼及眼眶胀痛3天，于2015年4月15日急诊。

患者近4年来双眼渐进性视力减退，左眼较重。无畏光、流泪、疼痛等症状。3日来突感左眼及眼眶胀痛，并伴有恶心而来急诊。体检未见异常。

眼科检查：右眼视力0.4，左眼视力0.05，右眼前房稍浅，晶体前后皮质有楔形混浊，其他未见异常。左眼中度混合性充血，角膜呈雾状混浊，前房浅，瞳孔半开大，晶状体混浊明显，半月透影（＋）。眼底欠清。

# 第九章　耳鼻喉科临床基本技能

## 第一节　鼻、鼻腔检查

### 一、学习目的

熟练掌握鼻和鼻腔的检查方法，对检查结果正确汇报。

### 二、相关知识链接

鼻腔检查时可能发生的并发症有出血，感染（仅对鼻咽检查而言），视力损伤或失明，脑脊液鼻漏，粘连。

### 三、操作前准备

1. 核对患者信息，准备物品，洗手。
2. 向患者说明鼻腔检查过程及目的。

### 四、操作

#### （一）徒手检查法

**1. 视诊**　观察皮肤色泽是否正常；鼻旁窦表面、眉根附近皮肤有无红肿，局部有无隆起；皮肤有无畸形或糜烂；鼻梁有无塌陷、歪斜或增宽；前鼻孔有无狭窄。此外还需注意面颊部左右是否对称，眼球有无移位或运动障碍。

**2. 触诊**

（1）指诊　轻压鼻翼即感疼痛为鼻前庭炎及破裂，对于儿童腺样体肥大影响呼吸者，可用指诊鼻咽部；鼻骨骨折，可触及鼻骨的下陷、移位、压痛，有时可查及皮下气肿；急性鼻窦炎，可在不同鼻窦所在部位的压痛点触及压痛；对额窦、筛窦、上额窦及鼻前庭囊肿，触诊有时可感觉有乒乓球样弹性隆起。

（2）压舌板触诊　患急性上颌窦炎时，上列磨牙感觉过敏，可用木质压舌板平压上列磨牙牙冠上，前后划动，分别比较两侧的感觉。

用单指直接叩击，或两指间接叩击患处，查其有无疼痛。如患急性额窦炎时，叩击眶上区、额窦前壁有疼痛；如为眶上神经痛，则为沿神经分布区出现疼痛，患鼻中隔脓肿者，轻叩鼻梁即感疼痛；鼻中隔血肿则无叩痛；急性上额窦炎、牙周炎及牙根尖脓肿，用压舌板轻叩上颌磨牙或前磨牙，均可有叩击痛。

### （二）前鼻镜检查法

检查时多用左手持鼻镜，用拇指及食指持鼻镜启闭关节处，将鼻镜柄一脚放于掌心，其他各指分别夹持一柄脚，以控制鼻镜的启闭，手掌向检查者。检查的步骤及注意事项如下：

1. 调整鼻镜反射光线，使其焦点照在被检者的鼻尖部。鼻镜进入鼻腔前，应先试启前鼻镜几次，以了解鼻镜关节的松紧度，以防进入鼻前庭后用力过大，突然张开而引起检查者疼痛。

2. 鼻镜伸入鼻前庭时闭合或半闭合鼻镜，镜叶与鼻底平行伸入鼻前庭，渐渐张大，置入深度勿超过鼻阈，以免引起疼痛或损伤鼻腔黏膜。

3. 检查完毕，将鼻镜呈半张开位取出，否则可能夹扯鼻毛，受检者即感疼痛。同例鼻腔均应检查，以做比较，并详细记录所见病变，最好绘前图标记。

### 五、注意事项

1. 操作时动作轻柔，保护黏膜。
2. 按照顺序逐一进行观察。

### 六、自我评价

操作评价量表见表 9-1。

**表 9-1　操作评价量表**

| A. 操作流程评价 | 结果得分 | | |
| --- | --- | --- | --- |
| 洗手等操作前准备 | 操作连贯、规范□ | 需提示□ | 不知道怎么做□ |
| 物品准备齐全 | 操作连贯、规范□ | 需提示□ | 不知道怎么做□ |
| 按照操作规范进行鼻腔检查 | 操作连贯、规范□ | 需提示□ | 不知道怎么做□ |
| B. 医学人文 | | | |
| 操作前和患者进行沟通 | 操作连贯、规范□ | 需提示□ | 不知道怎么做□ |
| 对测量结果进行客观记录 | 操作连贯、规范□ | 需提示□ | 不知道怎么做□ |

# 第二节　外耳道及鼓膜检查

## 一、学习目的

熟练掌握外耳道检查方法。

## 二、操作前准备

1. 核对患者信息，准备物品，洗手。
2. 和患者说明鼻腔检查过程及目的。

## 三、操作步骤

### （一）徒手检查法

**1. 双手检查法** 检查者一手将耳郭向后、上、外方轻轻牵拉，使外耳道变直，另一手食指将耳屏向前推压，使外耳道口扩大，以便观察外耳道及鼓膜。婴幼儿外耳道呈裂隙状，检查时应向下牵拉耳郭，并将耳屏向前推移，方可使外耳道变直，外耳通口扩大。

**2. 单手检查法** 如检查者右手需进行操作，则用单手（左手）牵拉耳郭进行检查。查左耳时，左手从耳郭下方以拇指和中指夹持并牵拉耳郭，食指向前推压耳屏；查右耳时，左手则从耳郭上方以同法牵拉耳郭、推压耳屏。

**3. 窥耳器检查法**

（1）双手检查法 检查右耳时，检查者左手牵拉耳郭使外耳道变直，右手将耳镜轻轻沿外耳道长轴置入外耳道内，使窥耳器前端抵达软骨部即可，注意勿超过软骨部和骨都交界处，以免引起疼痛。

（2）单手检查法 检查左耳时，左手拇指及食指持窥耳镜，先以中指从耳艇处将耳郭向后、上方推移，随后即将庭耳器置于外耳道内。检查右耳时，仍以左手拇指及食指持耳镜。中指及无名指牵拉耳郭，外耳道变直后随即将耳镜置入。此法可空出右手，便于操作，但要求检查者有娴熟的技巧。

## 四、注意事项

1. 检查外耳道和鼓膜时，首先应注意外耳道内有无耵聍栓塞、异物，外耳道皮肤是否红肿，有无疖肿、新生物、瘘口、狭窄、骨段后上壁塌陷等。如耵聍遮挡视线，应清除之。

2. 外耳道有脓液时，需要观察其性状和气味，做脓液细菌培养及药敏试验，并将脓液彻底洗净、拭干，以便窥清鼓膜。

## 五、自我评价

操作评价量表见表 9-2。

表 9-2　操作评价量表

| A. 操作流程评价 | 结果得分 | | |
|---|---|---|---|
| 洗手等操作前准备 | 操作连贯、规范□ | 需提示□ | 不知道怎么做□ |
| 物品准备齐全 | 操作连贯、规范□ | 需提示□ | 不知道怎么做□ |
| 按照操作规范进行外耳道检查 | 操作连贯、规范□ | 需提示□ | 不知道怎么做□ |
| B. 医学人文 | | | |
| 操作前和患者进行沟通 | 操作连贯、规范□ | 需提示□ | 不知道怎么做□ |
| 对测量结果进行客观记录 | 操作连贯、规范□ | 需提示□ | 不知道怎么做□ |

# 第三节　鼻出血处理

## 一、学习目的

掌握鼻出血的检查方法及常用止血方法。对于不同原因的鼻出血能够做出准确处理。

## 二、操作前准备

核对患者信息，准备物品，洗手。

## 三、操作步骤

对鼻出血的处理应采取综合治疗。但首先的治疗措施是止血，在达到止血目的后，再根据病因进行检查和治疗。

### （一）一般处理

情绪紧张和恐惧者，应予以安慰使之镇静，必要时给予镇静剂。嘱患者尽量勿吞咽血液，以免刺激胃部引起呕吐，同时亦有助于掌握出血量。一般出血或小量出血者取坐位或半卧位，大量出血疑有休克者，应取平卧低头位。接诊患者时应问清是哪一侧鼻腔出血或首先出血。仔细检查鼻腔（最好在鼻内镜下检查），明确出血部位及严重程度。临床上最多见的出血部位是鼻中隔前下部（易出血区），该部位一般出血量少。嘱患者用手指捏紧两侧鼻翼（旨在压迫鼻中隔前下部）10～15分钟，同时用冷水袋或湿毛巾敷前额和后颈，以促使血管收缩，减少出血量；或用浸以 1% 麻黄碱滴鼻液或 0.1% 肾上腺素的棉片置入鼻腔暂时止血，以便寻找出血部位。出血较剧者，可用吸引器管吸出鼻腔内血液，并寻找出血部位。在选择适宜的止血方法止血成功后，详细了解病史、临床表现，并做相应的检查以明确出血的病因，进一步治疗原发病。

### （二）常用止血方法

**1. 烧灼法**　适用于反复小量出血且能找到固定出血点者。传统的方法有化学药物灼烧法、电灼法、激光、射频、微波等。应用烧灼法止血前，先用浸有 1% 丁卡因和 0.1% 肾上腺素溶液的棉片麻醉和收缩出血部位及其附近黏膜。烧灼的范围越小越好，避免烧灼过深，烧灼后涂以软膏保护创面。

**2. 填塞法** 用于出血较剧、弥漫性出血或出血部位不明者。根据不同病因、出血量和出血部位选择适宜的填塞材料。

**3. 血管结扎法** 对以上方法未能奏效的严重出血者采用此法。中鼻甲下缘平面以下出血者可选择结扎上颌动脉或颈外动脉；中鼻甲下缘平面以上出血者，则选择结扎筛前动脉；鼻中隔前部出血者可选择结扎上唇动脉。但由于不是结扎责任血管，侧支循环的建立常使效果不尽如人意。

**4. 血管栓塞法** 本法对严重后鼻孔出血具有诊断和治疗的双重功效，用海绵微粒、钢丝螺圈等栓塞血管，是治疗经前后鼻孔填塞仍不能止血的严重鼻出血的有效方法。

## 四、注意事项

鼻出血治疗多可引起局部创伤，可引起局部粘连、局部感染等并发症，轻柔、针对性地操作及抗感染治疗可大大减轻并发症的出现。

## 五、自我评价

操作评价量表见表 9–3。

表 9–3 操作评价量表

| A. 操作流程评价 | 结果得分 | | |
|---|---|---|---|
| 洗手等操作前准备 | 操作连贯、规范□ | 需提示□ | 不知道怎么做□ |
| 物品准备齐全 | 操作连贯、规范□ | 需提示□ | 不知道怎么做□ |
| 针对耳科急症做出正确处理 | 操作连贯、规范□ | 需提示□ | 不知道怎么做□ |
| B. 医学人文 | | | |
| 操作前和患者进行沟通 | 操作连贯、规范□ | 需提示□ | 不知道怎么做□ |
| 操作中观察细致，判断准确 | 操作连贯、规范□ | 需提示□ | 不知道怎么做□ |

### 本章思考题

1. 请应用以下病例进行实训练习

邱某，男，44 岁，张家港人。因"间断右侧鼻塞半年，加重 1 月余"入院。该患者于半年前无明显诱因下间断出现右侧鼻塞，无鼻痒、打喷嚏及流涕，无头痛，一直未诊治；1 月前患者感右侧鼻塞加重，故至我院门诊就诊，行副鼻窦柯华氏位片检查，提示：肥厚性鼻炎、双侧鼻窦炎；拟"鼻息肉及鼻窦炎"收入我科。病程中患者无耳闷、耳鸣及听力下降，嗅觉减退，精神、饮食、睡眠尚可，二便正常。查体：体温 36.3℃，脉搏 54 次 / 分，呼吸 18 次 / 分，血压 150/90mmHg。步入病房，发育正常，营养中等，神志清，查体合作。全身皮肤黏膜完整、无黄染，浅表淋巴结未触及肿大，头颅无畸形，眼睑无水肿，双侧瞳孔等大同圆，直径约 4mm，对光反射灵敏。耳鼻咽喉部情况见专科检查。牙齿排列整齐，伸舌居中。颈软，颈静脉无怒张，气管居中，甲状腺未触及肿大。胸廓无畸形，心前区无隆起，心尖搏动位于第五肋间左锁骨中线内侧 1.0cm 处，心率 54 次 / 分，心律齐，各瓣膜听诊区未闻及病理性杂音。双侧呼吸运动对称，双肺呼吸音清，未闻及干湿性啰音。腹平软，未见肠型及蠕动波，肝脾肋下未触及肿大，全腹未触及包块。肛门及外生殖器未检，脊柱四肢无畸形，关节活动自如。生理反射正常存在，病理反射未引出。专科检查：外耳无畸形，双耳道畅，鼓膜完整，标志清，活动好，耳语听力正常；外鼻无畸形，鼻中隔右偏，左侧下鼻甲肥大，双侧鼻道内可见较多荔枝肉样新生物，右侧较重，对呋麻液收缩不敏感，嗅觉减退，双侧鼻窦区无压痛；咽部无充血，双侧扁桃体无肿大，咽后壁可见大量淋巴滤泡；间接喉镜下未见明显异常。

2. 请应用以下病例进行实训练习

任某，女，56 岁，因"左耳听力下降 1 周"于 2020 年 4 月 1 日由门诊拟"特发性突聋"收入院。

现病史：患者自诉 1 周前无明显诱因突然出现左耳听力下降，自行应用"银杏叶片、维生素 B"，口服 6 天，治疗期间患者眩晕 1 次，现患者听力无好转，遂前往本院门诊就诊，经专科检查后，门诊以"特发性突聋（左）"收入我疗区。现症见左耳听力下降，左耳闷胀感，左耳痛，左耳偶有嗡嗡声，头昏沉感，记忆力下降，无头晕、头痛，无恶心、呕吐，鼻腔通气可，无涕，睡眠欠佳，饮食尚可，二便正常。

既往史："变应性鼻炎"36 年；"偶有心脏不适"10 年，未明确诊断；"尾骨骨折"后 6 年；否认"高血压、糖尿病、冠心病"等病史。否认"脑梗死、脑出血"等病史。否认"伤寒、肝炎、肺结核"传染病史。否认输血史。否认药物过敏史，否认食物过敏史。

体格检查：T36℃，P88 次 / 分，R18 次 / 分，BP131/77mmHg。神志清醒，发育正常，体型中等，营养良好，步入病房，正常面容，自主体位，查体合作，语声清晰，皮肤正常，皮肤无水肿，未触及浅表淋巴结，头颅大小正常，巩膜正常，双侧眼球活动自如，瞳孔等大、等圆，对光反射灵敏，颈软，颈部无抵抗感，颈静脉不显露，肝颈静脉回流征阴性，气管居中，甲状腺无肿大，胸廓正常，呼吸正常，呼吸运动正常，肋间隙正常，呼吸音清，未闻及干湿啰音，语音传导正常，心尖搏动正常，心尖搏动位置正常，无剑突下搏动，心前区无隆起，心脏相对浊音界正常，心率 88 次 / 分，心律齐，心音正常，正常第二心音，未闻及病理性杂音，无心包摩擦感，未触及心脏震颤，腹部平坦，肝脏未触及，胆囊未触及，Murphy 征阴性，双侧肾区无叩痛，关节正常，活动正常，四肢正常，生理反射存在，病理反射未引出。专科检查：双耳郭无畸形，双耳道洁，双耳鼓膜内陷；鼻黏膜淡白，双下鼻甲略肿大；咽黏膜淡红，双侧扁桃体 Ⅰ 度肿大，表面无充血及分泌物；间接喉镜检查见舌根淋巴滤泡增生，会厌抬举可，双侧声带视不清。舌质红，苔薄黄，脉弦。

辅助检查：自带纯音听阈测定示：左耳 125、250、500、1000、2000、4000、8000Hz 气导听阈分别为 35、40、35、40、40、45、45dB；右耳 125、250、500、1000、2000、4000、8000Hz 气导听阈均在正常范围内。声导抗示：双耳 A 型曲线。耳声发射示：DPOHE 左耳未引出，右耳引出。

# 第十章　针灸科临床基本技能

## 第一节　针灸点穴

### 手太阴肺经常用穴位点穴

#### 一、学习目的

掌握手太阴经的经络循行。掌握手太阴经的穴位定位及针刺手法。

#### 二、相关知识链接

1. 足厥阴肝经→手太阴肺经→手阳明大肠经。
2. 手太阴肺经联系的脏腑包括肺，大肠，中焦，胃口；相联络的器官是肺系。
3. 经络循行：手太阴肺经起于中焦，向下联络大肠，回绕过来沿着胃的上口，通过横膈，属肺。从肺系（气管及喉咙）横走浅出侧胸上部（中府），向下沿上肢内侧前缘，行于手少阴心经和手厥阴心包经之前，经过肘窝、腕后寸口部，沿手掌大鱼际缘，止于拇指桡侧端（少商）。分支从腕后分出，止于食指桡侧端。

#### 三、操作前准备

1. 标记笔。
2. 点穴模特。

#### 四、操作

操作评价量表见表 10-1。

表 10-1　操作评价量表

| 穴位 | 解剖定位 | 针刺操作 |
|---|---|---|
| 中府 | 在胸部，横平第 1 肋间隙，锁骨下窝外侧，前正中线旁开 6 寸 | 向外斜刺或平刺 0.5～0.8 寸 |
| 尺泽 | 在肘区，肘横纹上，肱二头肌肌腱桡侧缘凹陷中 | 直刺 0.8～1.2 寸，或点刺出血 |
| 孔最 | 在前臂前区，腕掌侧远端横纹上 7 寸，尺泽穴与太渊穴连线上 | 直刺 0.5～1 寸 |

续表

| 穴位 | 解剖定位 | 针刺操作 |
|---|---|---|
| 列缺 | 在前臂，腕掌侧远端横纹上 1.5 寸，拇短伸肌腱与拇长展肌腱之间，拇长展肌腱沟的凹陷中 | 向上斜刺 0.5 ～ 0.8 寸 |
| 太渊 | 在腕前区，桡骨茎突与舟状骨之间，拇长展肌腱尺侧凹陷中 | 避开桡动脉，直刺 0.3 ～ 0.5 寸 |
| 鱼际 | 在手外侧，第 1 掌骨桡侧中点，赤白肉际处 | 直刺 0.5 ～ 0.8 寸，治小儿疳积可用割治 |
| 少商 | 在手指，拇指末节桡侧，指甲根角侧上方 0.1 寸 | 浅刺 0.1 寸，或点刺出血 |

## 五、注意事项

1. 骨度分寸法通常是以体表标志为基准，测量全身各部的长度或宽度，实际上是体表标志定位法应用的扩大，可补充体表标志定位法的局限性，是临床常用、适用穴位多、准确性较高的腧穴定位法。

2. 中府穴在针刺时应注意，不可向内深刺，以免伤及肺脏，引起气胸。

# 手阳明大肠经常用穴位点穴

## 一、学习目的

掌握手阳明大肠经的经络循行。掌握手阳明大肠经的穴位定位及针刺手法。

## 二、相关知识链接

1. 手太阴肺经→手阳明大肠经→足阳明胃经。

2. 手阳明大肠经联系的脏腑包括大肠，肺；相联络的器官是下齿，口，鼻孔。

3. 经络循行：手阳明大肠经起自于食指桡侧端，沿食指桡侧缘向上，通过第 1、第 2 掌骨间，进入两筋（拇长伸肌腱和拇短伸肌腱）之间，沿前臂桡侧，进入肘外侧，经上臂外侧前边，上走肩端（肩髃），沿肩峰前缘，向上出于颈椎"手足三阳经聚会处"（大椎，属督脉），再入缺盆，络肺属大肠。缺盆部的支脉，上走颈部，通过面颊，进入下齿龈，回绕至上唇，交叉于人中，左脉向右，右脉向左，止于对侧鼻旁（迎香）。

## 三、操作前准备

1. 标记笔。

2. 点穴模特。

## 四、操作

操作评价量表见表 10-2。

表 10-2　操作评价量表

| 穴位 | 解剖定位 | 针刺操作 |
|---|---|---|
| 商阳 | 在手指，食指末端桡侧，指甲根角旁侧上方 0.1 寸（指寸） | 浅刺 0.1 寸或点刺出血 |
| 合谷 | 在手背，第 2 掌骨桡侧的中点处。简便取穴法：一手拇指指间关节横纹放在另一手拇、食指之间的指璞缘上，当拇指尖下是穴 | 直刺 0.5～1 寸，针刺时手呈半握拳状，孕妇不宜针 |
| 阳溪 | 在腕区，腕背侧远端横纹桡侧，桡骨茎突远端，解剖学"鼻烟窝"凹陷中 | 直刺或斜刺 0.5～0.8 寸 |
| 手三里 | 在前臂，肘横纹下 2 寸，在阳溪穴与曲池穴连线上 | 直刺 1～1.5 寸 |
| 曲池 | 在肘区，在尺泽与肱骨外上髁连线中点凹陷处 | 直刺 1～1.5 寸 |
| 肩髃 | 在三角区，肩峰外侧缘前端与肱骨大结节两骨凹陷处。简便取穴：曲臂外展，肩峰外侧缘出现两个凹陷，前下方凹陷既是本穴 | 直刺或向下斜刺 0.8～1.5 寸，肩周炎宜向肩关节直刺，上肢不遂宜向三角肌斜刺 |
| 迎香 | 在面部，鼻翼外缘中点旁，鼻唇沟中 | 略向内上方斜刺或平刺 0.3～0.5 寸 |

## 五、注意事项

合谷穴针刺时要注意，孕妇不宜针刺。

# 足阳明胃经常用穴位点穴

## 一、学习目的

掌握足阳明经络循行。掌握足阳明经的穴位定位及针刺手法。

## 二、相关知识链接

1. 手阳明大肠经→足阳明胃经→足太阴脾经。

2. 足阳明胃经联系的脏腑包括胃、脾；相联络的器官是鼻、上齿、口唇、耳、喉咙。

3. 经络循行：足阳明胃经起于鼻翼两侧（迎香），上行到鼻根部，与旁侧足太阳经交会，向下沿着鼻的外侧（承泣），进入上齿龈内，回出环口唇，向下交会于颏唇沟处。再向后沿着口腮后下方，出于下颌大迎处，沿着下颌角（颊车），上行耳前，沿着发际到达前额（神庭）。面部的支脉，从大迎前下走人迎，沿着喉咙进入缺盆部，向下通过横膈，属于胃，联络脾脏。缺盆部直行的脉，经乳头，向下夹脐旁，进入少腹两侧气冲。胃下口部的支脉，沿着腹里向下到气冲会合，再由此下行至髀关沿着胫骨外侧前缘，下经足跗，进入第 2 足趾外则端（厉兑）。小腿部支脉，从膝下 3 寸（足三里）处分出，进入足中趾外侧端。足跗部支脉，从跗上（冲阳）分出，进入足大趾内侧端（隐白），与足太阴脾经相接。

### 三、操作前准备

1. 标记笔。
2. 点穴模特。

### 四、操作

操作评价量表见表 10-3。

**表 10-3　操作评价量表**

| 穴位 | 解剖定位 | 针刺操作 |
| --- | --- | --- |
| 四白 | 在面部，眶下孔处 | 直刺或微向上斜刺 0.3～0.5 寸，不可深刺，以免伤及眼球，不可过度提插捻转 |
| 地仓 | 在面部，口角旁约 0.4 寸 | 斜刺或平刺 0.5～0.8 寸。可向颊车穴透刺 |
| 颊车 | 在面部，下颌角前上方 1 横指，闭口咬紧牙时咬肌隆起，放松时按之凹陷处 | 直刺 0.3～0.5 寸，或平刺 0.5～1 寸，可向地仓穴透刺 |
| 下关 | 在面部，颧弓下缘中央与下颌切迹之间的凹陷中 | 直刺 0.5～1 寸。留针时不可做张口动作，以免弯针、折针 |
| 头维 | 在头部，额角发际上 0.5 寸，头正中线旁开 4.5 寸 | 平刺 0.5～1 寸 |
| 梁门 | 在上腹部，脐中上 4 寸，前正中线旁开 2 寸 | 直刺 0.8～1.2 寸。过饱者禁针，肝大者慎针或禁针，不宜做大幅度提插 |
| 天枢 | 在腹部，横平脐中，前正中线旁开 2 寸 | 直刺 1～1.5 寸 |
| 归来 | 在下腹部，脐中下 4 寸，前正中线旁开 2 寸 | 直刺 1～1.5 寸 |
| 梁丘 | 在股前区，髌底上 2 寸，股外侧肌与股直肌肌腱之间 | 直刺 1～1.5 寸 |
| 犊鼻 | 在膝前区，髌韧带外侧凹陷中 | 向后内斜刺 0.5～1 寸 |
| 足三里 | 小腿外侧，犊鼻穴下 3 寸，胫骨前嵴外 1 横指处，犊鼻与解溪连线上 | 直刺 1～2 寸。强壮保健常用温灸法 |
| 下巨虚 | 小腿外侧，犊鼻穴下 9 寸，犊鼻与解溪连线上 | 直刺 1～1.5 寸 |
| 丰隆 | 小腿外侧，外踝尖上 8 寸，胫骨前嵴外缘，条口穴外侧一横指处 | 直刺 1～1.5 寸 |
| 内庭 | 在足背，第 2、3 趾间，趾蹼缘后方赤白肉际处 | 直刺或斜刺 0.5～0.8 寸 |

### 五、注意事项

1. 四白穴针刺时不可深刺，以免伤及眼球，不可过度提插捻转。
2. 下关穴留针时不可做张口动作，以免弯针、折针。
3. 梁门穴过饱者禁针，肝大者慎针或禁针，不宜做大幅度提插。

# 足太阴脾经常用穴位点穴

## 一、学习目的

掌握足太阴脾经络循行。掌握手足太阴经的穴位定位及针刺手法。

## 二、相关知识链接

1. 手阳明胃经→足太阴脾经→手少阴心经。

2. 足太阴脾经联系的脏腑包括脾、胃、心，联络的器官包括咽、舌。

3. 经络循行：起于足大趾末端（隐白），沿着大趾内侧赤白肉际，经过大趾本节后的第 1 跖趾关节后面，上行至内踝前面，再上小腿，沿着胫骨后面，交出足厥阴经的前面，经膝股部内侧前缘，进入腹部，属于脾脏，联络胃，通过横膈上行，夹咽部两旁，连系舌根，分散于舌下。胃部支脉，向上通过横膈，流注于心中，与手少阴心经相接。

## 三、操作前准备

1. 标记笔。

2. 点穴模特。

## 四、操作

操作评价量表见表 10-4。

**表 10-4 操作评价量表**

| 穴位 | 解剖定位 | 针刺操作 |
|---|---|---|
| 隐白 | 在足趾，大趾末节内侧，趾甲根角侧后方 0.1 寸 | 浅刺 0.1 寸 |
| 公孙 | 在跖区，第 1 跖骨底的前下缘赤白肉际处 | 直刺 0.6 ~ 1.2 寸 |
| 三阴交 | 在小腿内侧，内踝尖上 3 寸，胫骨内侧缘后际 | 直刺 1 ~ 1.5 寸<br>孕妇禁针 |
| 地机 | 在小腿内侧，阴陵泉下 3 寸，胫骨内侧缘后际 | 直刺 1 ~ 1.5 寸 |
| 阴陵泉 | 在小腿内侧，胫骨内侧髁下缘与胫骨内侧缘之间的凹陷中 | 直刺 1 ~ 2 寸。治疗膝痛可向阳陵泉或委中方向透刺 |
| 血海 | 在股前区，髌底内侧端上 2 寸，股内侧肌隆起处 | 直刺 1 ~ 1.5 寸 |

# 手少阴心经常用穴位点穴

## 一、学习目的

掌握手少阴经络循行。掌握手少阴经络的穴位定位及针刺手法。

## 二、相关知识链接

1.足太阴脾经络→手少阴心经络→手太阳三焦经络。

2.手少阴经联系的脏腑包括心、小肠、肺；相联络的器官是心系、咽、目系。

3.经络循行：手少阴心经起于心中，出属"心系"（心与其他脏器相联系的部位），通过横膈，联络小肠。"心系"向上的脉，夹着咽喉上行，连系于"目系"（眼球连系于脑的部位）。"心系"直行的脉，上行于肺部，再向下出于腋窝部（极泉），沿着上臂内侧后缘，行于手太阴经和手厥阴经的后面，到达肘窝，沿前臂内侧后缘，至掌后豌豆骨部进入掌内，沿小指内侧至末端（少冲），与手太阳小肠经相接。

## 三、操作前准备

1.标记笔。
2.点穴模特。

## 四、操作

操作评价量表见表10-5。

**表10-5　操作评价量表**

| 穴位 | 解剖定位 | 针刺操作 |
|---|---|---|
| 通里 | 前臂前区，腕掌侧远端横纹上1寸，尺侧腕屈肌腱的桡侧缘 | 直刺0.3～0.5寸，不宜深刺，以免伤及血管和神经 |
| 阴郄 | 前臂前区，腕掌侧远端横纹上0.5寸，尺侧腕屈肌腱的桡侧缘 | 直刺0.3～0.5寸，不宜深刺，以免伤及血管和神经 |
| 神门 | 在腕前区，腕掌侧远端横纹尺侧端，尺侧腕屈肌腱的桡侧缘 | 直刺0.3～0.5寸 |

## 五、注意事项

1.通里穴进行针刺操作时不宜深刺，以免伤及血管和神经。
2.阴郄穴进行针刺操作时不宜深刺，以免伤及血管和神经。

# 手太阳小肠经常用穴位点穴

## 一、学习目的

掌握手太阳经络循行，掌握手太阳经络的穴位定位及针刺手法。

## 二、相关知识链接

1.手少阴心经络→手太阳小肠经络→足太阳膀胱经络。

2.手太阳经络联系的脏腑包括小肠、心、胃；相联络的器官是咽、耳、目锐眦、鼻。

3.经络循行：手太阳小肠经起于手小指外侧端（少泽），沿着手背外侧至腕部，出于尺骨茎突，直上沿着前臂外侧后缘，经尺骨鹰嘴与肱骨内上髁之间，沿上臂外侧后缘，出于肩关节，绕行肩胛部，交会于大椎（督脉），向下进入缺盆部，联络心脏，沿着食管，通过横膈，到达胃部，属于小肠。缺盆部支脉，沿着颈部，上达面颊，至目外眦，转入耳中（听宫）。颊部支脉，上行目眶下，抵于鼻旁，至目内眦（睛明），与足太阳膀胱经相接，而又斜行络于颧骨部。

### 三、操作前准备

1.标记笔。
2.点穴模特。

### 四、操作

操作评价量表见表 10-6。

表 10-6　操作评价量表

| 穴位 | 解剖定位 | 针刺操作 |
|---|---|---|
| 后溪 | 在手内侧，第 5 掌指关节尺侧近端赤白肉际凹陷处 | 直刺 0.5～1 寸，治手指挛痛可透刺合谷穴 |
| 天宗 | 在肩胛区，肩胛冈中点与肩胛骨下角连线上 1/3 与下 2/3 交点凹陷中 | 直刺或斜刺 0.5～1 寸，遇到阻力不可强行进针 |
| 颧髎 | 在面部，颧骨下缘，目外眦直下凹陷中 | 直刺 0.3～0.5 寸，斜刺或平刺 0.5～1 寸 |
| 听宫 | 在面部，耳屏正中与下颌骨髁状突之间的凹陷中 | 张口，直刺 1～1.5 寸留针时要保持一定的张口姿势 |

### 五、注意事项

天宗穴在进行针刺操作时遇到阻力不可强行进针。

## 足太阳膀胱经常用穴位点穴

### 一、学习目的

掌握足太阳经络循行。掌握足太阳经络的穴位定位及针刺手法。

### 二、相关知识链接

1.手太阳经络→足太阳经络→足少阴经络。
2.足太阳膀胱经联系的脏腑包括膀胱、肾；相联络的器官是目内眦、耳、脑。
3.经络循行：足太阳膀胱经起于目内眦（睛明），上额，交于颠顶（百会）。颠顶部的支脉，从头顶到颞颥部。颠顶部直行的脉，从头顶入里络脑，回出分开向下至项部，沿着肩胛部内侧，夹脊柱，抵达腰部，从脊旁肌肉进入体内，联络肾脏，属于膀胱。腰部的支脉，向下经过臀部，进入腘窝中。后项部的支脉，通过肩胛骨内侧缘下行，经臀部，沿着大腿外侧后缘，与腰部支脉在腘窝相合，从此向下，通过腓肠肌，经外踝后，沿着第 5 跖骨粗隆，至小趾外侧端（至阴），交足少阴肾经。

## 三、操作前准备

1. 标记笔。
2. 点穴模特。

## 四、操作

操作评价量表见表 10-7。

表 10-7　操作评价量表

| 穴位 | 解剖定位 | 针刺操作 |
|---|---|---|
| 睛明 | 在面部，目内眦内上方眶内侧壁凹陷中 | 嘱患者闭目，医者左手轻推眼球向外侧固定，左手缓慢进针，紧靠眶缘直刺 0.5～1 寸。不捻转，不提插（或只轻微地捻转和提插）。出针后按压针孔片刻，以防出血。针具宜细，消毒宜严格，禁灸 |
| 攒竹 | 在面部，眉头凹陷中，额切际外侧 | 可向眉中或向眼眶内缘平刺或者斜刺 0.5～0.8 寸，或直刺 0.2～0.3 寸，禁灸 |
| 肺俞 | 在脊柱区，胸椎棘突下，后正中线旁开 1.5 寸 | 斜刺 0.5～0.8 寸，热证宜点刺放血 |
| 心俞 | 在脊柱区，第 5 胸椎棘突下，后正中线旁开 1.5 寸 | 斜刺 0.5～0.8 寸 |
| 膈俞 | 在脊柱区，第 7 胸椎棘突下，后正中线旁开 1.5 寸 | 斜刺 0.5～0.8 寸 |
| 肝俞 | 在脊柱区，第 9 胸椎棘突下，后正中线旁开 1.5 寸 | 斜刺 0.5～0.8 寸 |
| 胆俞 | 在脊柱区，第 10 胸椎棘突下，后正中线旁开 1.5 寸 | 斜刺 0.5～0.8 寸 |
| 脾俞 | 在脊柱区，第 11 胸椎棘突下，后正中线旁开 1.5 寸 | 斜刺 0.5～0.8 寸 |
| 胃俞 | 在脊柱区，第 12 胸椎棘突下，后正中线旁开 1.5 寸 | 斜刺 0.5～0.8 寸 |
| 肾俞 | 第 2 腰椎棘突下，旁开 1.5 寸 | 直刺 0.5～1 寸 |
| 大肠俞 | 第 4 腰椎棘突下，旁开 1.5 寸 | 直刺 0.8～1.2 寸 |
| 膀胱俞 | 在骶区，横平第 2 骶后孔，骶正中嵴旁开 1.5 寸 | 直刺或斜刺 0.8～1.2 寸 |
| 次髎 | 在骶区，正对第 2 骶后孔中 | 直刺 1～1.5 寸 |

续表

| 穴位 | 解剖定位 | 针刺操作 |
|---|---|---|
| 委中 | 在膝后区，腘横纹中点 | 直刺 1～1.5 寸，或用三棱针点刺腘静脉出血<br>针刺不宜过快、过强、过深，以免伤及血管和神经 |
| 秩边 | 在骶区，横平第 4 骶后孔，骶正中嵴旁开 3 寸 | 直刺 1.5～2 寸 |
| 承山 | 在小腿后区，腓肠肌两肌腹与肌腱交角处 | 直刺 1～2 寸。不宜做过强的刺激，以免引起腓肠肌痉挛 |
| 昆仑 | 在踝区，外踝尖与跟腱之间的凹陷中 | 直刺 1～2 寸 |

### 五、注意事项

1.睛明穴在进行针刺操作时嘱患者闭目，医者左手轻推眼球向外侧固定，左手缓慢进针，紧靠眶缘直刺 0.5～1 寸。不捻转，不提插（或只轻微地捻转和提插）。出针后按压针孔片刻，以防出血。针具宜细，消毒宜严格，禁灸。

2.委中穴在进行针刺操作时针刺不宜过快、过强、过深，以免伤及血管和神经。

# 足少阴肾经常用穴位点穴

### 一、学习目的

掌握足少阴经络循行。掌握足少阴经络的穴位定位及针刺手法。

### 二、相关知识链接

1.足太阳膀胱经络→足少阴肾经络→手厥阴心包经络。

2.足少阴肾经联系的脏腑包括肾、膀胱、肝、肺、心；相联络的器官是喉咙、心。

3.经络循行：足少阴肾经起于足小趾之下，斜向足心（涌泉穴），出于舟骨粗隆下，沿内踝后，进入足跟，再上行于腿肚内侧，出腘窝内侧，向上行股内后缘，通向脊柱，属于肾脏，联络膀胱。肾脏部直行的支脉，从肾向上通过肝和横膈，入肺中，循着喉咙，上夹舌本。肺部的支脉，从肺出来，联络心脏，注入胸中，与手厥阴心包经相交接。有一腧穴通路，行于腹部正中线旁开 0.5 寸，胸部前正中线旁开 2 寸，终止于锁骨下缘（俞府）。

### 三、操作前准备

1.标记笔。

2.点穴模特。

### 四、操作

操作评价量表见表 10-8。

表 10-8　操作评价量表

| 穴位 | 解剖定位 | 针刺操作 |
|---|---|---|
| 涌泉 | 在足底，屈足卷趾时足心最凹陷中，约当足底第 2、3 趾蹼缘与足连线的前 1/3 与后 2/3 交点凹陷中 | 直刺 0.5～1 寸。针刺时要防止刺伤足底动脉弓。临床常用灸法或药物贴敷 |
| 太溪 | 足踝区，内踝尖与跟腱之间凹陷中 | 直刺 0.5～1 寸 |
| 照海 | 在踝区，内踝尖下 1 寸，内踝下缘边际凹陷中 | 直刺 0.5～0.8 寸 |

## 五、注意事项

涌泉穴进行针刺操作时要防止刺伤足底动脉弓。临床常用灸法或药物贴敷。

# 手厥阴心包经常用穴位点穴

## 一、学习目的

掌握手厥阴经络循行。掌握手厥阴经络的穴位定位及针刺手法。

## 二、相关知识链接

1. 足少阴肾经络→手厥阴心包经络→手太阳小肠经络。
2. 手厥阴心包经联系的脏腑包括心包、三焦。
3. 经络循行：手厥阴心包经起于胸中，出属心包络，向下通过横膈，从胸至腹依次联络上焦、中焦、下焦。胸部的支脉沿着胸中出于胁部，至腋下 3 寸处（天池），上行抵腋窝中，沿上臂内侧，行于手太阴和手少阴之间，进入肘窝中，向下行于前臂两筋之间，进入掌中，沿着中指到指端（中冲）。掌中的支脉，从劳宫分出，沿无名指到指端（关冲），与手少阳三焦经相接。

## 三、操作前准备

1. 标记笔。
2. 点穴模特。

## 四、操作

操作评价量表见表 10-9。

表 10-9　操作评价量表

| 穴位 | 解剖定位 | 针刺操作 |
|---|---|---|
| 间使 | 在前臂前区，腕掌侧远端横纹上 3 寸，掌长肌腱与桡侧腕屈肌腱之间 | 直刺 0.5～1 寸 |
| 内关 | 在前臂前区，腕掌侧远端横纹上 2 寸，掌长肌腱与桡侧腕屈肌腱之间 | 直刺 0.5～1 寸 |
| 大陵 | 在腕前区，腕掌侧远端横纹中，掌长肌腱与桡侧腕屈肌腱之间 | 直刺 0.3～0.5 寸 |

# 手少阳三焦经常用穴位点穴

## 一、学习目的

掌握手少阳经络循行。掌握手少阳经络的穴位定位及针刺手法。

## 二、相关知识链接

1. 手厥阴心包经络→手少阳三焦经络→足少阳胆经络。

2. 手少阳经络联系的脏腑包括三焦、心包;相联络的器官是耳、目锐眦。

3. 经络循行:手少阳三焦经起于无名指末端(关冲),向上行于小指与无名指之间,沿着手背,出于前臂外侧桡骨和尺骨之间,向上通过肘尖,沿上臂外侧,上达肩部,交出足少阳经的后面,向前进入缺盆部,分布于胸中,散络于心包,向下通过横膈,从胸至腹,属上、中、下三焦。胸部的支脉,从胸向上,出于缺盆部,上走项旁,联系耳后,沿耳后直上,出于耳部上行额角,再屈而下行至面颊部,到达眶下部。耳部的支脉,从耳后进入耳中,出走耳前,与前脉交叉于面颊部,到达目外眦(丝竹空),与足少阳胆经相接。

## 三、操作前准备

1. 标记笔。
2. 点穴模特。

## 四、操作

操作评价量表见表 10-10。

**表 10-10 操作评价量表**

| 穴位 | 解剖定位 | 针刺操作 |
|---|---|---|
| 中渚 | 在于背,第 4、5 掌骨间,第 4 掌指关节近端凹陷中(当液门穴后 1 寸) | 直刺 0.3 ~ 0.5 寸 |
| 外关 | 前臂后区,腕背侧远端横纹上 2 寸,尺骨与桡骨间隙中点 | 直刺 0.5 ~ 1 寸 |
| 支沟 | 前臂后区,腕背侧远端横纹上 3 寸,尺骨与桡骨间隙中点 | 直刺 0.5 ~ 1 寸 |
| 肩髎 | 在三角肌区间,肩峰角与肱骨大结节两骨凹陷中 | 直刺 1 ~ 1.5 寸 |
| 翳风 | 在颈部,耳垂后方,乳突下端前方凹陷中 | 直刺 0.5 ~ 1 寸 |
| 耳门 | 在耳区,耳屏上切迹与下颌骨髁状突之间的凹陷中 | 微张口,直刺 0.5 ~ 1 寸 |
| 丝竹空 | 在面部,眉梢凹陷中 | 平刺 0.3 ~ 0.5 寸 |

## 五、注意事项

耳门穴进行针刺操作时微张口。

# 足少阳胆经常用穴位点穴

## 一、学习目的

掌握足少阳经络循行。掌握足少阳经络的穴位定位及针刺手法。

## 二、相关知识链接

1. 手少阳经络→足少阳经络→足厥阴经络。

2. 足少阳胆经联系的脏腑包括肝、胆；相联络的器官是目锐眦、耳。

3. 经络循行　足少阳胆经起于目外眦（瞳子髎），上行额角部（颔厌），下行至耳后（风池），沿颈部行于手少阳经的前面到肩上，又交叉到手少阳经的后面，下入缺盆。耳部的分支，从耳后入耳中，经耳前到目外眦后方。外眦部的分支，从目外眦下走大迎，会合于手少阳经，再向上到达目眶下，下行经颊车，行颈部，会合前脉于缺盆，内行进入胸中，通过横膈，联络肝脏，属胆，沿胁肋内下达腹股沟动脉部，经过外阴部毛际，横入髋关节部（环跳）。缺盆部直行的脉，下行经腋下、侧胸、胁肋部，下合前脉于髋关节部，再向下沿着大腿外侧、膝外缘，行腓骨之前，达外踝前，沿足背部，止于第 4 趾外侧端（足窍阴）。足背部的分支，从足背上分出，沿第 1、第 2 跖骨间，出于大趾端，穿过趾甲，回过来到趾甲后的毫毛部（大敦，属肝经），接足厥阴肝经。

## 三、操作前准备

1. 标记笔。

2. 点穴模特。

## 四、操作

操作评价量表见表 10-11。

**表 10-11　操作评价量表**

| 穴位 | 解剖定位 | 针刺操作 |
|---|---|---|
| 瞳子髎 | 在面部，目外眦外侧 0.5 寸凹陷中 | 平刺 0.3 ～ 0.5 寸。或三棱针点刺出血 |
| 听会 | 在面部，耳屏间切迹与下颌骨髁状突之间的凹陷中 | 微张口，直刺 0.5 ～ 0.8 寸 |
| 风池 | 在颈后区，胸锁乳突肌上端与斜方肌上端之间的凹陷中（平风府穴） | 针尖微下，向鼻尖斜刺 0.8 ～ 1.2 寸，或平刺透风府穴。深部中间为延髓，必须严格掌握针刺的角度与深度 |
| 肩井 | 在肩胛区，第七颈椎棘突与肩峰最外侧点连线的中点 | 直刺 0.5 ～ 0.8 寸。内有肺尖，慎不可深刺；孕妇禁针 |

续表

| 穴位 | 解剖定位 | 针刺操作 |
| --- | --- | --- |
| 环跳 | 在臀部，股骨大转子最凸点与骶管裂孔连线的外 1/3 与内 2/3 交点处 | 直刺 2 ～ 3 寸 |
| 阳陵泉 | 在小腿外侧，腓骨小头前下方凹陷中 | 直刺 1 ～ 1.5 寸 |
| 悬钟 | 在小腿外侧，外踝尖上 3 寸，腓骨前缘 | 直刺 0.5 ～ 0.8 寸 |
| 丘墟 | 在踝区，外踝的前下方，趾长伸肌腱的外侧凹陷中 | 直刺 0.5 ～ 0.8 寸 |

## 五、注意事项

风池穴在进行操作的时候针尖微下，向鼻尖斜刺 0.8 ～ 1.2 寸，或平刺透风府穴。深部中间为延髓，必须严格掌握针刺的角度与深度。

# 足厥阴肝经常用穴位点穴

## 一、学习目的

掌握足厥阴经络循行。掌握足厥阴经络的穴位定位及针刺手法。

## 二、相关知识链接

1. 足少阳经络→足厥阴经络→手太阴经络。

2. 手太阴肺经联系的脏腑包括肝、胆、胃、肺；相联络的器官是阴器、喉咙、颃颡、目系、唇。

3. 经络循行：足厥阴肝经起于足大趾背上丛毛部（大敦），上沿足跗到内踝前 1 寸处（中封），至内踝上 8 寸处交到足太阴经之后，上经膝、股内侧，入阴毛中，环绕阴器，达小腹，挟着胃旁，属于肝脏，联络胆腑，上过横膈，分布于胁肋（期门），经喉咙的后面，上入鼻咽部，连目系（眼球连系于脑的部位），上出额部，与督脉会于颠顶。目系的分支，从目系下循颊里，环绕唇内。肝部的分支，从肝分出，通过横膈，流注于肺，与手太阴肺经相接。

## 三、操作前准备

1. 标记笔。
2. 点穴模特。

## 四、操作

操作评价量表见表 10-12。

表 10-12　操作评价量表

| 穴位 | 解剖定位 | 针刺操作 |
|---|---|---|
| 大敦 | 在足趾，大趾末节外侧，趾甲根角侧后方 0.1 寸 | 浅刺 0.1～0.2 寸，或点刺出血 |
| 行间 | 在足背，当第 1、2 趾间，趾蹼缘后方赤白肉际处 | 直刺 0.5～0.8 寸 |
| 太冲 | 在足背，第 1、2 跖骨间，趾骨底结合部前方凹陷中，或触及动脉搏动 | 直刺 0.5～0.8 寸 |
| 曲泉 | 在膝部，腘横纹内侧端，半腱肌肌腱内缘凹陷中 | 直刺 1～1.5 寸 |
| 章门 | 在侧腹部，第 11 肋游离端下际 | 直刺 0.8～1 寸 |
| 期门 | 在胸部，第 6 肋间隙，前正中线旁开 4 寸 | 斜刺或平刺 0.5～0.8 寸，不可深刺，以免伤及内脏 |

## 五、注意事项

期门穴进行针刺操作时不可深刺，以免伤及内脏。

# 督脉常用穴位点穴

## 一、学习目的

掌握督脉经络循行。掌握督脉经络的穴位定位及针刺手法。

## 二、相关知识链接

1. 督脉循行于腹、胸、颏下正中，功能任养六阴经，调节全身阴经经气，故称"阳脉之海"。

2. 经络循行：经脉起于小腹（胞中），下出会阴，经长强，行于后背正中，上至风府，入属于脑，上颠，循额，至鼻柱，经素髎、水沟，会手足阳明，至兑端，入龈交。

## 三、操作前准备

1. 标记笔。
2. 点穴模特。

## 四、操作

操作评价量表见表 10-13。

表 10-13　操作评价量表

| 穴位 | 解剖定位 | 针刺操作 |
|---|---|---|
| 印堂 | 在头部，两眉毛内侧端中间的凹陷中 | 提捏局部皮肤，平刺 0.3～0.5 寸；或用三棱针点刺出血 |

续表

| 穴位 | 解剖定位 | 针刺操作 |
|---|---|---|
| 长强 | 在会阴区，尾骨下方，尾骨端与肛门连线的中点处 | 紧靠尾骨前面斜刺 0.8 ~ 1 寸；不宜直刺，以免伤及直肠 |
| 腰阳关 | 在脊柱区，第 4 腰椎棘突下凹陷中，后正中线上 | 向上斜刺 0.5 ~ 1 寸。多用灸法 |
| 命门 | 在脊柱区，第 2 腰椎棘突下凹陷中，后正中线上 | 向上斜刺 0.5 ~ 1 寸。多用灸法 |
| 大椎 | 在脊柱区，第 7 颈椎棘突下凹陷中，后正中线上 | 向上斜刺 0.5 ~ 1 寸 |
| 风府 | 在颈后区，枕外隆凹直下，两侧斜方肌之间凹陷中 | 正坐位，头微前倾，项部放松，向下颌方向缓慢刺入 0.5 ~ 1 寸；不可向上深刺，以免刺入枕骨大孔，伤及延髓 |
| 百会 | 在头部，前发际正中直上 5 寸 | 平刺 0.5 ~ 0.8 寸；升阳举陷可用灸法 |
| 水沟 | 在面部，在人中沟的上 1/3 与下 2/3 交点处 | 向上斜刺 0.3 ~ 0.5 寸，强刺激或指甲掐按 |

## 五、注意事项

1. 长强穴进行针刺操作时不宜直刺，以免伤及直肠。

2. 风府穴在进行针刺操作时不可向上深刺，以免刺入枕骨大孔，伤及延髓。

3. 百会穴用灸法可起到升阳举陷的作用。

# 任脉常用穴位点穴

## 一、学习目的

掌握任脉经络循行。掌握任脉经络的穴位定位及针刺手法。

## 二、相关知识链接

1. 任脉循行于腹、胸、颏下正中，功能濡养六阴经，调节全身阴经经气，故称"阴脉之海"。

2. 经络循行：经脉，起于小腹内，出会阴，上循毛际，循腹内，向上经过关元等穴，至咽喉部，再上行环绕口唇，经过面部，进入目眶下（承泣，属足阳明经）。络脉，任脉之别，名曰尾翳。下鸠尾，散于腹。

## 三、操作前准备

1. 标记笔。

2. 点穴模特

## 四、操作

操作评价量表见表 10-14。

表 10-14　操作评价量表

| 穴位 | 解剖定位 | 针刺操作 |
|---|---|---|
| 中极 | 在下腹部,脐中下 4 寸,前正中线上 | 直刺 1～1.5 寸,孕妇慎用 |
| 关元 | 在下腹部,脐中下 3 寸,前正中线上 | 直刺 1～1.5 寸,多用灸法,孕妇慎用 |
| 气海 | 在下腹部,脐中下 1.5 寸,前正中线上 | 直刺 1～1.5 寸,多用灸法,孕妇慎用 |
| 神阙 | 在脐区,脐中央 | 一般不针,多用艾条灸或艾炷隔盐灸法 |
| 中脘 | 在上腹部,脐中上 4 寸,前正中线上 | 直刺 1～1.5 寸 |
| 巨阙 | 在上腹部,脐中上 6 寸,前正中线上 | 向下斜刺 0.5～1 寸,不可深刺,以免伤及肝脏 |
| 鸠尾 | 在上腹部,胸剑联合下 1 寸,前正中线上 | 向下斜刺 0.5～1 寸 |
| 膻中 | 在胸部,横平第 4 肋间隙,前正中线上 | 平刺 0.3～0.5 寸 |
| 天突 | 在颈前区,胸骨上窝正中,前正中线上 | 先直刺 0.2～0.3 寸,然后将针尖向下,紧靠胸骨柄后方刺入 1～1.5 寸。必须严格掌握针刺的角度和深度,以防刺伤肺和有关动/静脉 |
| 承浆 | 在面部,颏唇沟的正中凹陷处 | 斜刺 0.3～0.5 寸 |

## 五、注意事项

1. 中极穴、关元穴、气海穴针刺操作时孕妇慎用。

2. 巨阙穴进行针刺操作时不可深刺,以免伤及肝脏。

3. 天突穴进行针刺操作时必须严格掌握针刺的角度和深度,以防刺伤肺和有关动、静脉。

## 六、自我评价

点穴自评量表见表 10-15。

表 10-15　点穴自评量表

| A. 操作流程评价 | 结果得分 | | |
|---|---|---|---|
| 洗手等操作前准备 | 操作连贯、规范□ | 需提示□ | 不知道怎么做□ |
| 物品准备齐全 | 操作连贯、规范□ | 需提示□ | 不知道怎么做□ |
| 通过骨度分寸进行定位 | 操作连贯、规范□ | 需提示□ | 不知道怎么做□ |
| B. 医学人文 | | | |
| 操作前和患者进行沟通 | 操作连贯、规范□ | 需提示□ | 不知道怎么做□ |
| 操作后整理模型衣物 | 操作连贯、规范□ | 需提示□ | 不知道怎么做□ |
| 分类处理医疗垃圾 | 操作连贯、规范□ | 需提示□ | 不知道怎么做□ |

# 第二节 毫针法

## 一、学习目的

1. 掌握基本的进针手法、针刺角度及深度、行针手法。

2. 掌握得气的概念并体悟其深意。

3. 掌握捻转补泻、提插补泻及平补平泻三种常用手法。

4. 熟悉临床上针灸中可能遇到的异常情况，能够紧急处理与预防。熟悉针刺的注意事项（如给孕妇进行针刺、针刺特殊部位等）。

## 二、相关知识链接

### （一）针具选择

对针具的选择，现在多选用一次性不锈钢所制针具，因不锈钢具有防锈蚀，耐热的特性，而且具有一定的硬度、弹性和韧性。在临床应用前还须按照要求注意检查，以免在针刺施术过程中，给患者造成不必要的痛苦。在选择针具时，还应根据患者的性别、年龄的长幼、形体的肥瘦、体质的强弱、病情的虚实、病变部位的表里浅深和所取腧穴所在的具体部位，选择长短、粗细适宜的针具。一般皮薄肉少之处和针刺较浅的腧穴，选针宜短而针身宜细；皮厚肉多而针刺宜深的腧穴宜选用针身稍长、稍粗的毫针。临床上选针常以将针刺入腧穴应至之深度，而针身还应露在皮肤上稍许为宜。如应刺入 0.5 寸，可选 1.0 寸的针，应刺入 1.0 寸时，可选 1.5～2.0 寸的针。临床上常用的几种有 1 寸、1.5 寸及 3 寸。

### （二）体位选择

针刺时患者体位选择的是否适当，对腧穴的正确定位，针刺的施术操作，持久的留针以及防止晕针、滞针、弯针甚至折针等，都有很大影响，如病重体弱或精神紧张的患者采用坐位，易使患者感到疲劳，往往易于发生晕针。又如体位选择不当，在针刺施术时或在留针过程中，患者常因移动体位而造成弯针、滞针甚至发生折针事故。因此根据处方选取腧穴的所在部位，应选择适当的体位，既有利于腧穴的正确定位，又便于针灸的施术操作和较长时间的留针而不致疲劳，临床上针刺时常用的体位，主要有以下几种：

**1. 仰卧位** 适宜于取头、面、胸、腹部腧穴和上、下肢部分腧穴。

**2. 侧卧位** 适宜于取身体侧面少阳经腧穴和上、下肢的部分腧穴。

**3. 伏卧位** 适宜于取头、项、脊背、腰尻部腧穴，以及下肢背侧及上肢部分腧穴。

**4. 仰靠坐位** 适宜于取前头、颜面和颈前等部位的腧穴。

**5. 俯伏坐位** 适宜于取后头和项、背部的腧穴。

**6. 侧伏坐位**　适宜于取头部的一侧、面颊及耳前后部位的腧穴。

### （三）消毒

针刺前的消毒灭菌范围应包括针具器械、医生的手指和患者的施针部位。

**1. 针具器械消毒**　目前均使用一次性针灸针，或专人专用。经过消毒的毫针，必须放在消毒过的针盘内以消毒纱布遮覆。

**2. 医生手部消毒**　医生手部在施术前要用肥皂水洗刷干净，或用酒精棉球涂擦后，才能持针操作。

**3. 施针部位消毒**　在患者需要针刺的穴位皮肤上用 75% 乙醇的棉球擦拭，应从中心点向外绕圈擦拭。穴位皮肤消毒后，必须保持洁净，防止再污染。

### （四）针刺的角度

针刺的角度指进针时针身与皮肤表面所形成的夹角。主要根据腧穴所在部位的解剖特点和医生针刺时所要达到的目的而定。一般分为直刺、斜刺、平刺。

**1. 直刺**　针身与皮肤表面呈 90° 左右垂直刺入。此法适用于人体大部分腧穴。

**2. 斜刺**　针身与皮肤表面呈 45° 左右倾斜刺入。此法适用于肌肉较浅薄处或内有重要脏器或不宜于直刺、深刺的腧穴。

**3. 平刺**　即横刺，沿皮刺，是针身与皮肤表面呈 15° 左右沿皮刺入。此法适用于皮薄肉少部位的腧穴，如头部腧穴等。

## 三、操作前准备

1. 一次性针灸针。

2. 75% 乙醇棉球、无菌干棉球。

3. 镊子。

## 四、操作

### （一）进针方法

**1. 单手进针法**　常用的单手进针法有插入法和捻入法两种。

（1）插入法　以右手拇指、食指夹持针柄，中指指端靠近穴位，指腹抵住针尖和针身下端，拇指、食指随之屈曲，运用指力不加捻转将针刺入皮肤。

（2）捻入法　右手拇、示两指夹持针柄，针尖抵于腧穴皮肤时，运用指力稍加捻转将针刺入皮肤。

**2. 双手进针法**　常用的双手进针法有指切进针法、夹持进针法、舒张进针法和提捏进针法四种。

（1）指切进针法　又称爪切进针法。用左手拇指或食指端切按在腧穴位置的旁边，右手持针，紧靠左手指甲面将针刺入腧穴。适用于短针的进针。

（2）夹持进针法　以左手拇、示二指夹持住针身下端，露出针尖，将针尖固定于针刺穴位的皮肤表面，右手持针柄，使针身垂直，在右手指力下压时，左手拇、示两指同时用力，两手协同将针刺入穴位皮肤。适用于长针的进针。

（3）舒张进针法　用左手拇、食指将所刺腧穴部位的皮肤向两侧撑开，使皮肤绷紧，右手持针，使针从左手拇、示二指中间刺入。此法主要用于皮肤松弛部位的腧穴。

（4）提捏进针法　用左手拇、示二指将针刺腧穴部位的皮肤捏起，右手持针，从捏起皮肤的上端将针刺入。此法用于皮肉浅薄部位的腧穴进针，如印堂穴等。

**3. 针管进针法**　选用平柄针装入针管中，将针尖所在的一端置于穴位之上，左手夹持针管，用右手食指或中指快速叩打针管上端露出针柄的尾端，使针尖刺入穴位，再退出针管，施行各种手法。

## （二）行针手法

**1. 提插法**　将针刺入腧穴后，使针在穴内进行上下进退的操作方法。使针从浅层向下刺入深层为插，由深层向上退到浅层为提。使用提插法时指力要均匀一致，幅度不宜过大，提插的幅度一般掌握在 3 ～ 5 分。提插的幅度大，频率快，时间长，刺激量就大；提插的幅度小，频率小，时间短，刺激量就小。

**2. 捻转法**　是指将针刺入腧穴的一定深度后，以右手拇指和中、示二指夹持针柄，进行一前一后地来回旋转捻动的操作方法。捻转角度的大小、频率的快慢、时间的长短要根据体质、病情、腧穴部位、针刺目的等具体情况而定。使用捻转时，指力要均匀，角度要适当，一般应掌握在 180°～ 360°，不能单向捻转，否则针身易被肌纤维等缠绕，引起针刺时疼痛和滞针等。一般认为捻转的角度大，频率快，时间长，刺激量则大；捻转的角度小，频率慢，时间短，刺激量则小。

## （三）辅助手法

**1. 循法**　是以左手或右手于所刺腧穴的四周或沿经脉的循行部位，进行徐和的循按或叩打的方法。此法在未得气时用之可以通气活血，有行气、催气之功。若针下过于沉紧时，用以宣散气血，使针下徐和。

**2. 刮法**　是指针刺达到一定深度后，用指甲刮动针柄的方法。用拇指或食指抵住针尾，用拇指或食指指甲由下而上或由上而下刮动针柄，或以拇指和中指夹持针根部位，用食指从上而下刮动针柄，此法称之为单手刮柄法。用左手拇、示二指夹持针根，用右手的拇指或食指从上而下或从下而上刮动针柄的方法称之为双手刮柄法。本法在不得气时用之以激发经气，如已得气者可以加强针刺感应的传导与扩散。

**3. 弹法**　针刺后在留针过程中，以手指轻弹针尾或针柄，使针体轻轻振动，以加强针感、助气运行的方法，称为弹柄法。操作时用力不可过猛，弹的频率也不可过快，避免引起弯针。此法有激发经气、催气速行的作用。

**4. 飞法**　将针刺入腧穴后，若不得气，右手拇、示两指夹持针柄，细细搓捻数次，然后张开两指，一搓一放，反复数次，状如飞鸟展翅，故称为飞法。此法有催气、行气、增强针刺感应的作用。

**5.摇法**　是将针刺入腧穴一定深度后，手持针柄进行摇动，如摇橹之状。此法若直立针身而摇，多自深而浅随摇随提，用以出针泻邪；若卧针斜刺或平刺而摇，一左一右，不进不退，如青龙摆尾，可使针感单向传导。

**6.震颤法**　是将针刺入腧穴一定深度后，右手持针柄，用小幅度、快频率的提插捻转动作，使针身产生轻微的震颤，以促使得气。

## 五、单式补泻手法

操作手法见表 10-16。

表 10-16　操作手法

| 名称 | 补法 | 泻法 |
|---|---|---|
| 捻转补泻 | 捻转角度小，用力轻，频率慢，时间长，大指向后，食指向前 | 捻转角度大，用力重，频率快，时间短，大指向前，食指向后 |
| 提插补泻 | 先浅后深，重插轻提，幅度小，频率慢，时间短，以下插为主 | 先深后浅，轻插重提，幅度大，频率快，时间长，以上提为主 |
| 疾徐补泻 | 进针慢，出针快 | 进针快，出针慢 |
| 迎随补泻 | 针尖随着经脉循行方向顺经而刺 | 针尖迎着经脉循行方向逆经而刺 |
| 呼吸补泻 | 呼气时进针，吸气时出针 | 呼气时出针，吸气时进针 |
| 开阖补泻 | 出针后迅速按揉针孔 | 出针时摇大针孔而不按 |
| 平补平泻 | 进针得气后，均匀地提插捻转 | |

## 六、留针与出针

在临床上留针与否或留针时间的长短不可一概而论，应根据具体情况而定。一般病证可酌情留针 15 ～ 30 分钟。而慢性、顽固性、疼痛性、痉挛性疾病，可适当增加留针时间，如急性腹痛、三叉神经痛、痛经等，留针时间可达数小时。有些病证，只要针下得气，施术完毕即可出针，如感冒、发热等。小儿一般不便留针，刺络放血亦无须留针。还有一些腧穴常用快速针刺法，亦不必留针。

出针时应先以左手拇指、食指或食指、中指固定被刺腧穴周围皮肤，右手持针轻微捻转退至皮下，然后迅速拔出，或将针轻捷地直接向外拔出。出针的快慢，必须结合病情各种补泻手法的需要而定。若拔针后，针孔偶有出血，是由于刺破血管所致，可用消毒干棉球在针孔处轻轻按压片刻即可。出针之后，应核对针数，防止遗漏。

## 七、针刺异常情况的处理与预防

### （一）晕针

晕针指在针刺过程中患者发生晕厥的现象。

**1. 原因** 多见于初次接受治疗的患者，可因精神紧张、体质虚弱、过度劳累、饥饿，或大汗、大泻、大失血之后，或体位不适，或施术手法过重，而致针刺时或留针过程中发生此现象。

**2. 表现** 患者突然出现头晕目眩，面色苍白，心慌气短，出冷汗，恶心欲吐，精神疲倦，血压下降，脉沉细。严重者会出现四肢厥冷，神志昏迷，二便失禁，唇甲青紫，脉细微欲绝。

**3. 处理** 立即停止针刺，将已刺之针迅速起出，让患者平卧，头部放低，松开衣带，注意保暖。轻者静卧片刻，给予热茶或温开水饮之，糖水亦可，一般可渐渐恢复。重者在行上述处理后，可选取水沟、素髎、内关、合谷、太冲、涌泉、足三里等穴指压或针刺之，亦可灸百会、气海、关元等穴，即可恢复。若仍人事不省、呼吸细微、脉细弱者，可考虑配合其他治疗或采用急救措施。

**4. 预防** 主要根据晕针发生的原因加以预防。对于初次接受针灸治疗者和精神紧张者，应先做好解释工作，以消除其疑虑。注意患者的体质，尽量采取卧位，并正确选择舒适自然且能持久的体位。取穴宜适当，不宜过多；手法宜轻，切勿过重。对于饥饿或过度疲劳者，应待其进食或体力恢复后再进行针刺。医者在治疗施术过程中，应思想集中，谨慎细心，密切观察患者的神态变化，询问其感觉。只要做好预防，晕针现象完全可以避免。

（二）滞针

滞针是在行针时或留针后医者感觉针下涩滞，捻转、提插、出针均感困难，而患者则感觉疼痛的现象。

**1. 原因** 患者精神紧张，或因疼痛，或当针刺入腧穴后，患者局部肌肉强烈收缩，或行针手法不当，向单一方向捻针太过，以致肌肉纤维缠绕针体所致。若留针时间过长，有时也可出现滞针。

**2. 现象** 针在体内捻转不动，提插、出针均感困难，若勉强捻转、提插，患者痛不可忍。

**3. 处理** 若因患者精神紧张，或肌肉痉挛而引起的滞针，可先缓解患者的紧张情绪，医者用手指在邻近部位做循按动作，或弹动针柄，或在附近再刺一针，以宣散气血，缓解痉挛。若因单向捻转而致者，须向相反方向将针捻回。

**4. 预防** 对于初诊患者和精神紧张者，做好解释工作，消除其顾虑。进针时应避开肌腱，行针时手法宜轻巧，不可捻转角度过大，或单向捻转，留针时嘱患者放松。若用搓法，应注意与提插法配合，避免肌纤维缠绕针身而滞针。

（三）弯针

弯针是进针时或将针刺入腧穴后针身在体内形成弯曲的现象。

**1. 原因** 医者进针手法不熟练，用力过猛过速，或针下碰到坚硬组织，或因患者体位不适，在留针时改变了体位，或因针柄受外力碰击，或因滞针处理不当而造成弯针。

**2.现象** 针柄改变了进针或刺入留针时的方向和角度，伴有提插、捻转和出针困难，而患者感到疼痛。

**3.处理** 出现弯针后，不得再行提插、捻转等手法。如轻度弯曲，可按一般出针法，将针慢慢退出。若针身弯曲较大，应注意弯曲方向，顺着弯曲的方向将针退出。如弯曲不止一处，须视针柄扭转倾斜的方向，分段退出，切勿急拔猛抽，以防断针。如患者体位改变，应嘱患者恢复原来体位，使局部肌肉放松，再行退针，出针后检查针身是否完整。

**4.预防** 医者施术避免进针过猛、过速。患者体位要舒适，留针期间不得随意更动体位。针刺部位和针柄不得受外物碰压，针身应保留部分在体外。

### （四）断针

断针又称折针，是指针体折断在人体内。若能术前做好针具的检修和施术时加以应有的注意，断针是可以避免的。

**1.原因** 多因针具质量不佳，或针身、针根有剥蚀损伤，术前失于检查，或针刺时将针身全部刺入，行针时强力提插、捻转，致肌肉强力收缩，或留针时患者体位改变，或遇弯针、滞针未及时正确处理，并强力抽拔，或外物碰压，均可出现断针。

**2.现象** 行针时或出针后发现针身折断，或部分针体浮露于皮肤之外，或全部没于皮肤之下。

**3.处理** 医者态度必须从容镇静，嘱患者切勿变动原有体位，以防断针向肌肉深部陷入。若残端部分针身显露于体外时，可用手指或镊子将针起出。若断端与皮肤相平或稍凹陷于体内者，可用左手拇、示二指垂直向下挤压针孔两旁，使断针暴露体外，右手持镊子将针取出。若断针完全深入皮下或肌肉深层时，应在 X 线下定位，手术取出。

**4.预防** 为了防止折针，应认真仔细地检查针具，对认为不符合质量要求的针具，应剔出不用。避免过猛、过强地行针。在行针或留针时，应嘱患者不要随意更换体位。针刺时更不宜将针身全部刺入腧穴，应留部分针身在体外，以便于针根断折时取针。在进针行针过程中，如发现弯针，应立即出针，切不可强行刺入、行针。对于滞针等亦应及时正确地处理，不可强行硬拔。

### （五）血肿

血肿指针刺部位出现皮下出血并引起肿痛。

**1.原因** 针尖弯曲带钩，使皮肉受损，或刺伤血管所致。

**2.现象** 出针后，针刺部位肿胀疼痛，继则皮肤呈现青紫色。

**3.处理** 若为微量的皮下出血而局部小块青紫时，一般不必处理，可自行消退。若局部肿胀疼痛较剧，青紫面积大而且影响到活动功能时，可局部用力按压，必要时冷敷，24 小时后再做热敷，以促使局部瘀血消散吸收。

**4.预防** 避开血管针刺，出针时立即用消毒干棉球揉按压迫针孔，眼周或深刺部位出针时需用力按压。

## 八、注意事项

1. 患者在过于饥饿、疲劳、精神过度紧张时，不宜立即进行针刺。对身体瘦弱、气虚血亏的患者，进行针刺时手法不宜过强，并应尽量选用卧位。

2. 妇女怀孕 3 个月者，不宜针刺小腹部的腧穴。若怀孕 3 个月以上者，腹部、腰低部腧穴也不宜针刺。至于三阴交、合谷、昆仑、至阴等一些通经活血的腧穴，在怀孕期亦应禁刺。妇女行经时，若非为了调经，亦不应针刺。

3. 小儿囟门未合时，头顶部的腧穴不宜针刺。

4. 常有自发性出血或损伤后出血不止的患者，不宜针刺。

5. 皮肤有感染、溃疡、瘢痕或肿痛的部位，不宜针刺。

6. 对胸、胁、腰、背脏腑所居之处的腧穴，不宜直刺、深刺。肝脾肿大、肺气肿患者更应注意。如刺胸、背、腋、胁、缺盆等部位的腧穴，若直刺过深，都有伤及肺脏的可能，空气进入胸腔，导致创伤性气胸，轻者出现胸痛、胸闷、心慌、呼吸不畅，甚者出现呼吸困难、唇甲发绀、出汗、血压下降等。体检可见患侧胸部肋间变宽，叩诊过度反响，气管向健侧移位，听诊时呼吸明显减弱或消失。X 线胸部透视，可根据气体多少、肺组织受压情况等而确诊。对气胸应及时采取治疗措施。医者在进行针刺过程中精神必须高度集中，令患者选择适当的体位，严格掌握进针的深度、角度，以防事故的发生。

7. 针刺眼区和项部的风府、哑门等穴以及脊椎部的腧穴，要注意掌握一定的角度，更不宜大幅度地提插、捻转和长时间地留针，以免伤及重要组织器官，产生严重的不良后果。

8. 对于尿潴留患者，在针刺小腹部腧穴时，也应掌握适当的针刺方向、角度、深度等，以免误伤膀胱等器官出现意外事故。

## 九、自我评价

毫针操作自评量表见表 10-17。

### 表 10-17 毫针操作自评量表

| A. 操作流程评价 | 结果得分 | | |
| --- | --- | --- | --- |
| 洗手等操作前准备 | 操作连贯、规范□ | 需提示□ | 不知道怎么做□ |
| 物品准备齐全 | 操作连贯、规范□ | 需提示□ | 不知道怎么做□ |
| 通过骨度分寸法进行定位 | 操作连贯、规范□ | 需提示□ | 不知道怎么做□ |
| 单式补泻手法操作 | 操作连贯、规范□ | 需提示□ | 不知道怎么做□ |
| 进针、出针操作 | 操作连贯、规范□ | 需提示□ | 不知道怎么做□ |
| 针刺异常情况的处理 | 操作连贯、规范□ | 需提示□ | 不知道怎么做□ |
| B. 医学人文 | | | |
| 操作前和患者进行沟通 | 操作连贯、规范□ | 需提示□ | 不知道怎么做□ |
| 操作后整理模型衣物 | 操作连贯、规范□ | 需提示□ | 不知道怎么做□ |
| 分类处理医疗垃圾 | 操作连贯、规范□ | 需提示□ | 不知道怎么做□ |

# 第三节 灸 法

## 一、学习目的

1.掌握几种常用灸法的操作，明确施灸的顺序、补泻及禁忌，避免操作中不必要的损伤。

2.熟悉灸法的作用，灸法的材料及分类。

## 二、相关知识链接

### （一）灸法

灸法是将艾绒或其他药物放置在体表的穴位部位上烧灼、温熨，借灸火的温和热力以及药物的作用，通过经络的传导，起到温通气血、扶正祛邪的作用，以达到治病和保健目的的一种外治法。

### （二）灸法分类

灸法分类见图10-1。

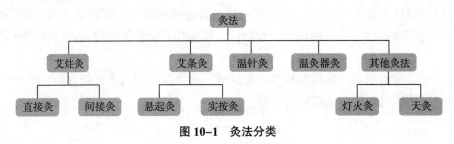

图 10-1 灸法分类

## 三、操作前准备

艾绒1包、艾条10盒、针灸针（0.35mm×40mm）、块鲜姜1斤、水果刀1个、打火机4个、艾灸架（单孔5个、双孔1个）、酒精灯2个、针灸模型（可扎针的5个）。与患者进行沟通，告知操作过程中可能出现的情况，协助患者摆适当体位。

## 四、操作方法

### （一）制作艾炷

小炷可用左手拇指、食指搓揉艾绒，右手持小镊子取麦粒大艾团即成。中、大炷则须将艾绒置于平板上，用拇指、食指、中指边捏边旋转，将艾绒捏成上尖下平的圆锥体。技术要点要求搓捏紧实，能放置平稳，燃烧时火力由弱到强，患者易于耐受，且耐燃而不易爆。每个同学分别做出符合规格的大艾炷、中艾炷、小艾炷各 10 个；要求在 2 分钟内做出符合规格的大艾炷、中艾炷、小艾炷 5 个以上。

### （二）间接灸法操作

**1.隔姜灸法操作**　将鲜生姜切成厚约 0.3cm 的生姜片，用针扎孔数个，置于施灸穴位上，将大、中艾炷点燃放在姜片中心施灸，若被灸者有灼热感可将姜片提起。一般每次施灸 5 ～ 10 壮，以皮肤潮红湿润为度。

**2.隔蒜灸法操作**　将独头大蒜横切成约 0.3cm 的薄片，用针扎孔数个，放在患处或施灸穴位上，将大、中艾炷点燃放在蒜片中心施灸，每次施灸 4 ～ 5 壮，更换新蒜片后。继续灸治。此种隔蒜灸法，每穴 1 次，宜灸足 7 壮，以灸处泛红为度。

**3.隔盐灸法操作**　将纯干燥的食盐纳入脐中，填平脐孔，上置大艾炷施灸。患者有灼痛，即更换艾炷。一般可灸 3 ～ 9 壮。

**4.隔附子灸法操作**　取生附子切细研末，用黄酒调和做饼，大小适度，直径 1 ～ 2cm，厚 0.4cm，中间用针扎孔，置于穴位上，再以大艾炷点燃施灸，附子饼干焦后再换新饼，直灸至肌肤内温热、局部肌肤红晕为度。日灸 1 次。

### （三）艾条灸法操作

**1.悬起灸法操作**　取清艾条或药艾条 1 支，点燃后按下述方法在足三里穴施灸。

（1）温和灸　将艾卷的一端点燃，对准足三里穴进行熏烤，距离皮肤 2 ～ 3cm，局部如有温热舒适感而无灼痛就固定不移，一般每穴灸 10 ～ 15 分钟，至皮肤红晕潮湿为度。如遇到局部知觉减退时，灸者可将示、中两指置于施灸部位两侧，这样可以通过灸者的手指来测知被灸者局部受热程度。

（2）回旋灸　将艾卷的一端点燃，对准足三里穴，悬于施灸部位上方约 3cm 高处。使艾条在施灸部位上左右往返移动或反复旋转进行灸治，使皮肤有温热感而不至于灼痛，一般每穴灸 10 ～ 15 分钟，至皮肤红晕潮湿为度。移动范围在 3cm 左右。

（3）雀啄灸　点燃的艾条置于足三里穴上约 3cm 高处，艾条一起一落，忽近忽远，上下移动，如小雀啄食样。一般每穴灸 5 分钟，至皮肤红晕为度。此法热感较强，注意防止烧伤皮肤。

**2.技术要点**　随时调节施灸距离，掌握施灸时间，防止烫伤。

### （四）温针灸法操作

**1.捏加艾团操作**　取适量艾绒，夹在左手拇、食指尖之间，食指要向上，拇指要向下，再用右手拇、食指尖在左手拇、食指尖向内向左挤压，即可将艾绒搓捏成枣核形状大小适合的艾团，中间掐出一痕，贴在针柄上，用拇、示、中指围绕一搓，使艾绒团紧缠于针柄上。

技术要点：捏加的艾团要求紧实光圆，轻轻摇晃不松散脱落。每个同学须达到在 2 分钟内作出符合规格的艾团 5 个以上。

**2.温针灸法操作**　先将毫针刺入腧穴，得气后并给予适当补泻手法而留针。将纯净细软的艾绒搓捏成枣核形状、大小适合的艾团，中间掐出一痕，贴在针柄上，用拇示中指围绕一搓，使艾绒团紧缠于针柄上；或用艾条一段长约2cm，插在针柄上，距离皮肤2～3cm，从艾团或艾条的下端（近皮肤端）点燃施灸。若觉艾火烧灼皮肤发烫，可在皮肤隔一厚纸片。待艾绒或艾条烧完后除去灰烬，施灸完毕将针取出。

### 五、注意事项

1.一般先灸阳经，后灸阴经；先灸上部，后灸下部；就壮数而言，先灸少而后灸多；就大小而言，先灸艾炷小者而后灸大者。但上述施灸的顺序是指一般的规律，临床上需结合病情灵活应用。如脱肛的灸治，应先灸长强以收肛，后灸百会以举陷，便是先灸下而后灸上。此外，施灸应注意在通风环境中进行。

2.灸法的补泻亦需根据辨证施治的原则，虚证用补法，而实证则用泻法。

3.施灸的禁忌如下。

（1）面部穴位、乳头、大血管等处均不宜使用直接灸，以免烫伤形成瘢痕。关节活动部位亦不适宜化脓灸，以免化脓溃破，不易愈合，甚至影响功能活动。

（2）一般空腹、过饱、极度疲劳和对灸法恐惧者，应慎施灸。对于体弱患者，灸治时艾炷不宜过大，刺激量不可过强，以防"晕灸"。一旦发生晕灸，应及时处理。

（3）孕妇的腹部和腰骶部也不宜施灸。

4.灸后的处理。施灸过量，时间过长，局部出现水疱，只要不擦破，可任其自然吸收，如水疱较大，可用消毒毫针刺破水疱，放出水液，再涂以龙胆紫。瘢痕灸者，在灸疮化脓期间，或1个月内慎做重体力劳动，疮面局部勿用手搔，以保护痂皮，并保持清洁，防止感染。

### 六、自我评价

灸法操作自评表见表10-18。

**表10-18　灸法操作自评量表**

| A. 操作流程评价 | 结果得分 | | |
| --- | --- | --- | --- |
| 洗手等操作前准备 | 操作连贯、规范□ | 需提示□ | 不知道怎么做□ |
| 物品准备齐全 | 操作连贯、规范□ | 需提示□ | 不知道怎么做□ |
| 通过骨度分寸法进行定位 | 操作连贯、规范□ | 需提示□ | 不知道怎么做□ |
| 灸法操作 | 操作连贯、规范□ | 需提示□ | 不知道怎么做□ |
| B. 医学人文 | | | |
| 操作前和患者进行沟通 | 操作连贯、规范□ | 需提示□ | 不知道怎么做□ |
| 操作后整理模型衣物 | 操作连贯、规范□ | 需提示□ | 不知道怎么做□ |
| 分类处理医疗垃圾 | 操作连贯、规范□ | 需提示□ | 不知道怎么做□ |

# 第四节　罐法、三棱针、皮肤针

## 一、学习目的

1.通过拔罐法的学习，掌握临床常用的各种拔罐方法及其操作技术，熟悉各种不同拔罐器具的操作。

2.通过学习，熟悉三棱针针具的结构、型号和特点，掌握三棱针的操作方法和技巧。

3.熟悉皮肤针针具的结构和类型，掌握皮肤针的操作方法和技巧。

4.熟悉皮内针针具的结构和类型，掌握皮内针的操作方法和技巧。

5.熟悉电针仪器的性能，掌握操作规程，了解仪器使用中的有关注意事项。

6.掌握穴位注射法的操作方法和技术，了解操作注意事项。

## 二、操作前准备

玻璃罐（小号 5 个、中号 10 个、大 10 个、特大号 5 个）、长柄止血钳子 4 个、棉球、95% 乙醇、凡士林 1 瓶、打火机 4 个、酒精灯 1 个、刮痧板 5 个、三棱针 20 个、皮肤针 20 个。

## 三、操作步骤

### （一）拔火罐法

**1.闪火法**　一手握罐体（罐口朝上），另一手用镊子夹住沾有乙醇的棉球或闪火器（用细铁丝将纱布缠绕于 7 ～ 8 号的粗铁丝的一端并蘸酒精）在酒精灯上点燃后，立即伸入罐内，闪火后退出，速将罐扣于应拔部位，将罐吸附在皮肤上。

技术要点：动作迅速。棉球蘸酒精宜少，且不能沾于罐口，以免烫伤皮肤。

**2.投火法**　将蘸酒精的棉球或折叠的软质白色纸片（卷）点燃后投入罐内，趁火旺时迅速将罐扣于应拔部位，将罐吸附在皮肤上。

**3.贴棉法**　将直径 1 ～ 2cm 的薄脱脂棉片略蘸酒精后，贴于罐体内侧壁中 1/3 处，点燃后迅速将罐扣于吸拔部位。

### （二）煮水罐法操作

将竹罐放入水中或药液中煮沸 2 ～ 3 分钟，然后用镊子将罐倒置夹起，迅速用干毛巾捂住罐口片刻，以吸去罐内的水液，降低罐口温度（但保持罐内热气），趁热将罐拔于应拔部位，拔后轻按罐具半分钟左右，令其吸牢。

## （三）拔罐法运用操作

**1. 闪罐法操作** 用闪火法将玻璃罐吸拔于应拔部位，随即启罐（取下），再吸拔、取下，反复吸拔至皮肤潮红，或罐体底部发热为度。为延续温热效应，停止闪罐后，可将罐口向上，以罐底热熨其部肌肤或留罐 3 ～ 5 分钟。

**2. 走罐法操作** 先于施罐区位涂上润滑剂（以凡士林、润肤霜为最佳），将玻璃罐口亦涂上油脂，用闪火法吸拔后，稍用力将罐沿着肌肉、骨骼、经络循行路线推拉（罐具前进方向略提起，后方着力），反复运作至走罐区皮肤呈紫红色为度。吸拔后应立即走罐，否则吸牢后则难以走动。

**3. 针罐法操作** 于腧穴上针刺得气后留针，再以针为中心拔留罐，5 ～ 10 分钟后，至皮肤潮红，启罐、出针。此法不宜用于胸背部，因罐内负压易加深针刺深度，易引起气胸。

**4. 刺络罐法** 于施术穴位或患处常规消毒后，用皮肤针或三棱针、注射针、粗毫针点刺皮肤出血，然后拔留罐，至拔出少量恶血为度。起罐后用消毒棉球擦净血迹。

## （四）三棱针

三棱针刺法练习如下。

（1）持针姿势 以右手持针，用拇、示两指捏住针柄中段，中指指腹紧靠针体的侧面，露出针尖 2 ～ 3mm。

（2）人体实习

1）点刺穴位 针刺前在点刺穴位的上下用手指向点刺处推按，使血液积聚于点刺部位，常规消毒后，左手拇、食指固定点刺部位，右手持针直刺 2 ～ 3mm，快进快出，点刺后采用反复交替挤压和舒张针孔的方法，使出血数滴，或挤出液体少许，右手捏干棉球将血液或液体及时擦去。

2）点刺血络 常规消毒后，右手持针点刺，快进快出，宜斜刺，即针体与小静脉血管的角度呈 45°左右，针尖朝上，针尾朝下，这样既可防止针尖贯穿血管而留瘀，又有利于血液顺势流出，一次可出血 5 ～ 10mL。若出血量不足，可加用拔罐。

3）散刺法 局部消毒后，根据病变部位的大小，连续垂直点刺 10 ～ 20 针以上，由病变外缘环行向中心点刺。也可加用拔罐。

## （五）皮肤针刺法练习

**1. 持针姿势** 软柄皮肤针，将针柄末端置于掌心，拇指居上，食指在下，余指呈握拳状固定针柄末端。

**2. 叩刺方法** 皮肤常规消毒后，针尖对准叩刺部位（如三阴交、足三里、关元、大椎、脾俞、胃俞、大肠俞、眼眶周围等），运用灵活的腕力垂直叩刺，即将针尖垂直叩击在皮肤上，并立刻弹起，如此反复进行。

**3. 刺激强度** 按照弱刺激、中等刺激和强刺激的不同要求练习。带教老师也可选择适宜的病例进行操作示范,供学生观摩学习。

(1)弱刺激 用较轻的腕力叩刺,冲力小,针尖接触皮肤时间较短,局部皮肤略见潮红,患者无疼痛感觉。

(2)强刺激 用较重的腕力叩刺,冲力大,针尖接触皮肤时间稍长,局部皮肤可见出血,患者有明显疼痛感觉。叩刺后迅速拔火罐于叩刺部,使局部出血适量。

(3)中等刺激 叩刺的腕力介于强、弱刺激之间,冲力中等,局部皮肤潮红,但无出血,患者稍觉疼痛。

## 四、注意事项

1. 拔火罐法操作时所蘸酒精必须适量,酒精过多或过少,易发生棉片坠落,且酒精过多尚易流淌于罐口,均易引起皮肤烫伤。

2. 煮水罐法操作应适时,出水后拔罐过快易烫伤皮肤,过慢又易致吸拔力不足。

3. 闪罐法操作动作要快而准确,并按闪火注意事项拔罐。操作时,温热度以患者舒适能接受为准。

4. 走罐法操作动作轻柔,用力均匀、平稳、缓慢,罐内负压大小以推拉顺利为宜。

5. 点刺血络操作动作要求稳、准、快。

6. 皮肤针刺法操作运用腕力,垂直叩刺,速度均匀,起落迅速。

## 五、自我评价

罐法、三棱针、皮肤针操作自评量表见表 10-19。

**表 10-19 罐法、三棱针、皮肤针操作自评量表**

| A. 操作流程评价 | 结果得分 | | |
|---|---|---|---|
| 洗手等操作前准备 | 操作连贯、规范□ | 需提示□ | 不知道怎么做□ |
| 物品准备齐全 | 操作连贯、规范□ | 需提示□ | 不知道怎么做□ |
| 通过骨度分寸进行定位 | 操作连贯、规范□ | 需提示□ | 不知道怎么做□ |
| 罐法操作 | 操作连贯、规范□ | 需提示□ | 不知道怎么做□ |
| 三棱针操作 | 操作连贯、规范□ | 需提示□ | 不知道怎么做□ |
| 皮肤针操作 | 操作连贯、规范□ | 需提示□ | 不知道怎么做□ |
| B. 医学人文 | | | |
| 操作前和患者进行沟通 | 操作连贯、规范□ | 需提示□ | 不知道怎么做□ |
| 操作后整理模型衣物 | 操作连贯、规范□ | 需提示□ | 不知道怎么做□ |
| 分类处理医疗垃圾 | 操作连贯、规范□ | 需提示□ | 不知道怎么做□ |

# 第五节 皮内针、电针、穴位注射、头针

## 一、学习目的

1. 通过学习,熟悉耳郭表面解剖的基础上,掌握 20 个耳穴的正确定位。熟练掌握

耳穴毫针刺法和压丸法的操作技术，了解其他耳穴刺激技术方法。

2.在熟悉头部经脉腧穴基础上，掌握头皮针治疗线的正确定位，要求每个同学都能正确取定之。

3.掌握头皮针操作技术，包括快速进针、推针、快速捻转手法等。要求每个同学能达到熟练操作，局部无痛，针体在帽状腱膜下层自如进退及行针。

## 二、操作前准备

皮内针100个、电针4个、注射器10个、维生素$B_1$注射液10个、消毒棉签、棉球、镊子、75%乙醇、消毒盘、针灸模型（可扎针的5个）、头针挂图1个、皮内针4盒、耳穴探针10个、王不留行耳穴压籽100个、针灸针（40mm、5盒）等。

## 三、操作步骤

### （一）皮内针刺法练习

揿钉型皮内针埋藏，常规皮肤消毒后，用镊子夹住针柄，将针尖对准穴位轻轻刺入，使环状针柄平整地留在皮肤上，然后用小方块胶布粘贴固定。埋针后，如该处感觉疼痛或妨碍肢体活动，应将针及时取出，另选穴位重新操作。

### （二）电针操作练习

在应用电针之前，必须熟悉仪器的性能、用途和使用方法，仔细阅读仪器说明书，严格遵守操作规程和注意事项。每次使用电针仪之前，应当检查旋钮位置电源开关是否在"关"的位置，输出强度旋钮是否在最小位置或"零"位（无输出）。

**1.选择波形、频率** 选择好适当的波形和频率，将其旋钮置于相应位置，让学生逐一体验不同刺激强度和波形的不同感受，并且如实填写实习记录。

**2.联接电极** 根据刺激的方法不同，可分为三种。针刺后通电，选择常规的穴位，如足三里、曲池、内关等，使用消毒的毫针（或一次性毫针），针刺穴位"得气"后，针体通电（EA）。把脉冲电针仪上每对输出的2个电极分别连接到2根毫针的针柄上。单穴电针时，可将另一电极接在用水浸湿的纱布上作为无关电极，固定在同侧经脉循行路线的皮肤上。

**3.接通电源** 根据波形和电流强度的不同，调节规定波形，并逐渐调整输出电流至所需要的电流强度。强度由小到大，至患者出现能耐受的酸麻感为佳。如果刺激强度对个别患者仍不够，可采取叠加法（即串联接法）。具体应根据该病性质、病情、患者耐受性而定，可分为强、中、弱三种。

（1）强刺激 通电后肌肉收缩明显，针感强，伴疼痛。适用于瘫痪和某些慢性疾病。

（2）中刺激 通电后即出现肌肉收缩，无痛感。适用于大多数疾病。

（3）弱刺激 通电后无肌肉收缩可见，亦无痛感。仅适用于痉挛性瘫痪和眼周穴位的治疗。

**4. 通电时间** 根据病情、患者耐受性和选择的波形等决定。一般疏波、疏密波为 5～15 分钟，断续波为 5～20 分钟，连续波可达 30 分钟。在治疗过程中，人体经过一段时间的通电刺激后会产生适应性，感到刺激逐渐变弱。这时应当适当增加刺激强度或改变频率，以保持相对恒定的刺激量，也可采用通电 – 断电 – 通电的刺激方法。

**5. 关闭电源** 治疗完毕后，应首先缓慢旋转输出强度旋钮回到零位，然后切断电源，撤去导线电极，退出毫针。

### （三）穴位注射操作练习

1. 根据注射剂量的需要选择合适的一次性注射器，将维生素 $B_{12}$ 注射液等药液抽吸好备用。

2. 取合适的体位，暴露注射部位（曲池、足三里等），局部皮肤常规消毒。

3. 用无痛快速进针法将针刺入穴位皮肤下，进针后缓慢推进或上下轻轻提插，刺到腧穴局部出现"得气"感应后，回抽一下，如无回血，即可将药液推入。一般可用中等速度推入药液；体质较弱者用轻刺激，将药液缓慢轻轻推入。

4. 推药完毕，缓慢将针退至皮下，再快速拔出，然后用消毒棉球按压。可以根据不同情况，选择不同药物进行腧穴注射操作。进行腧穴人体注射时，应该向学生说明本疗法的特点和注射后的正常反应。

### （四）耳穴

**1. 20 个常用耳穴** 20 个常用耳穴见表 10-20。

表 10-20　20 个常用耳穴

| 耳穴 | 穴位名称解剖位置 |
| --- | --- |
| 耳中 | 在耳轮脚处，即耳轮 1 区 |
| 风溪 | 在耳轮结节前方，指区与腕区之间，即耳舟 1、2 区交界处 |
| 坐骨神经 | 在对耳轮下脚的前 2/3 处，即对耳轮 6 区 |
| 交感 | 在对耳轮下脚末端与耳轮内缘相交处，即对耳轮 6 区前端 |
| 神门 | 在三角窝后 1/3 的上部 |
| 肾上腺 | 在耳屏游离缘下部尖端 |
| 皮质下 | 在对耳屏内侧面 |
| 对屏尖 | 在对耳屏游离缘的尖端 |
| 胃 | 在耳轮脚消失处 |
| 大肠 | 在耳轮脚及部分耳轮与 AB 线之间的前 1/3 处 |
| 膀胱 | 在对耳轮下脚下方中部 |
| 肾 | 在对耳轮下脚下方后部 |

| 耳穴 | 穴位名称解剖位置 |
|------|------------------|
| 胰胆 | 在耳甲艇的后上部 |
| 肝 | 在耳甲艇的后下部 |
| 脾 | 在 BD 线下方，耳甲腔的后上部 |
| 心 | 在耳甲腔正中凹陷处 |
| 肺 | 在心、气管区周围处 |
| 三焦 | 在外耳门后下方，肺与内分泌区之间 |
| 内分泌 | 在耳屏切迹内，耳甲腔的前下部 |
| 眼 | 在耳垂正面中央部 |

**2. 耳针操作技术**

（1）耳穴望诊法

1）在自然光线下，以拇指和食指捏住耳郭，从内至外，顺着耳郭的解剖位置，由耳甲腔、耳甲艇、三角窝、对耳轮等仔细观察、辨认耳郭表皮，然后区别皮内或皮下呈现出各种不同的病理反应特征。

2）发现可疑病理反应区（点）时，宜用食指顶起该反应部位，用拇指对其进行上推、下拉、外展，由紧到松，由松到紧，仔细辨认分析其病理反应的性质、范围，双耳对照观察，然后再综合病候进行判断。

3）对皮下或皮内可疑结节、条索状隆起等病理反应，肉眼不能诊察时，用耳穴探测笔进行点按、揉等，以触认其大小、硬度、压痛等。

4）询问病史以助诊断。

（2）耳穴刺激方法

1）毫针刺法　常规消毒后，术者用左手拇、示二指固定耳郭，中指托着针刺部的耳郭，然后用拇、食指持针，采用速刺法将针刺入已选定的耳穴处（速刺为快速垂直刺入，力量适中）。在留针过程中可小幅度捻转，也可将针刺入后不再行针，留针 20 ~ 30 分钟后出针，并用消毒干棉球压迫针孔，以防出血。

2）电针法　是在毫针刺法的基础上，先把电针仪的电流输出调节旋钮拨至"O"位，然后将一对输出导线之正负极分别连接在两根毫针的针柄上，选择好所需的波形和频率，打开电源开关，慢慢地由小到大调节电流输出旋钮，强度以患者感觉舒适为度。一般通电时间为 10 ~ 15 分钟为宜。治疗完毕后，先将调节旋钮回到"O"位，再关闭电源，然后撤去导线、出针，并用消毒干棉球压迫针孔，以防出血。

3）埋针法　常规消毒后，左手固定耳郭，绷紧埋针处的皮肤，右手用镊子夹住消毒的皮内针柄，将针刺入所选耳穴皮内，用胶布固定。

4）压丸法　用 75% 乙醇棉球消毒耳郭后，将王不留行籽贴敷在小方块胶布中央，然后用左手固定耳郭，右手将小方块胶布连同王不留行籽贴敷于所选耳穴处。

## （五）头部经脉腧穴与头皮针治疗线

标准头穴线均位于头皮部，按颅骨的解剖名称分额区、顶区、颞区、枕区，14 条标准线（左侧、右侧、中央共 25 条）。

**1. 额部**

（1）正中线入前发际 0.5 寸取神庭（督脉），额角发际上 0.5 寸取头维（足阳明经），自神庭至头维为 4.5 寸。神庭穴旁开 3 寸为本神穴，旁开 1.5 寸为曲差穴，曲差至本神连线之中点取头临泣（足少阳经）。神庭穴旁开 0.5 寸取眉冲穴（足太阳经），约当目内眦直上入发际 0.5 寸处。上述 6 穴均在前发际上 0.5 寸。

（2）额中线为神庭穴起直下 1 寸，属督脉。额旁 1 线为眉冲穴起直下 1 寸，属足太阳经。额旁 2 线为从头临泣穴起直下 1 寸，属足少阳经。额旁 3 线为从本神穴旁开 0.75 寸的点起直下 1 寸。这 4 条治疗线相互平行，均为 1 寸长。

**2. 颞部**

（1）耳前鬓角发际后缘的垂线与耳尖水平线的交点处取曲鬓穴（足少阳经）。从头维至曲鬓两穴之间划一弧线，在其 1/2 处取悬颅，上 1/4 处取颔厌，下 1/4 处取悬厘，亦即头维穴至曲鬓穴的弧线分为四等份，其等份点从上而下，分别是颔厌、悬颅、悬厘，均为足少阳经穴。耳尖直上 1.5 寸为率谷穴处。

（2）颞前线，从颔厌至悬厘的连线；颞后线，从率谷至曲鬓的连线。一前一后，均属足少阳经。

**3. 顶部**

（1）先确定百会穴（督脉）的定位。百会穴在头顶部，当前发际正中直上 5 寸，或两耳尖连线中点处。再确定前顶穴，前顶穴在百会穴前 1.5 寸。百会至前顶两穴的连线即顶中线，属督脉。

（2）百会穴前 1 寸为前神聪（奇穴），自前神聪至悬厘的连线为顶颞前斜线；自百会至曲鬓的连线为顶颞后斜线，这两条治疗线均贯穿督脉、足太阳、足少阳 3 条经脉。

（3）通天穴，当前发际正中直上 4 寸，旁开 1.5 寸（亦即前神聪旁开 1.5 寸）。络却穴，当前发际正中直上 5.5 寸，旁开 1.5 寸处。通天穴至络却穴的连线为顶旁 1 线，属足太阳经。

（4）正营穴，当前发际上 2.5 寸，头正中线旁开 2.25 寸；或自头临泣穴沿经向后 2 寸处。承灵穴，当前发际上 4 寸，头正中线旁开 2.25 寸；或可先取通天穴，旁开 0.75 寸即承灵穴。正营穴至承灵穴的连线为顶旁 2 线，属足少阳经。

**4. 枕部**

（1）自百会穴至后发际共 7 寸。百会穴至后顶穴为 1.5 寸，百会穴至强间穴为 3 寸，百会穴至脑户穴为 4.5 寸。强间至脑户穴的连线为枕上正中线，属督脉。

（2）与枕上正中线平行，旁开 0.5 寸的直线，即枕上旁线。

（3）玉枕穴在后头部，当后发际正中直上 2.5 寸亦即脑户穴，旁开 1.3 寸，平枕外隆突上缘凹陷处。天柱穴与哑门穴相平，约当后发际直上 0.5 寸，旁开 1.3 寸。玉枕穴至天柱穴两穴的连线为枕下旁线，属足太阳经。

观看头皮针模型，并对照头部进行实体取穴。要求对以上 14 条治疗线，尤其是顶部头皮针治疗线的相关腧穴、经脉之间的邻近距离与左右前后关系较为熟悉。以上诸线，亦可在前发际 3 穴（神庭、曲差、头临泣）与后发际 3 穴（脑户、玉枕、脑空）确定的基础上，分别用皮尺先定出督脉、足太阳经、足少阳经三条相关经脉后再确定穴位、定线。

### （六）头皮针操作技术

**1. 针刺前准备**　取坐位或卧位，选定头皮针治疗线后，局部剪去少许头发，如不去头发则需注意进针避开发囊（发根）。局部先用 2% 碘酒消毒，再用 75% 乙醇脱碘消毒。选用 1 ～ 1.5 寸 28 号毫针（已消毒）。

**2. 进针及推针**

（1）右手持针，将针尖与头皮呈 15 ～ 30°夹角快速刺入头皮下。亦可用飞入法快速进针，即右手持针，针尖对准进针点，手指尖距头皮 5 ～ 10cm，手腕背屈后，再突然手腕掌屈，使针尖飞冲进头皮下或帽状腱膜下层。

（2）推针法，右手持针，拇、食指尖部捏住针体下半部，中指紧贴针体末端，沿皮将针体快速推进至帽状腱膜下层。当针体在该层时，指下阻力减小，无阻力与疼痛感。如此则可迅速推针至 0.5 ～ 1 寸处。

技术要点为针体与头皮一定要保持 15 ～ 30°夹角。针体必须在帽状腱膜下层。如有疼痛或指下阻力，应停止推进，稍退出后改变角度方向再行推进。

**3. 快速捻转手法**

针体进入帽状腱膜下层后，在一定深度时固定针体，不能上下移动。要求术者肩、肘、腕关节和拇指不动；食指呈半屈曲状态，用食指第一节桡侧面和拇指掌侧面捏住针柄，利用食指掌指关节的伸屈动作，使针体快速旋转。如此动作达熟练程度时，频率可达每分钟 200 次左右。捻转持续 1 ～ 2 分钟，留针 5 ～ 10 分钟，重复 2 ～ 3 次，再出针。

技术要点为速度快，频率高，易激发远端病所针感，局部胀痛轻微。针体保持原位，上下不移动。

**4. 留针和出针**

（1）留针　一般留针 30 分钟左右，其间可行针 2 ～ 3 次，亦可不行针。留针和行针时，可配合肢体活动或按摩导引，亦可意守丹田，以加强效果。

（2）出针　待针下无滞涩感，可缓慢将针退至皮下，再快速拔出毫针。起针后即用消毒干棉球按压针孔片刻，以防出血。

### 四、注意事项

1. 穴位注射操作应严格遵守无菌操作规则，防止感染。
2. 穴位注射时，注射局部会出现酸胀感，4 ～ 8 小时内局部有轻度不适，或不适感持续较长时间，但是一般不超过一天。注意养成检查使用药物习惯，如药物的性能、药理作用、剂量、配伍禁忌、过敏反应、毒副作用、药物的有效期、药液有无沉淀变质等情况。对于某些中草药制剂有时也可能有反应，应当予以重视。如腧穴注射中，针尖触到神经干，有触电样的感觉，应及时退针，不可盲目地反复提插。

3.头皮针飞针刺入，依靠手腕部力量，动作迅速自如。要求进针无痛或不痛，避开发囊、疤痕处。

## 五、自我评价

皮内针、电针、穴位注射、头针操作自评量表见表 10-21。

**表 10-21 皮内针、电针、穴位注射、头针操作自评量表**

| A.操作流程评价 | 结果得分 | | |
|---|---|---|---|
| 洗手等操作前准备 | 操作连贯、规范□ | 需提示□ | 不知道怎么做□ |
| 物品准备齐全 | 操作连贯、规范□ | 需提示□ | 不知道怎么做□ |
| 通过骨度分寸进行定位 | 操作连贯、规范□ | 需提示□ | 不知道怎么做□ |
| 皮内针操作 | 操作连贯、规范□ | 需提示□ | 不知道怎么做□ |
| 电针操作 | 操作连贯、规范□ | 需提示□ | 不知道怎么做□ |
| 穴位注射操作 | 操作连贯、规范□ | 需提示□ | 不知道怎么做□ |
| 头针操作 | 操作连贯、规范□ | 需提示□ | 不知道怎么做□ |
| B.医学人文 | | | |
| 操作前和患者进行沟通 | 操作连贯、规范□ | 需提示□ | 不知道怎么做□ |
| 操作后整理模型衣物 | 操作连贯、规范□ | 需提示□ | 不知道怎么做□ |
| 分类处理医疗垃圾 | 操作连贯、规范□ | 需提示□ | 不知道怎么做□ |

## 本章思考题

1.请应用以下病例进行实训练习

李某，40 岁，于 27 天前做饭时无明显诱因感头晕，无头痛，无视物旋转，遂卧床休息，四五分钟后起床接电话时出现言语不利，右侧肢体活动无力，无头痛，无恶心呕吐，无二便失禁，家人急送医院治疗，途中出现意识不清，小便失禁，入院测血压 160/85mmHg，急查头颅 CT：脑出血，出血量约 20mL（未见单）随即转院，给予脱水降颅压对症支持治疗，经治疗患者病情较前好转，但仍言语欠清晰，右侧肢体活动无力，为进一步针灸康复治疗，收住我科，现患者言语欠清晰，右侧肢体活动无力，右上肢不能活动，右下肢可抬离床面，无饮水呛咳，无吞咽困难，无头痛头晕，无心慌胸闷，无视物旋转，饮食及睡眠可，大小便正常。既往高血压史一年余，血压最高为 160/95mmHg，间断服用降压药（具体不详），血压基本平稳；否认药物、食物等过敏史。父母早逝，否认家族遗传病史。T36.2℃，R19 次/分，P76 次/分，BP140/80mmHg，神志清，精神差，被动体位，查体合作，语言欠流利。右侧中枢性面舌瘫，咽反射减弱。颈软无抵抗，心肺阴性，腹部阴性，四肢脊柱无畸形，右上肢肌力Ⅰ级，右下肢肌力Ⅲ级，肌张力减弱，右侧各种腱反射稍亢进，左侧肢体肌力Ⅳ级，肌张力正常，左侧各种腱反射正常，双侧霍夫曼氏征（－），双侧巴彬氏征（－），双侧查多克征（－），双侧奥本海姆征（－），右侧浅感觉减退，舌质淡红，苔黄腻，脉弦滑。

2.请应用以下病例进行实训练习

杨某，女，28岁，工人，因恶寒发热、咽痛就诊。患者自诉今日晨起自觉头痛，后枕部胀闷，继则咳嗽有痰，咽痛，口干，恶寒发热，热多寒少，胸闷纳呆，小便短黄，大便未解。查体：精神欠佳，面赤，苔薄白微黄，脉浮数，体温40.1℃。患者既往体健，否认内科慢性病史及传染病史，否认重大手术外伤史，无烟酒等不良嗜好。

# 第十一章　推拿科临床基本技能

## 第一节　摆动类手法

### 一、滚法

#### （一）学习目的

理解滚法的概念、动作要领、作用及能够正确应用滚法。

#### （二）相关知识链接

**1. 滚法**　以手背部小指侧着力，通过前臂的旋转和腕关节的屈伸运动，使着力部在治疗部位持续不断地来回滚动，称为滚法。

**2. 滚法作用**　舒筋通络、祛风散寒、温经祛湿、活血化瘀、解痉止痛、松解粘连、滑利关节。

**3. 滚法主治**　治疗运动系统与神经系统疾病见长，适用于痹、痿、麻、瘫等。

#### （三）动作要领

沉肩、垂肘、立臂、竖掌；前臂外旋外摆，屈腕；前臂内旋内摆，伸腕。

#### （四）注意事项

肩部放松下垂，肩关节略前屈、外展，肘部与胸壁相隔 1～2 拳的距离，在操作中肘部应相对稳定，不宜大幅度前后、左右运动；小指掌指关节背侧为吸定点；肘关节屈曲的夹角为 130°～150°，可通过夹角的变化来调整施术压力。腕关节伸屈幅度要大，前滚至极限时屈腕达 60°～80°，回滚至极限时伸腕达 30°～40°，各手指任其自然，不可过度屈曲或伸直；来回都要用力，前滚和回滚的用力比例为 3∶1 左右；滚法操作的全程，其压力、频率、动作的幅度要均匀一致，动作要协调而有节律性。术者站立操作时，两脚自然分开，上身前倾约 30°；可通过加大上身前倾角度来增加施术压力；不可拖动、跳动、拧动和甩动。滚法在临床操作中常配合各关节的被动运动。

## 二、一指禅推法

### (一) 学习目的

理解一指禅推法的概念、动作要领、作用及能够正确应用一指禅推法。

### (二) 相关知识链接

**1. 一指禅推法** 以拇指着力，通过前臂的主动摆动，带动腕部的往返摆动，使所产生的力通过拇指持续地作用于治疗部位，称为一指禅推法，分为一指禅指端推法、一指禅螺纹面推法、一指禅偏锋推法、跪推法。

**2. 一指禅指端推法** 以拇指指端着力，前臂摆动，带动腕关节及拇指掌指、指间关节做如上所述的联合动作。

**3. 一指禅偏锋推法** 以拇指偏锋着力，前臂摆动，带动腕关节及拇指掌指、指间关节做如上所述的联合动作。

**4. 跪推法** 又称屈指推法，指用拇指指间关节着力，前臂摆动，带动腕关节及拇指掌指、指间关节做如上所述的联合动作。

**5. 一指禅推法作用** 舒筋通络、调和营卫、祛瘀消积、开窍醒脑、调节脏腑功能。

**6. 指禅推法主治** 适应证广泛，尤擅长治疗内科杂病（如头痛、失眠、高血压、面瘫、劳倦内伤等）、胃肠疾病（如胃脘痛、久泄、便秘等）和关节疼痛等。

### (三) 动作要领

**1. 沉肩** 肩部放松，不要耸起。

**2. 垂肘** 肘关节自然下垂，坐位操作时肘略低于腕。

**3. 悬腕** 腕关节自然悬屈约 90°。

**4. 掌虚** 余四指要放松，自然弯曲成空拳。

**5. 指实** 拇指的指端或指腹吸定于一点，不可跳跃或与体表产生摩擦。

**6. 紧推慢移** 拇指摆动的频率要快，但在体表移动要慢。

**7. 发力** 蓄力于掌，发力于指。

### (四) 注意事项

指间关节的屈伸和腕关节的摆动要协调一致；拇指在治疗部位上要相对固定。

## 三、缠法

### (一) 学习目的

理解缠法的概念、动作要领、作用及能够正确应用缠法。

（二）相关知识链接

**1.缠法**　一指禅推法（指端或偏锋着力）的频率加快到每分钟 220 次以上即为缠法。在"心劲"内功的调控下，摆动步幅小，频率快，使其劲力似密密盘绕之游丝，环环紧围，缠绵不休，由浅渐深而直指病所。

**2.缠法作用**　活血化瘀、生肌托毒、消散定痛。

**3.缠法主治**　乳痈、发际疮、咽喉肿痛、扁桃体炎等。

（三）动作要领

前臂外摆 15°，内收 10°，术者精神集中，意念专注，以意引气，以气发力，手随心转，法从手出，频率 220 ～ 250 次 / 分。

（四）注意事项

指间关节的屈伸和腕关节的摆动要协调一致，拇指在治疗部位上要相对固定。

（五）自我评价

摆动类手法自评量表见表 11-1。

表 11-1　摆动类手法自评量表

| A.操作流程评价 | 结果得分 | | |
|---|---|---|---|
| 洗手等操作前准备 | 操作连贯、规范□ | 需提示□ | 不知道怎么做□ |
| 物品准备齐全 | 操作连贯、规范□ | 需提示□ | 不知道怎么做□ |
| 㨰法操作 | 操作连贯、规范□ | 需提示□ | 不知道怎么做□ |
| 一指禅推法 | 操作连贯、规范□ | 需提示□ | 不知道怎么做□ |
| 缠法 | 操作连贯、规范□ | 需提示□ | 不知道怎么做□ |
| B.医学人文 | | | |
| 操作前和患者进行沟通 | 操作连贯、规范□ | 需提示□ | 不知道怎么做□ |
| 操作后整理模型衣物 | 操作连贯、规范□ | 需提示□ | 不知道怎么做□ |
| 分类处理医疗垃圾 | 操作连贯、规范□ | 需提示□ | 不知道怎么做□ |

# 第二节　摩擦类手法

（一）学习目的

理解摩法的概念、动作要领、作用及能够正确应用摩法。

（二）相关知识链接

**1.摩法**　用指或掌在患者体表做环形而有节律的轻抚摩动，称为摩法。摩法分为指摩法、掌摩法两种。古代应用摩法还常配以药膏，以加强手法的治疗效果，称为膏摩。

**2. 指摩法** 食指、中指、无名指与小指并拢，指掌自然伸直，腕关节略屈，以四指面附着于治疗部位，做环形而有节律的抚摩。

**3. 掌摩法** 手掌自然伸直，腕关节略背伸，将手掌平置于治疗部位上，使手掌随腕关节连同前臂做环旋摩动。

**4. 摩法作用** 和中理气、消积导滞、温肾壮阳、行气活血、散瘀消肿。

**5. 摩法主治**

（1）主治脘腹疼痛、食积胀满、泄泻、便秘、遗精、阳痿、外伤肿痛等。

（2）常用于保健推拿。

（3）指摩法适用于颈项、面部、四肢；掌摩法多适用于腹部。

## （三）动作要领

上肢及腕掌要放松，轻置于治疗部位，前臂带动腕及着力部位做环旋活动。动作要缓和协调，用力宜轻不宜重，速度宜缓不宜急。指摩法操作时腕关节应保持一定的紧张度，掌摩法则腕部放松。

## （四）注意事项

指摩法作用于颜面、眼周时，常用一些供美容使用的按摩乳、磨砂膏，以保护皮肤并使皮肤更具有活力。指摩法宜稍轻快，掌摩法宜稍重缓。

## （五）自我评价

摩擦类手法自评量表见表 11-2。

**表 11-2 摩擦类手法自评量表**

| A. 操作流程评价 | 结果得分 | | |
|---|---|---|---|
| 洗手等操作前准备 | 操作连贯、规范□ | 需提示□ | 不知道怎么做□ |
| 物品准备齐全 | 操作连贯、规范□ | 需提示□ | 不知道怎么做□ |
| 摩法操作 | 操作连贯、规范□ | 需提示□ | 不知道怎么做□ |
| B. 医学人文 | | | |
| 操作前和患者进行沟通 | 操作连贯、规范□ | 需提示□ | 不知道怎么做□ |
| 操作后整理模型衣物 | 操作连贯、规范□ | 需提示□ | 不知道怎么做□ |
| 分类处理医疗垃圾 | 操作连贯、规范□ | 需提示□ | 不知道怎么做□ |

# 第三节　震动类手法

## 一、振法

## （一）学习目的

理解振法的概念、动作要领、作用及能够正确应用振法。

（二）相关知识链接

**1. 振法**　以掌或指在体表治疗部位静止性用力，产生快速而强烈振动的手法，称为振法。分为掌振法与指振法两种。

**2. 掌振法**　以掌着力于治疗部位，通过前臂和手掌肌肉强力地静止性用力，产生快速而强烈的振动。

**3. 指振法**　以食指、中指端置于穴位，通过前臂和手的肌肉强力的静止性用力，产生快速而强烈的振动。

**4. 振法作用**　和中理气、消积导滞、温肾壮阳、行气活血、散瘀消肿。

（三）动作要领

沉肩、垂肘，肘关节微屈，腕部放松，以指掌部自然压力为度。腕关节自然伸直，手指伸直；或悬腕，中指伸直，食指微屈，置于中指背侧，拇指伸直，置于中指掌侧。靠肌肉静止性用力，即前臂和手部肌肉绷紧用力。着力部位应紧贴皮肤，频率要快。

（四）注意事项

施用本法时，医师的手不应离开治疗部位。呼吸要均匀自然，意念集中于掌心或指端；振动的幅度要小，频率要快，不可断断续续；操作时手臂不要有主动运动，即除手臂静止性用力外，不能故意摆动或颤动，也不要向治疗部位施加压力。振法易使医师感到疲劳，应注意自身保护。

二、抖法

（一）学习目的

理解抖法的概念、动作要领、作用及能够正确应用抖法。

（二）相关知识链接

**1. 抖法**　用双手或单手握住患肢远端，做连续抖动，称为抖法。抖法依据抖动部位及姿势、体位的不同可分为上肢抖法、下肢抖法、腰部抖法。

**2. 上肢抖法**　患者取坐位或站立位，肩臂部放松。医师站其前外侧，身体略为前倾。用双手或单手握住患者前臂的远端，将其上肢慢慢向前外上方抬起至60°左右，然后腕部稍用力做连续、小幅度的上下抖动，并使抖动所产生的抖动波似波浪般传到肩部。

**3. 下肢抖法**　患者俯卧位，下肢放松。医师站其足端，用单手或双手分别握住患者的踝部，将下肢抬起，离开床面约30cm，然后在拔伸状态下，腰部带动上肢施力做连续、小幅度的上下抖动，使髋部和下肢有舒松感。

**4. 腰抖法**　取俯卧位，一助手固定患者两腋下。医师双手托住患者两个踝关节，两臂伸直，身体后仰。先与助手相对用力，牵引患者的腰部，待患者腰部放松后，医师身体先向前倾，然后身体后仰，腰部用力，上下抖动，使患者腰部抖动的幅度最大。如此反复操作 3 ～ 5 次。

### （三）动作要领

被抖动的肢体要自然伸直，并使肌肉处于最佳松弛状态。抖动所产生的抖动波应从肢体的远端传向近端。抖上肢和抖下肢时，抖动的幅度要小，频率要快。抖上肢的频率约为 250 次 / 分，抖下肢的频率约为 100 次 / 分。抖腰法应使抖动传至腰部。在抖动过程中，始终要有牵引的力量。

### （四）注意事项

肩关节习惯性脱位患者禁用。抖上肢法对于年老体弱的患者，可嘱患者取仰卧位进行操作。医师与助手牵引患者腰部时，患者的下肢与床面的角度不宜太大。

## 三、拍法

### （一）学习目的

理解拍法的概念、动作要领、作用及能够正确应用拍法。

### （二）相关知识链接

拍法：用虚掌拍打体表，称为拍法。拍法可单手操作，亦可双手同时操作。

### （三）动作要领

应虚掌拍打患者体表，腕关节要自由摆动，且肘关节也要自由屈伸。动作要平稳，使整个掌、指周边同时接触体表，声音清脆而无疼痛。拍击力量不可偏移，否则易冲击皮肤而疼痛。以肩关节活动为主，带动肘关节屈曲与腕关节悬屈背伸的活动。

### （四）注意事项

直接拍打皮肤时，以皮肤轻度充血发红为度。要掌握好适应证，对严重的骨质疏松、骨结核、骨肿瘤、冠心病等，禁用拍法。拍打时要平稳而有节奏，拍打的部位要准确；拍打后迅速提起，不要在拍打部位停顿，用力宜先轻后重。医师与助手牵引患者腰部时，患者的下肢与床面的角度不宜太大。

### （五）自我评价

震动类手法自评量表见表 11-3。

表 11-3　震动类手法自评量表

| A.操作流程评价 | 结果得分 | | |
|---|---|---|---|
| 洗手等操作前准备 | 操作连贯、规范☐ | 需提示☐ | 不知道怎么做☐ |
| 物品准备齐全 | 操作连贯、规范☐ | 需提示☐ | 不知道怎么做☐ |
| 振法操作 | 操作连贯、规范☐ | 需提示☐ | 不知道怎么做☐ |
| 抖法操作 | 操作连贯、规范☐ | 需提示☐ | 不知道怎么做☐ |
| 拍法操作 | 操作连贯、规范☐ | 需提示☐ | 不知道怎么做☐ |
| B.医学人文 | | | |
| 操作前和患者进行沟通 | 操作连贯、规范☐ | 需提示☐ | 不知道怎么做☐ |
| 操作后整理模型衣物 | 操作连贯、规范☐ | 需提示☐ | 不知道怎么做☐ |
| 分类处理医疗垃圾 | 操作连贯、规范☐ | 需提示☐ | 不知道怎么做☐ |

# 第四节　挤压类手法

## 一、按法

### （一）学习目的

理解按法的概念、动作要领、作用及能够正确应用按法。

### （二）相关知识链接

**1.按法**　以指或掌按压一定部位或穴位，逐渐用力，按于其上而留之的一种手法，称按法。分为指按法（用拇指或中指面着力）和掌按法（以掌根或全掌着力）。

**2.指按法**　以拇指端或螺纹面着力，余四指张开置于相应位置以支撑助力，拇指垂直向下按压，可双拇指重叠按压。

**3.掌按法**　以单手或双手掌面置于治疗部位，以肩关节为支点，利用身体上半部的重量，通过上臂、前臂传至手掌部，垂直向下按压。

**4.按法作用**　具有放松肌肉、开通闭塞、活血止痛等作用。

**5.按法主治**　治疗腰痛、颈椎病、肩周炎、肢体酸痛、麻木、偏瘫、头痛、胃脘痛等。按法适用于全身各部，尤以经络、穴位常用。掌按法适用于背腰部、下肢后侧及胸部等面积较大而又较为平坦的部位。

### （三）动作要领

沉肩、垂肘、肘关节微屈或屈曲；用力由轻渐重，稳而持续，使刺激充分达到深层组织；用力由轻到重，按而留之，再由重到轻。在治疗部位上垂直下压，操作应缓慢且有节律性；着力部位要紧贴体表，不可移动，不可突施暴力。

### （四）注意事项

按压方向应垂直向下或与受力面相垂直，用力由轻而重，逐渐增加，再由重而轻，忌突发突止，不可用蛮力或暴力猛压。同时一定要掌握好患者的骨质情况，诊断必须明确，以避免造成骨折。按压时用力要稳，不可偏移，使功力集中渗透到深层组织。以肩关节为支点，遵循"按而留之"的原则。可重复操作，伴有缓慢的节奏性。

## 二、揉法

### （一）学习目的

理解揉法的概念、动作要领、作用及能够正确应用揉法。

### （二）相关知识链接

**1. 揉法** 以手掌大鱼际或掌根、手指螺纹面等部位着力，吸定于体表治疗部位上，带动皮肤、皮下组织一起做轻柔和缓的环旋动作，称为揉法。揉法是众多推拿流派常用手法之一。分为掌揉法、鱼际揉法、指揉法、前臂揉法和肘揉法等。

（1）**掌揉法** 以手掌、掌根或全掌着力于吸定部位，手指自然伸开，腕部略背伸，以腕关节连同前臂作小幅度环旋活动。特点：着力而积大，刺激力量重而柔和。

（2）**鱼际揉法** 用大鱼际或小鱼际着力于治疗部位，做轻柔缓和的环旋活动。特点：着力面积小，刺激力量重而渗透。

（3）**指揉法** 用手指着力于治疗部位，做轻柔和缓的环旋活动，亦可二指、三指揉等。用于头面部、胸腹部、颈项部。特点：着力面积小，用力柔和。

（4）**前臂揉法** 前臂尺侧着力。特点：着力面积大。

（5）**肘揉法** 以尺骨鹰嘴突起部着力。特点：力量大。

**2. 揉法作用** 具有宽胸理气、消积导滞、活血祛瘀、消肿止痛等作用。

**3. 揉法主治** 治疗脘腹痛、胸闷胁痛、腹泻、便秘、背腰痛，以及外伤所致的红肿疼痛等。揉法适用于全身各部。大鱼际揉法适用于腹部、面部及四肢等部位；前臂揉、掌根揉、肘揉法多用于背、腰、臀等部位。

### （三）动作要领

沉肩、垂肘（微屈肘）、松腕，着力的部位要吸定于体表；指揉以腕部发力，掌揉以前臂发力，前臂揉以上臂发力；揉动幅度由小到大，然后由大到小，注意总幅度不宜太大；操作平稳着实，轻快柔和，频率 120 ～ 160 次 / 分。

### （四）注意事项

揉法必须带动皮下组织，定点操作时不可有体表摩擦，注意"紧揉慢移"，移动成螺旋式进行。肘关节的夹角不宜小于 90°；腕关节自然放松，不可背伸。中指与前臂成一直线，以利于手掌的左右甩动。揉法可与按法配合运用，形成"按揉"复合手法。

## 三、点法

### （一）学习目的

理解点法的概念、动作要领、作用及能够正确应用点法。

### （二）相关知识链接

**1. 点法**　医师以指端或关节突起部点按治疗部位，称为点法。主要分为拇指端点法、屈拇指点法、屈食指点法、肘点法、点穴棒点法。

（1）*拇指端点法*　以拇指端着力于治疗部位，进行持续点按。

（2）*屈拇指点法*　拇指屈曲，以拇指指间关节桡侧或背侧着力于治疗部位，拇指端可抵于食指中节桡侧缘以助力，进行持续点按。

（3）*屈食指点法*　食指屈曲，其他手指相握，以食指近侧指间关节突起部着力于治疗部位，进行持续点按。

（4）*肘点法*　屈肘，以肘部着力于治疗部位，进行持续点按。

（5）*点穴棒点法*　以点穴棒着力于治疗部位，进行持续点按。点穴棒材料有木质、牛角、金属等，其着力端比较圆钝，点按时没有刺痛。

**2. 点法作用**　有通经活络、调理气机的作用。

**3. 点法主治**　多用于止痛、急救、调理脏腑等，尤其对各种疼痛性疾病有较好的治疗作用。拇指端点法与屈指点法适用于面部、四肢、胸腹部、背部。肘点法力量沉稳厚重，易于施力，主要适用于腰、臀部及下肢后侧。点穴棒应用方便，定位准确，适用于全身各部。

### （三）动作要领

取穴要准，着力部位吸定，要由轻到重、平稳持续地施力，使刺激力量充分传到机体组织深部。无论何种点法，手指都应用力保持一定姿势，避免在点的过程中出现手指过伸或过屈，造成损伤。

### （四）注意事项

施力时不可突施暴力，应逐渐用力点按。刺激达深部，获"得气"效果（以能忍受为度）。施术时要注意保护自己的手指，也应注意保护患者皮肤。对儿童、年老体弱、久病虚衰的患者用点法时用力宜轻。点法后辅以揉法，防止气血积聚及软组织损伤及不适感。

## 四、捏法

### （一）学习目的

理解捏法的概念、动作要领、作用及能够正确应用捏法。

### （二）相关知识链接

**1. 捏法**　用拇指和其他手指在治疗部位做相对性挤压，称为捏法。根据拇指与相对用力的手指多少分为二指捏法、三指捏法、五指捏法。

（1）二指捏法　手指屈曲，以食指中节部分的（桡侧及）背面紧贴脊柱两侧皮肤，拇指前按，其螺纹面与食指中节部相对用力，轻轻捏提肌肤。

（2）三指捏法　以拇指桡侧面顶住脊柱两侧的皮肤，示、中指前按，指腹与拇指螺纹面相对用力，轻轻捏提肌肤，随捏随提，交替快速捻动向前。

（3）五指捏法　以拇指螺纹面顶住脊柱两侧的皮肤，其余四指按，指腹与拇指螺纹面相对用力，轻轻捏提肌肤，随捏随提，交替快速捻动向前。

**2. 捏法作用**　具有疏通经络、行气活血、缓解肌肉痉挛等作用。

**3. 捏法主治**　治疗头痛、中风偏瘫、颈椎病、四肢酸痛、颈椎病、疲劳性四肢酸痛或食欲不振、消化不良、失眠、月经不调、痛经、头晕、牙痛、小儿疳积等，捏法适用于颈部、肩部、四肢、背部等，常用于消化系统、妇科等慢性疾病的治疗及小儿保健等。

### （三）动作要领

拇指与其余手指以指面着力，用力对称。捏提、捻动向前，用力要均匀而柔和，动作要连贯而有节奏性。注意不要含有揉的成分，不能用指甲掐捏肌肤。动作要连贯而有节奏性，用力要均匀而柔和。捏拿肌肤松紧要适宜。

### （四）注意事项

捏法主要用于脊柱部位的操作，故又称捏脊。捏法用于治疗小儿疳积时，又称捏积。一般以循序捏三遍为宜，每捏三下提拿一下，称为"捏三提一法"。捏法刺激量中等，柔和舒适，但做提拿动作时则刺激量较强，故用力宜适度。

## 五、拿法

### （一）学习目的

理解拿法的概念、动作要领、作用及能够正确应用拿法。

### （二）相关知识链接

**1. 拿法**　以拇指和其余手指相对用力，提捏或揉捏肌肤，称为拿法，分为五指拿法、四指拿法、三指拿法、二指拿法。

（1）五指拿法　以拇指螺纹面与其余四指。

（2）四指拿法　以拇指螺纹面与示、中、环三指指面。

（3）三指拿法　以拇指螺纹面与示、中指指面。

（4）二指拿法　以拇指螺纹面与食指指面。

**2. 拿法作用**　有舒筋活血、缓解肌肉痉挛、通调气血、发汗解表、开窍醒脑等作用。

**3. 拿法主治**　用于治疗颈椎病、肩周炎、恶寒头痛等病症。适用于颈、肩及四肢部，也是保健的常用手法。

### （三）动作要领

以单手或双手的拇指与其他手指相对用力，捏住施术部位的肌肤或肢体，逐渐收紧、提起，腕关节适度放松；以拇指同其余手指对合用力进行轻重交替、连续不断地提捏揉动；手掌空虚，指腹贴紧治疗部位，指间关节相对用力，动作要有连贯性。用力由轻到重，不可突然用力。

### （四）注意事项

腕部放松，手指着力，用巧劲提拿深层筋肌，揉捏时双手交替操作，动作要协调连贯，有节奏感。用力由轻到重，再由重到轻，不可突然用力或间断用力。用拇指和其余手指的指面着力，不能用指端内扣。

## 六、捻法

### （一）学习目的

理解捻法的概念、动作要领、作用及能够正确应用捻法。

### （二）相关知识链接

**1. 捻法**　用拇指、食指夹住治疗部位，进行往返有节律搓揉的手法，称为捻法。本法动作幅度小，主要是靠拇指、食指的力量对指、趾和耳部进行捻动搓揉。用拇指螺纹面与食指桡侧缘或螺纹面相对夹住治疗部位，拇指、食指做对称性快速搓揉的动作，如捻线状。

**2. 捻法作用**　具有疏通皮部、理筋通络等作用。

**3. 捻法主治**　治疗指间关节扭挫伤、类风湿关节炎、腱鞘炎、屈指肌腱腱鞘炎、四肢小关节肿胀疼痛、屈伸不利等，捻法适用于指、趾等四肢小关节和耳部。

### （三）动作要领

动作要有连贯性，不能呆滞、僵硬，捻动要快，移动要慢，即以"重而不滞，轻而不浮""紧捻慢移"为原则。操作时可用介质，以防破皮。

## 七、拨法

### (一) 学习目的

理解拨法的概念、动作要领、作用及能够正确应用拨法。

### (二) 相关知识链接

**1. 拨法**　又称指拨法、拨络法、弹拨法。以指、肘等部位深按于治疗部位，进行单方向或来回拨动的手法，称为拨法。可分为拇指拨法、掌指拨法、肘拨法。

（1）拇指拨法　拇指指端着力（亦可双手拇指重叠），其余四指助力。

（2）掌指拨法　拇指指腹着力。

（3）肘拨法　屈肘，利用肘尖部着力。

**2. 拨法作用**　具有缓解肌肉痉挛、松解粘连等作用。

**3. 拨法主治**　治疗颈椎病、肩周炎、腰背筋膜炎、梨状肌损伤综合征等。拇指拨法、掌指拨法适用于肌腱、肌腹、腱鞘等部位。肘拨法适用于臀部环跳穴等。

### (三) 动作要领

垂直有深度；力度合适，动作宜轻柔缓和；不能摩擦移动，带动肌纤维或肌腱韧带；时间根据需要而定，不宜过长，可与其他手法交替使用；掌握"轻→重→轻"的原则，或轻重交替。

### (四) 注意事项

拨法在操作时应注意掌握"以痛为腧，无痛用力"的原则。先找患处最疼痛点→按住此点→转动患部肢体运动→找到痛点由痛变为不痛的"新体位"→施用拨法。

### (五) 自我评价

挤压类手法自评量表见表 11-4。

**表 11-4　挤压类手法自评量表**

| A. 操作流程评价 | 结果得分 | | |
|---|---|---|---|
| 洗手等操作前准备 | 操作连贯、规范□ | 需提示□ | 不知道怎么做□ |
| 物品准备齐全 | 操作连贯、规范□ | 需提示□ | 不知道怎么做□ |
| 按法操作 | 操作连贯、规范□ | 需提示□ | 不知道怎么做□ |
| 揉法操作 | 操作连贯、规范□ | 需提示□ | 不知道怎么做□ |
| 点法操作 | 操作连贯、规范□ | 需提示□ | 不知道怎么做□ |
| 捏法操作 | 操作连贯、规范□ | 需提示□ | 不知道怎么做□ |
| 拿法操作 | 操作连贯、规范□ | 需提示□ | 不知道怎么做□ |
| 捻法操作 | 操作连贯、规范□ | 需提示□ | 不知道怎么做□ |
| 拨法操作 | 操作连贯、规范□ | 需提示□ | 不知道怎么做□ |

续表

| B.医学人文 | | | |
|---|---|---|---|
| 操作前和患者进行沟通 | 操作连贯、规范□ | 需提示□ | 不知道怎么做□ |
| 操作后整理模型衣物 | 操作连贯、规范□ | 需提示□ | 不知道怎么做□ |
| 分类处理医疗垃圾 | 操作连贯、规范□ | 需提示□ | 不知道怎么做□ |

# 第五节　叩击类手法

## 一、拍法

### （一）学习目的

理解拍法的概念、动作要领、作用及能够正确应用拍法。

### （二）相关知识链接

**1. 拍法**　用虚掌拍打体表，称为拍法。拍法可单手操作，亦可双手同时操作。拍法同时又是自我推拿保健的常用手法之一，多用于腰骶部，大腿上臂及头部。

（1）虚掌拍　以虚掌拍，常用于头部、脊柱部及四肢部及大腿与臀部。

（2）掌背拍　以掌脊着力，常用于脊柱部。

（3）拍子拍　以拍子拍打，常用头部、脊柱及四肢。

**2. 拍法作用**　拍法具有疏通经络、宣通气血、振奋阳气的作用。

**3. 拍法主治**　用于颈椎病、肩周炎、腰椎间盘突出症、月经不调、痛经等。拍法适用于肩背部、脊柱及两下肢后侧。

### （三）动作要领

应虚掌拍打患者体表，腕关节要自由摆动，且肘关节也要自由屈伸；以肩关节活动为主，带动肘关节屈曲与腕关节悬屈背伸的活动。动作要平稳，使整个掌、指周边同时接触体表，声音清脆而无疼痛；拍击力量不可偏移，否则易抽击皮肤而疼痛。

### （四）注意事项

直接拍打皮肤时，以皮肤轻度充血发红为度。要掌握好适应证，对严重的骨质疏松、骨结核、骨肿瘤、冠心病等禁用拍法。拍打时要平稳而有节奏，拍打的部位要准确。拍打后迅速提起，不要在拍打部位停顿，用力宜先轻后重。

## 二、击法

### （一）学习目的

理解击法的概念、动作要领、作用及能够正确应用击法。

### （二）相关知识链接

**1. 击法**　用掌根、小鱼际、指尖、拳背或桑枝棒等器具击打治疗部位，称为击法。击法包括掌根击法、侧击法、指尖击法、拳击法和棒击法等。

（1）拳击　是以手握拳，拳背为着力部，多单手操作，常用于大椎穴及腰骶部。

（2）掌根击　以掌根为着力部，多单手操作，常用于背腰部、臀部及大腿部。

（3）小鱼际击　又称侧击法，用小鱼际尺侧着力，可单手操作，也可双手同时操作或交替操作，常用于颈肩部、腰背及下肢后侧。

（4）指尖击　用中指端或三指指端或五指指端为着力部，常用于背部、腰骶、四肢、头部。

（5）啄法　如果五指合拢进行叩击，称为啄法。

（6）棒击　一种是用桑枝棒，一种是用弹簧棒，常用于腰背部及下肢后侧和小腿外侧部。

**2. 击法作用**　具有舒筋通络、行气活血、开窍醒脑、缓解肌肉痉挛、消除肌肉疲劳等作用。

**3. 击法主治**　治疗颈腰椎疾患引起的肢体酸痛麻木、风湿痹痛、疲劳酸痛等。

### （三）动作要领

沉肩、垂肘、肘关节屈曲，腕关节自然伸平或背伸；上臂或前臂发力，以肩关节或肘关节活动为主，一击即起，不要停顿或拖拉。操作时应有一定节律，使患者感到轻松舒适；击打的力量要适中，应因人、因病而异；做指尖击法时，若两手交替击打，应击打在相近的部位，并缓慢移动。

### （四）注意事项

叩击时用力要平稳、有节律，一般由轻到重。击法多在治疗结束时应用，应严格掌握各种击法的适用部位和适应证，因人和部位的不同，选择不同种类的击法，注意保护皮肤，避免暴力击打。

# 第六节　运动关节类手法

## 一、摇法

### （一）学习目的

理解摇法的概念、动作要领、作用及能够正确应用摇法。

### （二）相关知识链接

**1. 摇法定义**　使关节做被动的环转运动，称为摇法，分为颈项部、腰部、肩部、前臂部、腕部、髋部、膝部和踝部等摇法。

（1）颈部摇法

1）枕颌摇法　患者取坐位，颈部放松。医师站在患者的侧后方，一手扶住患者的后枕部，另一手托住患者下颌，做缓慢的环旋摇动，并使颈项部摇动的范围逐渐加大。亦可用肘夹住患者的下颌，另一手托住患者的后枕部，做缓慢的环旋摇动。

2）牵引摇法　患者取坐位。医师站在患者的后方，两手托住患者的头部，两前臂的尺侧压住患者的肩部，两肘与两手相对用力，向上拔伸，缓慢环旋摇动，并使颈项部摇动的范围逐渐加大。

（2）腰部摇法　卧位屈髋屈膝摇法，患者取仰卧位，双腿自然伸直并拢，屈膝屈髋，医师一手前臂按患者膝关节，另一手握住足踝部，双手协同用力，带动腰部做顺时针或逆时针方向的环转运动。

（3）肩部摇法　托肘摇法，患者取坐位，肩部放松。以右肩为例，医师面对右肩侧立，一手扶住右肩，一手托住右肘部，使患者的前臂搭在医师的前臂上。在外展体位下，按顺时针或逆时针方向使右肩关节做适度地缓慢摇动8~10次。

（4）肘部摇法　医师一手托住患者的肘关节，拇指按于肱骨外上髁处，另一手握住患者的腕部，旋前或旋后摇动患者的前臂。

（5）腕部摇法　医师一手握住患肢前臂下段，另一手五指与患者的五指交叉扣住，环旋摇动腕关节。

（6）髋部摇法　患者取仰卧位，两下肢伸直。医师站在患侧，一手扶患侧膝部，另一手扶踝。先使膝关节屈曲，同时使患侧髋关节外展、外旋至最大限度，再使髋、膝关节极度屈曲。然后使髋关节极度内收、内旋，最后伸直患侧下肢。

（7）膝部摇法　患者取仰卧位，医师站在其患侧，一手扶膝，另一手托踝，环旋摇动膝关节。或患者取俯卧位，医师站在其侧方，一手扶患者大腿后侧，另一手扶其足跟部或小腿下段，环旋摇动患者的膝关节，并使膝部摇动的范围逐渐加大。

（8）踝部摇法　患者仰卧位。医师一手托患者的足跟部，另一手握患者的足前部，环旋摇动踝关节，并使其摇动的范围逐渐加大。

**2. 摇法作用**　具有滑利关节、松解粘连的作用。

**3. 摇法主治**　本法属被动活动的一种手法，临床应用较多，常用于四肢、颈及腰部。对关节畸形或关节本身有病者一律禁用。

### （三）动作要领

动作缓和，用力平稳。环转要顺其自然，因势利导，不可蛮干。摇动的幅度要在生理许可的范围内，并结合被摇动关节的活动受限情况施术。

### （四）注意事项

摇动过程中应使关节充分活动。摇动的范围应在受限区域内，关节活动范围从小到大，不超过生理活动范围。对于骨折后遗症导致的关节功能障碍，摇动范围应适当，避免强力牵拉摇动，以防再次骨折。

## 二、扳法

### （一）学习目的

理解扳法的概念、动作要领、作用及能够正确应用摇法。

### （二）相关知识链接

**1. 扳法定义**　扳动关节使其做被动的旋转或屈伸、收展等称为扳法。扳法应用于关节处，多以"巧力寸劲"使关节产生旋转或屈伸、收展等运动形式，且多数情况下为短暂、快速的运动。

（1）颈部扳法

1）颈椎旋转定位扳法　以棘突向右偏为例。患者取坐位，颈项部放松。医师站其右后方，以左手拇指顶住偏歪棘突的右侧，先使患者头部前屈至要扳动椎骨的棘突开始运动时，再使患者头向左侧屈，面部向右旋转至最大限度，然后医师用右手托住患者下颌，待患者放松后，做一个有控制的、稍增大幅度的、瞬间的旋转扳动。同时，左手拇指向左推按偏歪的棘突，此时常可听到"咯"的弹响声。

2）颈部侧扳法　以头向左侧屈受限为例。医师站在患者的右侧，右肘压住患者右肩，左手置于其头侧（左耳上方）。逐步使患者头左侧屈至最大限度，然后瞬间用力，加大侧屈 5°～ 10°，随即松手。

3）颈部斜扳法　患者取坐位，颈项部放松，头略前倾或中立位，医师站其侧后方。一手扶按头顶后部，另一手扶托其下颌部，双手协同动作，使其头部向侧方旋转，当旋转至有阻力时，随即以"巧力寸劲"做一个有控制的、稍增大幅度的、瞬间的旋转扳动，常可听到"咯"的弹响声动。

（2）胸背部扳法

1）胸椎对抗复位法　患者取坐位，两手十指交叉扣住并抱于枕后部。医师站其后方，以一侧膝关节抵住其背部病变处，两手分别握扶其两肘部。先嘱患者做前俯后仰运动，并配合深呼吸，即前俯时呼气、后仰时吸气。如此活动数遍后，待患者身体后仰至最大限度时，随即以"巧力寸劲"将其两肘部向后方做一个有控制的、稍增大幅度的、瞬间的拉动，与此同时膝部向前顶抵，常可听到"喀"的弹响声。

2）扩胸牵引扳法　患者坐位，两手交叉扣住并抱于枕后部。医师站于患者后方，用一侧膝关节顶住偏歪的棘突，两手臂自其两腋下伸入，并握住其两前臂下段。医师膝关节向前顶，两前臂及手向后上方提拉，至最大限度时，做一有控制的、稍增大幅度的、瞬间的快速扳动，常可听到"喀"的弹响声。

3）胸椎后伸扳肩法　以棘突向左偏为例。患者取俯卧位，医师站在其左侧，以右手掌根顶住偏歪棘突的左侧，左手置于右肩前，两手相对用力，使背部后伸并且旋转至最大限度时，两手瞬间用力扳动，常可听到"喀"的弹响声。

4）胸部提抖法　患者坐位，两手交叉扣住置于颈后。医师站在患者身后，胸部顶住患者背部，两上肢从上臂之前绕至颈后，并且交叉扣住置于患者两手背侧，先环旋摇动患者，待患者放松后，医师两上肢迅速向后上方提拉，同时医师胸部向前顶，常可听到"喀"的弹响声。

（3）腰部扳法

1）腰部斜扳法　患者取侧卧位，患侧下肢在上，屈髋屈膝，健侧下肢在下，自然伸直。医师站在患者腹侧，以一肘或手抵住其肩前部，另一肘或手抵于臀部。医师两肘或两手协调施力，先做数次腰部小幅度地旋转活动，使其腰部放松，然后相对用力并逐渐加大患者腰部的旋转角度，至最大限度时，瞬间用力，加大旋转的角度，常可听到"喀"的弹响声。

2）腰椎定位旋转扳法　以棘突向右偏为例。患者坐位，一助手固定患者的大腿部，医师坐或站在患者右后方，左手拇指置于偏歪棘突的右侧，右手从患者右上臂之前绕至前臂之后，并且置于患者颈后。先使患者腰部前屈至所要扳动的椎骨棘突，开始运动时，再使患者腰部左侧屈并且右旋至最大限度（以上3个动作在腰部旋转过程中同时进行）后，做一个有控制的、稍增大幅度的、瞬间的旋转扳动，同时左手拇指向左推按偏歪的棘突，常可听到"喀"的弹响声。

3）直腰旋转扳法　以腰部向左旋转受限为例。患者坐位，两下肢分开，与肩同宽，腰部放松。医师站在患者的右前方，用两腿夹住患者的右膝部以固定，左手置于患者的左肩前，右手置于患者的右肩后。医师两手协调用力，使患者腰部左旋至最大限度后，瞬间用力，做加大患者腰部左旋角度的扳动，常可听到"喀"的弹响声。

4）腰部后伸扳法　患者俯卧位，两下肢并拢。医师一手按压于患者腰部，另一手臂托住其两膝关节上方，并缓缓上抬，使患者腰部后伸；当后伸至最大限度时，两手瞬间用力，做一个增大幅度的下按腰部与上抬下肢的相反方向的用力扳动。

（4）肩关节扳法

1）肩关节前屈扳法　以右侧受限为例。患者取坐位，右侧肩关节前屈30°～50°。医师在患者肩前外侧以两手从前后方向将其患肩固定，患者右上臂置于医师右前臂上。

医师手臂部协调施力，将其患臂缓缓上抬，至肩关节前屈至有阻力时，以"巧力寸劲"，做一稍增大幅度的快速扳动。在扳动之前，亦可使其肩关节小幅度前屈数次或进行小范围地环转摇动数次，以使其肩关节尽量放松。

2）肩关节外展扳法　以右侧受限为例。患者取坐位。医师站于右侧，呈半蹲位，将患者右侧肘关节上部置于右侧肩上，以两手从前后方向将患肩固定。然后医师缓缓立起，使其肩关节外展，至有阻力时，略停片刻，然后双手与身体及肩部协同施力，以"巧力寸劲"，在肩关节外展位做一个稍增大幅度的快速扳动。

3）肩关节内收扳法　以右侧为例。患者取坐位，右侧上肢屈肘置于胸前，手搭扶于左侧肩部。医师站其后，以右手扶按于患者右肩部以固定，左手握于其肘部并缓慢向对侧胸前上托，至有阻力时，以"巧力寸劲"，做一稍增大幅度的快速扳动。

4）肩关节内旋扳法　以右侧为例。患者坐位，右手与前臂置于腰部后侧。医师站其右侧后方，以右手扶按患肩或肘部以固定，左手握住其腕部将前臂沿其腰背部缓缓上抬，使其肩关节逐渐内旋，至有阻力时，以"巧力寸劲"，做一快速地、有控制地上抬其前臂动作，以加大肩关节旋转角度。

（5）肘关节扳法　以右肘为例。医师坐或站于右侧，以左手托握其肘关节上部，右手握住其前臂远端，先使肘关节做缓慢的屈伸运动。如肘关节屈曲受限，将肘关节置于屈曲位，缓慢施加压力，使其进一步屈曲，当遇到明显阻力时，两手协调用力，以右手施加一个快速的使肘关节屈曲的压力，以"巧力寸劲"，做一小幅度的快速扳动；如为肘关节伸直受限，反方向施法。

**2. 扳法作用**　扳法具有滑利关节、整复错位、松解粘连、缓解肌肉痉挛的作用。

**3. 扳法主治**　用于治疗颈椎病、腰椎间盘突出症、脊柱小关节紊乱、肩关节周围炎、四肢关节外伤后功能障碍等病症。本法是临床常用的一种手法，适用于全身各关节。常与搓、滚、摇等手法配合使用，对关节或脊柱僵硬、强直或畸形者禁用。

（三）动作要领

动作要缓和准确，两手的配合要协调，不能硬扳。扳动的幅度不能超过正常生理活动范围，由小到大。

（四）注意事项

先松解，后扳动。定点、动点要分清。诊断不明时禁用扳法。对于椎动脉型颈椎病、脊髓型颈椎病、严重心肺疾患，以及骨关节结核、骨肿瘤者慎用或禁用扳法。动作果断，瞬间、快速、有控制。扳动的方向朝向患侧，以"到位有效""有响有效"。

### 三、拔伸法

#### （一）学习目的

理解拔伸法的概念、动作要领、作用及能够正确应用拔伸法。

#### （二）相关知识链接

**1. 拔伸法定义**　固定关节或肢体的一端，沿纵轴方向牵拉另一端，应用对抗的力量使关节得到伸展，称为拔伸法。

（1）颈椎拔伸法

1）颈椎掌托拔伸法　患者坐位，医师站于其后方，以双手拇指端及螺纹面分别顶住其枕后部，两掌分置于两侧下颌部以助力，两前臂置于其两侧肩上部。两手臂部协调用力，即拇指上顶，双掌上托，同时前臂下压，以肩为支点，缓慢地向上拔伸颈椎。

2）颈椎肘托拔伸法　以右侧为例。患者取坐位，医师站于其右侧后方，左手扶于患者枕后部以固定助力，右上肢的肘弯部托住其下颌部。右肘臂与左手协调用力，向上缓缓拔伸。

3）颈椎仰卧位拔伸法　颈椎仰卧位拔伸法患者仰卧位，医师一手托其后枕部，另一手置于其下颌部，两手同时用力拔伸颈椎。

（2）腰椎拔伸法　患者取俯卧位，双手抓住床头或助手固定其两腋下。医师站于其足端，以双手分别握住其两个踝关节，两臂伸直，身体后仰，拔伸患者的腰部。

（3）肩关节拔伸法

1）肩关节对抗拔伸法：以右侧为例：患者取坐位，医师站于其右侧，以两手分别握住其腕部和前臂上段，于肩关节外展位逐渐用力牵拉，同时嘱其身体向左侧倾斜或由助手协助固定其身体上半部，以牵拉之力相对抗，拔伸肩关节。

2）肩关节上举拔伸法：以右侧为例：患者取坐位，医师站在患者患侧的前方，双手握住患者腕部（患者手掌朝里），逐渐向上拔伸患肢。在拔伸过程中，可瞬间加大拔伸的力量。

（4）腕关节拔伸法　以右侧为例：患者坐位，医师站于其右侧，以左手握住其前臂中段，右手握其手掌部，两手对抗施力进行拔伸。

（5）指间关节拔伸法　以右手为例：医师一手握住患者腕部或手掌，另一手捏住患者手指，两手同时向相反方向用力拔伸掌指关节：或一手捏住手指近端指骨，另一手捏住同一手指的远端，两手同时向相反方向用力拔伸指间关节。

（6）膝关节拔伸法　患者取仰卧位，医师一手握住患者足跟，另一手握患肢足部。先使患侧膝关节屈曲，然后迅速拔伸膝关节使患膝伸直，如此反复进行数次。

（7）踝关节拔伸法　患者仰卧位，医师以一手握其足跟，另一手握住足掌部，两手对抗用力，拔伸踝关节。

**2. 拔伸法作用**　拔伸法具有舒筋通络、整复错位及滑利关节等作用。

**3. 拔伸法主治**

（1）用于治疗颈椎病、落枕、肩周炎、四肢关节扭挫伤等各种关节强硬、屈伸不利、运动功能障碍者。

（2）本法是临床常用的一种手法，常与旋转、屈曲等正骨手法结合使用。

（3）临床上颈椎与腰椎拔伸法可用机械牵引方法代替，如颈椎牵引椅、腰椎牵引床等。

### （三）动作要领

拔伸动作要稳而缓，用力要均匀而持续。根据治疗部位的不同，控制好拔伸的方向。力度要由小到大，拔伸到一定程度后，需要一个稳定的持续牵引力。对于肩关节和膝关节拔伸法，速度要稍快。

### （四）注意事项

不可用突发性的暴力拔伸，以免造成牵拉损伤，需因势利导、顺势而行，缓缓用力、由轻到重。

## 四、背法

### （一）学习目的

理解背法的概念、动作要领、作用及能够正确应用背法。

### （二）相关知识链接

**1. 背法定义** 将患者背起后，对腰椎进行牵引、摇晃和振动的操作方法，称为背法。医师与患者背靠背地站立，医师两肘套住患者两肘（医师两肘在里），以臀部顶住患者腰骶部，弯腰、屈膝，将患者反背起，先左右水平方向摇动数次，待患者放松后，医师迅速伸膝挺臀，同时加大腰部前屈的角度，随即将患者放下。

**2. 背法作用** 具有舒筋解痉、整复错缝的作用。

**3. 背法主治** 用于治疗急性腰扭伤、腰椎后关节紊乱、腰椎后关节滑膜嵌顿、腰椎间盘突出症、骶髂关节错缝等。本法临床应用较少，适用于腰骶部。

### （三）动作要领

医师的臀部应顶住患者的腰部。迅速伸膝挺臀的同时，医师应加大腰部前屈，从而加大患者腰部后伸的角度。将患者放下时，确认患者能够站稳后再松手，以防患者摔倒。

### （四）注意事项

操作过程中，嘱患者全身放松，头颈部靠住医师背部，不要屏气。医师要特别注意用臀部顶住患者的腰部。

（五）自我评价

运动关节类手法自评量表见表 11-5。

**表 11-5 运动关节类手法自评量表**

| A. 操作流程评价 | 结果得分 | | |
|---|---|---|---|
| 洗手等操作前准备 | 操作连贯、规范□ | 需提示□ | 不知道怎么做□ |
| 物品准备齐全 | 操作连贯、规范□ | 需提示□ | 不知道怎么做□ |
| 摇法操作 | 操作连贯、规范□ | 需提示□ | 不知道怎么做□ |
| 扳法操作 | 操作连贯、规范□ | 需提示□ | 不知道怎么做□ |
| 拔伸法操作 | 操作连贯、规范□ | 需提示□ | 不知道怎么做□ |
| 背法操作 | 操作连贯、规范□ | 需提示□ | 不知道怎么做□ |
| B. 医学人文 | | | |
| 操作前和患者进行沟通 | 操作连贯、规范□ | 需提示□ | 不知道怎么做□ |
| 操作后整理模型衣物 | 操作连贯、规范□ | 需提示□ | 不知道怎么做□ |
| 分类处理医疗垃圾 | 操作连贯、规范□ | 需提示□ | 不知道怎么做□ |

## 本章思考题

1. 请应用以下病例进行实训练习

患者腰臀部疼痛伴双下肢麻痛 1 年，加重 2 个月。患者 1 年前因劳累后出现腰臀部疼痛伴双下肢麻痛等症状，在家休息，外用膏药，症状略缓解，但期间症状时轻时重，2 个月前患者自述症状加重，经休息及外用膏药后未见好转，现已严重影响日常生活，患者为求进一步明确治疗来我院，经门诊检查以"腰椎间盘突出症"收入院。现症：腰臀部疼痛，活动受限，髋部疼痛，双下肢麻痛、无力，翻身、起身极度困难，间歇性跛行，行走困难，乏力，因疼痛睡眠欠佳，饮食欠佳，小便频，大便正常。舌质红，苔薄白，脉沉弦。专科检查：腰椎生理曲度变直，腰 1 至骶 1 棘突及两侧椎旁 2.0cm 处压痛（+），叩击痛（+），腰椎活动度：前屈 15°，后伸 5°，左右侧屈各 5°。直腿抬高试验：右侧 45°（+），左侧 45°（+），双侧直腿抬高加强试验（ ｜ ），双侧股神经牵拉试验（+），双侧跟膝腱反射减弱，双侧臀部、大腿后侧及小腿前外侧皮肤感觉迟钝，双下肢股四头肌、腓骨长肌及趾长伸肌肌力Ⅳ级，肌张力未见明显异常，病理征未引出。辅助检查：自带腰椎 MRI 示：腰 2～5 椎体为骨质增生；腰 2/3、3/4、4/5、腰 5/骶 1 为椎间盘突出伴椎管狭窄。

2. 请应用以下病例进行实训练习

患者颈肩部疼痛伴头晕、头痛 1 个月，加重伴右上肢麻木 1 周。患者缘于 1 个月前劳累后出现颈肩部疼痛伴头晕、头痛症状，有恶心、呕吐症状，自行按摩后，上述症状有所缓解，未予系统治疗，期间症状时轻时重，1 周前因劳累后颈肩部疼痛伴头晕、头痛症状加重，伴右上肢麻木，自行休息后上述症状未见缓解经门诊检查后以颈椎病收入院。现症：患者颈肩部疼痛伴头晕头痛，右上肢麻木，偶有恶心、呕吐症状，饮食尚可，睡眠欠佳，二便正常。舌紫暗，苔薄白，脉弦紧。专科检查：患者颈椎生理曲度变直，颈椎 2 ～ 6 棘突间及棘突两侧压痛阳性。旋颈试验（＋），压顶试验（＋），引颈试验（＋），右侧臂丛神经牵拉试验（＋），右侧肱二、三头肌肌腱反射、右侧桡骨膜反射减弱，右上肢肌力Ⅳ级，双上肢皮肤感觉及肌张力未见明显异常，颈椎活动度：前屈 20°，后伸 10°，左旋 15°，右旋 15°，左侧屈 10°，右侧屈 10°。双侧 Babinski 征（－）、双侧 Oppenheim 征（－）、双侧 Hoffmann 征（－）、双侧 Kernig 征（－）。辅助检查：颈部 MRI 示：颈椎生理曲度变直，颈 3 ～ 7 椎体前、后缘变尖，呈唇样改变，颈 4 ～ 7 椎间盘向后突出，相应水平硬膜囊受压。

# 第十二章 体格检查

## 第一节 一般状态和生命体征

### 一、学习目的

掌握一般状态检查及头颈部检查的内容及方法。

### 二、相关知识链接

体格检查操作前，检查者手部温暖、手法轻柔，必须清洗双手，被检查者多取仰卧位，检查者站在被检查者右侧，首先向被检查者做自我介绍，核对患者信息，告知体格检查内容。

### 三、操作前准备

听诊器、血压计、温度计等器材。

### 四、操作

**1. 一般状态检查** 包括发育与体型、营养状态、意识、面容与表情、体位、对答情况、步态。以视诊为主，配合触诊或检查器材进行检查。

**2. 生命体征**

（1）体温 取出体温计，视线与体温计处于同一水平读数，甩下汞柱至35℃以下，嘱患者将腋窝汗液擦干，将体温计置于左腋下10分钟。

（2）脉搏、呼吸 脉搏规律者查30秒，不规律者查1分钟，先单侧，然后两侧脉搏对比时，测呼吸频率，规律者查30秒，不规律者查1分钟，并观察其深度（男士腹式呼吸，女士胸式呼吸）。

（3）血压 患者安静休息至少5分钟，采取坐位或卧位，裸露右上臂，伸直外展30~45°，肘部置于心脏同一水平，触诊肱动脉，袖带中部对准肱动脉表面，袖带下缘距肘横纹两横指左右，袖带松紧度为一横指左右，听诊器置于肱动脉处，气囊充气，待肱动脉搏动声消失，再升高30mmHg后，缓慢放气（2~6mmHg/s），视线与水银柱平行读数。

## 五、自我评价

一般状态、生命体征操作自评表见表 12-1。

**表 12-1　一般状态、生命体征操作自评表**

| A. 操作内容评价 | 结果得分 | | |
|---|---|---|---|
| 　器材准备 | 操作连贯、规范□ | 需提示□ | 不知道怎么做□ |
| 　操作者准备 | 操作连贯、规范□ | 需提示□ | 不知道怎么做□ |
| 　一般状态检查法 | 操作连贯、规范□ | 需提示□ | 不知道怎么做□ |
| 　体温测量法 | 操作连贯、规范□ | 需提示□ | 不知道怎么做□ |
| 　血压测量法 | 操作连贯、规范□ | 需提示□ | 不知道怎么做□ |
| 　脉搏及呼吸检查法 | 操作连贯、规范□ | 需提示□ | 不知道怎么做□ |
| B. 操作细节评价 | | | |
| 　测量体温前体温数在 35℃以下 | 操作连贯、规范□ | 需提示□ | 不知道怎么做□ |
| 　检查脉搏时要对称检查 | 操作连贯、规范□ | 需提示□ | 不知道怎么做□ |
| 　测量血压时前臂与心脏同一水平 | 操作连贯、规范□ | 需提示□ | 不知道怎么做□ |
| 　袖带位置、松紧度 | 操作连贯、规范□ | 需提示□ | 不知道怎么做□ |
| 　袖带放气速度为（2～6mmHg/s） | 操作连贯、规范□ | 需提示□ | 不知道怎么做□ |
| 　读取体温计时视线与数值水平 | 操作连贯、规范□ | 需提示□ | 不知道怎么做□ |
| C. 医学人文 | | | |
| 　操作后整理衣物 | 操作连贯、规范□ | 需提示□ | 不知道怎么做□ |
| 　整理操作设备 | 操作连贯、规范□ | 需提示□ | 不知道怎么做□ |
| 　进一步医嘱沟通 | 非常了解□ | 大概知道□ | 不知道□ |

# 第二节　头颈部检查

## 一、学习目的

掌握头颈部检查的内容及方法。

## 二、操作前准备

听诊器、压舌板、瞳孔笔、手电筒、音叉。

## 三、操作步骤

### （一）眼

观察眼球有无突出、凹陷；嘱受检者向上看，观察下巩膜及结膜，嘱受检者向下看，观察上巩膜及结膜有无苍白、充血、颗粒与滤泡及黄染。右手检查左眼，左手检查右眼。

检查眼球运动功能，手指距眼睛 30～40cm，嘱患者头不动，眼球跟随手指运动，水平向左、左上、左下，水平向右、右上、右下，共 6 个方向（H 运动），观察眼球运动；检查集合反射，将手从 1m 以外快速移近眼球，距眼球 5 ～ 10cm 处（集合反射为双眼内聚，瞳孔缩小）（慢 – 瞳孔内聚 – 辐辏反射；快 – 瞳孔缩小 – 调节）；嘱患者目视前方，用瞳孔笔比对瞳孔大小，检查直接对光反射和间接对光反射（瞳孔大小为 3 ～ 4mm，双侧等大等圆；直接对光反射和间接对光反射灵敏）。

### （二）鼻

检查双侧额窦、筛窦、上颌窦有无压痛，两侧有无差别（注意鼻窦位置）。检查额窦时，检查者双手拇指置于左右眶上缘内侧，用力向后向上按压，其余四指固定头部。检查上颌窦时，检查者双手拇指置于鼻侧左右颧部向后按压，其余四指固定在两耳侧。检查筛窦时，两拇指置于鼻根部与眼内眦之间向后按压，其余四指固定在两耳侧。蝶窦位置较深，不能在体表进行检查。

### （三）口腔

嘱被检查者头稍后仰，口张大发"啊"音，用压舌板压舌前 2/3 与后 1/3 交接处，用手电照明，观察咽后壁、腭弓有无充血，有无滤泡，腭垂是否居中，扁桃体有无肿大（注意扁桃体分度）。

### （四）颈部

1.触诊头颈部浅表淋巴结：耳前、耳后、枕后、颌下（单手触诊，左侧头部向左歪，右侧头部向右歪）、颏下、颈前（单手触诊，先对侧后近侧）、颈后、锁骨上淋巴结（稍耸肩）。

2.嘱患者暴露颈部，观察颈部外形是否正常，皮肤有无破损、皮疹、瘢痕，颈动脉搏动是否正常，有无颈静脉怒张，甲状腺有无肿大（注意甲状腺肿大分度）。

3.触诊甲状腺是否肿大，有无结节，拇指从锁骨切迹向上触诊甲状腺峡部，然后触诊两叶，配合吞咽动作；检查气管是否居中（两步法：先以右手食指、无名指分别固定在两侧胸锁节处，中指于胸骨切迹上缘向后触摸气管，然后再用中指分别触摸两侧胸锁乳突肌与气管间隙，比较两侧间隙大小）。

4.听诊颈部大血管有无血管杂音，先左后右。

## 四、注意事项

如甲状腺肿大，应听诊甲状腺体；如甲状腺无肿大，无需听诊甲状腺。

## 五、自我评价

头颈部检查自评表见表 12-2。

**表12-2　头颈部检查自评表**

| A. 操作内容评价 | 结果得分 | | |
|---|---|---|---|
| 器材准备 | 操作连贯、规范□ | 需提示□ | 不知道怎么做□ |
| 操作者准备 | 操作连贯、规范□ | 需提示□ | 不知道怎么做□ |
| 眼的检查 | 操作连贯、规范□ | 需提示□ | 不知道怎么做□ |
| 鼻窦的检查 | 操作连贯、规范□ | 需提示□ | 不知道怎么做□ |
| 口腔检查 | 操作连贯、规范□ | 需提示□ | 不知道怎么做□ |
| 颈部的检查 | 操作连贯、规范□ | 需提示□ | 不知道怎么做□ |
| B. 操作细节评价 | | | |
| 眼球运动的检查 | 操作连贯、规范□ | 需提示□ | 不知道怎么做□ |
| 检查眼球调节反射时的速度 | 操作连贯、规范□ | 需提示□ | 不知道怎么做□ |
| 鼻窦检查有几组及方法 | 操作连贯、规范□ | 需提示□ | 不知道怎么做□ |
| 扁桃体的检查 | 操作连贯、规范□ | 需提示□ | 不知道怎么做□ |
| 颈部淋巴结的检查位置及手法 | 操作连贯、规范□ | 需提示□ | 不知道怎么做□ |
| 颈部甲状腺的检查手法 | 操作连贯、规范□ | 需提示□ | 不知道怎么做□ |
| C. 医学人文 | | | |
| 操作后整理衣物 | 操作连贯、规范□ | 需提示□ | 不知道怎么做□ |
| 整理操作设备 | 操作连贯、规范□ | 需提示□ | 不知道怎么做□ |
| 进一步医嘱沟通 | 非常了解□ | 大概知道□ | 不知道□ |

# 第三节　胸部和肺部检查

## 一、学习目的

1. 掌握胸壁及乳房的检查方法、内容。
2. 掌握肺部触诊的检查方法。
3. 掌握肺下界移动度的叩诊方法、正常范围。
4. 掌握各种正常呼吸音的特点及听诊部位。

## 二、操作前准

听诊器、直尺、记号笔等器材。

## 三、操作步骤

### (一) 前胸部检查

**1. 视诊**

(1) 患者暴露胸部，俯视胸廓外形有无畸形，是否对称；皮肤有无破损、皮疹、瘢痕。

(2) 两眼与胸廓同高，观察胸廓有无异常隆起与凹陷，有无胸壁静脉曲张，胸式呼吸是否正常。

（3）乳房外形是否正常，皮肤有无溃疡、瘢痕，乳头有无内陷，有无溢液，双侧乳房、乳头是否对称；男性有无乳房增生。

**2. 触诊**

（1）先对侧后近侧（或先健侧后患侧），用滑动触诊法触诊乳房，有无包块、结节，有无压痛，双手挤压乳头有无溢液。

（2）触诊腋窝淋巴结，先对侧后近侧，检查者左手握患者左腕，使其屈肘、外展抬高约45度，右手指并拢，掌面贴近胸壁向上直达腋窝顶部，滑动触诊，依次触摸5群淋巴结：尖群—后群—内群—前群，在检查完前群后，将患者外展之手臂放下，检查者翻掌向外，触诊腋窝外侧壁处之外群淋巴结。

（3）用手掌触压胸壁，检查有无压痛、皮下气肿；以右拇指按压胸骨柄、胸骨体，检查有无压痛。

（4）触诊双侧六对肋间隙，有无增宽、变窄，有无压痛，并双侧对比。

## （二）肺部检查

**1. 触诊**

（1）胸廓扩张度　两手置于胸廓下面的前侧部，拇指分别沿两侧肋缘指向剑突，拇指尖在前正中线两侧对称部位，而手掌和伸展的手指置于前侧胸壁，两拇指相距约2cm，嘱受检者做深呼吸运动，比较两手移动度是否有增强及减弱。

（2）触觉语颤　左右手掌的尺侧缘轻放于两侧胸壁的对称部位，嘱受检者用同等的强度重复发"衣（yi）"长音，左右交叉，自上至下，注意有无增强、减弱，比较双侧对称部位的异同。前胸检查上（1、2肋）、中（3、4肋）、下（5、6肋）三个部位。

（3）胸膜摩擦感　双手放于胸廓的下前侧部，胸膜摩擦感为皮革相互摩擦的声音。

**2. 叩诊**

（1）肺叩诊　从第一肋间开始，两侧对称叩诊，先左后右，由外向内，逐个肋间向下，每个肋间叩两处，1、2、3肋间叩左右锁骨中线两侧，4、5、6肋间避开心脏，叩腋中线和腋前线，共叩诊24个点。

（2）肺下界　右锁骨中线肺下界（清音–浊音–实音）→右腋中线肺下界→左腋中线肺下界（平静呼吸时）。

**3. 听诊**

（1）前胸部　1～3肋锁骨中线各听一个点，4～6肋腋前线、腋中线各听一个点，左右对称，先左后右，由外向内，由上到下，对比听诊，共听诊18个点。

（2）语音共振　同触诊。

（3）胸膜摩擦音　同触诊。

## （三）后背肺部检查

**1. 视诊**　呼吸运动包括呼吸方式、呼吸节律和呼吸频率。

**2.触诊**

（1）胸廓扩张度　两手平置于患者背部，约与第10肋骨水平，拇指与中线平行，检查内容同前胸部。

（2）触觉语颤　肩胛上区一对，肩胛间区两对，肩胛下区一对，方法同前胸部。

（3）胸膜摩擦感　方法同前胸部。

**3.叩诊**　患者体位，嘱患者双上肢交叉抱肩。

（1）肺叩诊　两侧对称叩诊，方法同前胸部，肩胛上区两侧各一个点；肩胛间区由上至下3个部位，每侧各一个点；肩胛下区由上至下2个部位，每侧各两个点。

（2）肺下界移动度　找肩胛下角（第7肋间），由肩胛下角从上至下叩出肺下界，做标记；嘱患者深吸一口气屏住，快速由肩胛下角叩出肺下界，做标记；嘱患者深吸一口气缓慢吐出屏住，快速由肩胛下角叩出肺下界。测量肺下界活动度，正常为6～8cm。

**4.听诊**

（1）后背部　听诊点和叩诊点一致。

（2）语音共振　同前。

（3）胸膜摩擦音　同前。

## 四、注意事项

操作前要注意人文关怀，给患者做检查时手的温度适宜。

## 五、自我评价

前胸及肺部操作自评表见表12-3。

表 12-3　前胸及肺部操作自评表

| A.操作内容评价 | 结果得分 | | |
|---|---|---|---|
| 器材准备 | 操作连贯、规范□ | 需提示□ | 不知道怎么做□ |
| 操作者准备 | 操作连贯、规范□ | 需提示□ | 不知道怎么做□ |
| 前胸部检查 | 操作连贯、规范□ | 需提示□ | 不知道怎么做□ |
| 肺部检查 | 操作连贯、规范□ | 需提示□ | 不知道怎么做□ |
| 后背部检查 | 操作连贯、规范□ | 需提示□ | 不知道怎么做□ |
| B.操作细节评价 | | | |
| 观察胸廓有无异常隆起与凹陷 | 操作连贯、规范□ | 需提示□ | 不知道怎么做□ |
| 乳房检查 | 操作连贯、规范□ | 需提示□ | 不知道怎么做□ |
| 触诊腋窝淋巴结，先对侧后近侧 | 操作连贯、规范□ | 需提示□ | 不知道怎么做□ |
| 胸廓扩张度、触觉语颤的检查手法 | 操作连贯、规范□ | 需提示□ | 不知道怎么做□ |
| 肺下界叩诊方法 | 操作连贯、规范□ | 需提示□ | 不知道怎么做□ |
| 肺部听诊的位置及内容 | 操作连贯、规范□ | 需提示□ | 不知道怎么做□ |
| 后背部检查肺下界移动度 | 操作连贯、规范□ | 需提示□ | 不知道怎么做□ |
| C.医学人文 | | | |
| 操作后整理衣物 | 操作连贯、规范□ | 需提示□ | 不知道怎么做□ |
| 整理操作设备 | 操作连贯、规范□ | 需提示□ | 不知道怎么做□ |
| 进一步医嘱沟通 | 非常了解□ | 大概知道□ | 不知道□ |

# 第四节 心脏检查

## 一、学习目的

1. 掌握心脏视诊时心尖搏动的位置、范围和强度。
2. 掌握心脏触诊时心尖搏动的位置、范围和强度。
3. 掌握心脏心前区各瓣膜区的搏动性质及临床意义。
4. 掌握心脏叩诊方法、正常心脏相对浊音界范围。
5. 掌握心脏听诊心尖的内容及各瓣膜区听诊内容及临床意义。
6. 掌握周围血管征的检查内容、检查方法及临床意义。

## 二、相关知识链接

心音的产生机制如下：

1. 第一心音的产生机制是由于瓣膜关闭，瓣叶突然紧张产生振动而发出的声音。音调较低钝，强度较响，历时较长（持续约 0.1s），与心尖搏动同时出现，在心尖部最响。

2. 第二心音的产生机制多认为是半月瓣突然关闭和血流在主动脉与肺动脉内突然减速引起瓣膜振动所致。音调较高而脆，强度较第一心音弱，历时较短（约 0.08s），不与心尖搏动同步，在心底部最响。

## 三、操作步骤

### （一）视诊

让被检查者取卧位，水平方向观察心前区有无异常隆起、凹陷及异常搏动，切线方向观察心尖搏动的位置、强度、范围。正常心尖搏动处位于第 5 肋间，左侧锁骨中线内侧 0.5 ～ 1.0cm，搏动范围以直径计算为 2.0 ～ 2.5cm。

### （二）触诊

1. 心尖搏动：检查者用全手掌、小鱼际、右手食指、中指指腹触诊心尖搏动位置、强度和有无抬举性搏动。心前区是否有搏动及搏动强度，有无抬举性搏动。
2. 右手掌小鱼际触诊五个瓣膜区有无震颤。
3. 心前区有无心包摩擦感（胸骨左缘 3、4 肋间）。

### （三）叩诊

1. 心左界：从心尖搏动最强点外 2 ～ 3cm 处开始，由外向内，至浊音处翻手指标记，逐个肋间向上，至第二肋间，共四个点。
2. 心右界：先从右锁骨中线叩出肝上界（第 5 肋），于其上一肋间（第 4 肋间）由外向内，逐一肋间向上叩诊，至第二肋间，翻手指标记，共三个点。

3. 用一直尺测量左锁骨中线，另一直尺取锁骨到肩峰的中点垂直画锁骨中线；然后用一直尺在胸骨正中垂直画前正中线。

4. 测量左锁骨中线至前正中线的距离。

5. 测量各个肋间心浊音界标记点至前正中线的距离，由下向上，先测量心左界各点（7～9cm、5～6cm、3.5～4.5cm、2～3cm），后测量心右界各点（3～4cm、2～3cm、2～3cm）。

### （四）听诊

**1. 二尖瓣区** 心率、节律、第一心音、额外心音、杂音、心包摩擦音。
**2. 肺动脉瓣区、主动脉瓣区** 第二心音、额外心音、杂音、心包摩擦音。
**3. 主动脉瓣第二听诊区、三尖瓣区** 杂音、心包摩擦音。
**4. 心包摩擦音** 在心前区，左侧胸骨旁3、4肋间。

### （五）周围血管征

**1. 毛细血管搏动征** 用手指轻压被检查者指甲床末端，如见红白交替的、与患者心搏一致的节律性微血管搏动现象，就为阳性。
**2. 枪击音与杜氏双重杂音** 将听诊器体件放在肱动脉或股动脉处，可听见"嗒、嗒"音，称为枪击音，若再稍用力，可听到收缩期与舒张期双重杂音，为杜氏双重杂音。

### 四、自我评价

心脏查体操作自评表见表12-4。

**表 12-4 心脏查体操作自评表**

| A. 操作内容评价 | 结果得分 | | |
|---|---|---|---|
| 器材准备 | 操作连贯、规范□ | 需提示□ | 不知道怎么做□ |
| 操作者准备 | 操作连贯、规范□ | 需提示□ | 不知道怎么做□ |
| 心脏视诊内容 | 操作连贯、规范□ | 需提示□ | 不知道怎么做□ |
| 心脏触诊手法及内容 | 操作连贯、规范□ | 需提示□ | 不知道怎么做□ |
| 心脏叩诊手法及内容 | 操作连贯、规范□ | 需提示□ | 不知道怎么做□ |
| 心脏听诊位置及内容 | 操作连贯、规范□ | 需提示□ | 不知道怎么做□ |
| B. 操作细节评价 | | | |
| 触诊心尖搏动 | 操作连贯、规范□ | 需提示□ | 不知道怎么做□ |
| 五个瓣膜区触诊 | 操作连贯、规范□ | 需提示□ | 不知道怎么做□ |
| 左侧心界的叩诊及测量 | 操作连贯、规范□ | 需提示□ | 不知道怎么做□ |
| 右侧心界的叩诊及测量 | 操作连贯、规范□ | 需提示□ | 不知道怎么做□ |
| 听诊各瓣膜的位置及内容 | 操作连贯、规范□ | 需提示□ | 不知道怎么做□ |

续表

| C.医学人文 | | | |
|---|---|---|---|
| 操作后整理衣物 | 操作连贯、规范□ | 需提示□ | 不知道怎么做□ |
| 整理操作设备及记录数值 | 操作连贯、规范□ | 需提示□ | 不知道怎么做□ |
| 进一步医嘱沟通 | 非常了解□ | 大概知道□ | 不知道□ |

# 第五节　腹部检查

## 一、学习目的

1. 熟悉腹部检查时的体位。

2. 了解腹部检查时视诊的内容及方法。

3. 熟悉腹部听诊的肠鸣音和血管杂音位置。

4. 掌握腹部叩诊手法，全腹、肝脏上下界、移动性浊音的叩诊法。

5. 掌握腹部浅部及深部触诊的方法，触诊肝脏、胆囊、脾脏和肾脏。

6. 掌握腹部压痛及反跳痛、液波震颤的检查方法。

## 二、相关知识链接

腹部炎性包块与肿瘤性包块的触诊特点：炎性包块有明显压痛，一般不能移动。肿瘤性包块压痛较轻，如与脏器有关可随呼吸移动。

## 三、操作前准备

听诊器、棉签、叩诊锤等测试器具。

## 四、操作

嘱患者排尿，暴露腹部，屈膝，双上肢置于身体两侧，肌腹放松，平静呼吸。

**1.视诊**　观察腹部外形有无全腹或局部的膨隆或凹陷，是否对称；皮肤有无破损、皮疹、瘢痕、腹纹；有无腹壁静脉曲张；脐部有无异常突起或凹陷，有无溢液；腹式呼吸是否受限；水平方向观察腹部有无胃型、肠型蠕动波。

**2.叩诊**

（1）腹部9区（从左髂部开始至脐部）。

（2）肝上界、肝下界：从右锁骨中线第2肋间开始叩，清音变浊音为肝上界（第5肋间），继续向下叩，浊音变实音为肺下界，再从右髂前上棘开始往上叩，鼓音变浊音，为肝下界（右季肋下缘），测量肝上、下界的距离即肝上下径9～11cm。

（3）移动性浊音：自腹中部脐水平面开始向患者左侧叩诊，发现浊音时，扳指固定不动，嘱患者右侧卧，再度叩诊，如呈鼓音，表明浊音移动。同样方法向右侧叩诊，叩得浊音后嘱患者左侧卧，以核实浊音是否移动。这是发现有无腹腔积液的重要检查方法。当腹腔内游离腹腔积液在 1000mL 以上时，即为阳性。

（4）肋脊角叩击痛：主要用于检查肾脏病变。检查时，患者采取坐位或侧卧位，将左手掌平放在其肋脊角处（肾区），右手握拳用由轻到中等的力量叩击左手背。

**3. 听诊**

（1）腹部 9 区（从左髂部开始至脐部）。

（2）右下腹（脐右下）听肠鸣音计数（正常每分钟 4 ～ 5 次），有无亢进、减弱、消失。

（3）血管杂音

1）腹主动脉（单个）剑突与脐中间。

2）肾动脉（双侧）腹主动脉两侧腹直肌外缘。

3）髂动脉（双侧）髂前上棘内上方。

（4）振水音：将听诊器置于上腹部，同时以冲击法振动胃部（正常在餐后或饮进大量液体可有上腹部振水音，若清晨空腹或餐后 6 ～ 8 小时以上仍有此音，提示幽门梗阻或胃扩张）。

**4. 触诊**

（1）浅触诊（1cm），从左下腹开始，逆时针方向触诊全腹，注意腹壁紧张度、抵抗感、压痛、包块。

（2）深触诊（至少 2cm 以上），从左下腹开始，逆时针方向触诊全腹，注意腹腔脏器情况，有无深部压痛、包块（大小、质地、移动度）。

（3）在右下腹麦氏点（脐与右侧髂前上棘连线的中、外 1/3 交点）以右手食指、中指深压触诊，并突然抬起手指检查有无压痛及反跳痛。

（4）肝脏触诊：嘱患者腹式呼吸，在右锁骨中线上，从右髂部开始，单手法触诊肝脏；然后双手法触诊肝脏。在前正中线，从脐部开始双手触诊肝脏左叶，以食指前端桡侧，吸气时手指上抬速度一定要落后于腹壁的抬起速度，呼气时手指应在腹壁下陷前提前下压。

（5）胆囊触诊：用左手掌平放于患者右胸下部，以拇指指腹勾压于右肋下胆囊点处，然后嘱患者缓慢深吸气，若有触痛，即为墨菲征阳性。

（6）脾脏触诊：用左手绕过患者腹前方，手掌置于其左胸下部第 9 ～ 11 肋处，试将其脾脏从后向前托起，并限制胸廓运动，右手掌平放于脐部，与左肋弓大致呈垂直方向，直至触到脾缘或左肋缘为止。在脾脏轻度肿大而仰卧位不宜触到时，可嘱患者取右侧卧位，此时用双手触诊则容易触到。

（7）检查输尿管压痛点：季肋点为第 10 肋前端季肋与锁骨中线交点；上输尿管压痛点为脐水平线腹直肌外缘；中输尿管压痛点为髂前上棘腹直肌外缘。

（8）液波震颤：以一手掌面贴于患者一侧腹壁，另一手四指并拢屈曲，用指端叩击对侧腹壁，同时让患者将手掌尺侧缘压于脐部腹中线上，阻止腹壁本身的震动传至对侧，如有大量液体存在，则贴于腹壁的手掌有被液体波动冲击的感觉，即波动感（3000 ～ 4000mL 以上液量才能查出）。

## 五、自我评价

腹部检查操作自评表见表12-5。

**表 12-5　腹部检查操作自评表**

| A.操作内容评价 | 结果得分 | | |
|---|---|---|---|
| 器材准备 | 操作连贯、规范☐ | 需提示☐ | 不知道怎么做☐ |
| 操作者准备 | 操作连贯、规范☐ | 需提示☐ | 不知道怎么做☐ |
| 腹部视诊内容 | 操作连贯、规范☐ | 需提示☐ | 不知道怎么做☐ |
| 腹部听诊内容 | 操作连贯、规范☐ | 需提示☐ | 不知道怎么做☐ |
| 腹部叩诊内容 | 操作连贯、规范☐ | 需提示☐ | 不知道怎么做☐ |
| 腹部触诊内容 | 操作连贯、规范☐ | 需提示☐ | 不知道怎么做☐ |
| B.操作细节评价 | | | |
| 肝脏叩诊的上、下界 | 操作连贯、规范☐ | 需提示☐ | 不知道怎么做☐ |
| 腹部移动性浊音的叩诊 | 操作连贯、规范☐ | 需提示☐ | 不知道怎么做☐ |
| 肝脏触诊的手法 | 操作连贯、规范☐ | 需提示☐ | 不知道怎么做☐ |
| 胆囊触诊的手法 | 操作连贯、规范☐ | 需提示☐ | 不知道怎么做☐ |
| 阑尾触诊的手法 | 操作连贯、规范☐ | 需提示☐ | 不知道怎么做☐ |
| 液波震颤的检查方法 | 操作连贯、规范☐ | 需提示☐ | 不知道怎么做☐ |
| C.医学人文 | | | |
| 操作后整理衣物 | 操作连贯、规范☐ | 需提示☐ | 不知道怎么做☐ |
| 整理操作设备及记录 | 操作连贯、规范☐ | 需提示☐ | 不知道怎么做☐ |
| 进一步医嘱沟通 | 非常了解☐ | 大概知道☐ | 不知道☐ |

# 第六节　脊柱和四肢检查

## 一、学习目的

1.掌握脊柱弯曲度、活动度、叩击痛及压痛的检查法及临床意义。
2.掌握四肢检查的内容及顺序。

## 二、相关知识链接

肌力的记录采用0—5级的六级分级法。①0级：完全瘫痪，测不到肌肉收缩。②1级：仅测到肌肉收缩，但不能产生动作。③2级：肢体在床面上能水平移动，但不能抵抗自身重力，即不能抬离床面。④3级：肢体能抬离床面，但不能抗阻力。⑤4级：能做抗阻力动作，但不完全。⑥5级：正常肌力。

## 三、操作步骤

### （一）脊柱检查

**1.弯曲度**　检查时，患者取直立位或坐位，先从侧面观察脊柱有无过度的前凸和后凸，再从后面观察脊柱有无侧弯。然后用食指和中指划棘突两侧检查脊柱生理弯度是否存在，有无侧弯。

**2. 压痛**　检查时，患者取端坐位，身体稍向前倾。以右手拇指从枕骨粗隆开始自上而下逐个按压棘突及椎旁肌肉，检查脊柱有无压痛。

**3. 叩击痛**

（1）直接叩击法　患者取坐位，用叩诊锤逐个垂直叩击各椎体的棘突，检查脊柱有无叩击痛，多用于检查胸、腰段。

（2）间接叩击法　患者取坐位，用左手掌置于患者头部，右手半握拳以小鱼际肌部位叩击左手背，观察脊柱各部位有无疼痛。

**4. 活动度**　检查颈部时，用手固定患者的双肩，以头部正直为中立位；检查腰段活动度时，患者取立位，髋、膝关节伸直，用两手固定其骨盆，让患者最大限度地前屈、后伸、左右侧弯、旋转等，观察其活动范围。若患者有外伤性骨折或关节脱位时，应避免脊柱活动，以防损伤脊髓。

## （二）四肢检查

**1. 掌指关节**　嘱患者暴露双上肢，自然放于身体两侧，观察双上肢有无畸形，是否等长，是否对称，皮肤有无破损、皮疹、瘢痕、色素沉着。观察双手掌面、背面，腕关节有无异常隆起及凹陷，有无肝掌，有无杵状指，有无反甲。检查双手被动运动，屈、伸；主动运动，指间关节屈曲；掌指关节握拳；腕关节背伸、掌屈、左右旋转。检查上肢远端肌力，双侧对比，患者用力握医者食指，对掌、反对掌抵抗检查者。

**2. 肘关节**

（1）触诊双侧滑车上淋巴结。

（2）检查肘关节运动。①被动运动：屈、伸。②主动运动：屈、伸、旋前、旋后。

（3）检查屈肘、伸肘的肌力，双侧对比。检查者正推、反推患者，患者进行抵抗。

**3. 肩关节**　检查上肢近端肌力，双侧对比。检查者压患者抬起的上臂，患者做抵抗动作。

**4. 双下肢**　嘱患者暴露双下肢，观察双下肢有无畸形（膝内翻、膝外翻、膝反张），是否等长，是否对称；皮肤有无破损、皮疹、瘢痕、色素沉着，有无静脉曲张、肌肉萎缩、肿胀。

**5. 髋关节**

（1）检查髋关节运动，包括屈髋、内旋、外旋。

（2）检查双下肢近端肌力，双侧对比。患者抬腿抵抗检查者。

**6. 膝关节**

（1）触诊双侧腘窝淋巴结有无肿大。

（2）检查屈膝、伸膝的肌力。正推、反推患者，患者进行抵抗。

**7. 踝关节及足部**

（1）踝关节、足趾关节运动。①被动运动：屈、伸。②主动运动：踝关节：背屈、跖屈、内翻、外翻；足趾关节：屈趾、伸趾。

（2）检查双足背屈、趾屈肌力：对脚，反对脚，患者抵抗。

### 四、自我评价

脊柱和四肢检查操作自评表见表 12-6。

**表 12-6　脊柱和四肢检查操作自评表**

| A. 操作内容评价 | 结果得分 | | |
|---|---|---|---|
| 器材准备 | 操作连贯、规范□ | 需提示□ | 不知道怎么做□ |
| 操作者准备 | 操作连贯、规范□ | 需提示□ | 不知道怎么做□ |
| 脊柱检查 | 操作连贯、规范□ | 需提示□ | 不知道怎么做□ |
| 上肢检查 | 操作连贯、规范□ | 需提示□ | 不知道怎么做□ |
| 下肢检查 | 操作连贯、规范□ | 需提示□ | 不知道怎么做□ |
| B. 操作细节评价 | | | |
| 脊柱叩击痛的检查 | 操作连贯、规范□ | 需提示□ | 不知道怎么做□ |
| 脊柱活动度检查 | 操作连贯、规范□ | 需提示□ | 不知道怎么做□ |
| 掌指关节、肘关节、肩关节的活动度及压痛检查 | 操作连贯、规范□ | 需提示□ | 不知道怎么做□ |
| 髋关节、膝关节、踝关节的活动度及压痛检查 | 操作连贯、规范□ | 需提示□ | 不知道怎么做□ |
| C. 医学人文 | | | |
| 操作后整理衣物 | 操作连贯、规范□ | 需提示□ | 不知道怎么做□ |
| 整理操作设备 | 操作连贯、规范□ | 需提示□ | 不知道怎么做□ |
| 进一步医嘱沟通 | 非常了解□ | 大概知道□ | 不知道□ |

# 第七节　神经系统检查

### 一、学习目的

掌握浅反射、深反射、病理反射、脑膜刺激征的检查方法及临床意义。

### 二、操作前准备

听诊器、压舌板、叩诊锤、音叉、棉签、试管、手电筒等器具。

### 三、操作步骤

#### （一）共济运动

**1. 指鼻试验**　嘱患者先以食指接触距其前方 0.5 米检查者的食指，再以食指触自己的鼻尖，由慢到快，先睁眼、后闭眼，反复进行，观察是否稳准。

**2. 跟 – 膝 – 胫试验**　上抬一侧下肢，将足跟置于另一下肢膝盖下端，再沿胫骨前缘向下移动，先睁眼后闭眼重复进行，观察是否稳准。

**3. 快速轮替试验**　嘱患者伸直手掌并以前臂做快速旋前、旋后动作，观察其协调性。

**4. 闭目难立征** 嘱患者足跟并拢站立，闭目，双手向前平伸，若出现身体摇晃或倾斜则为阳性，提示小脑病变；感觉性共济失调为睁眼时能站稳而闭眼时站立不稳。

## （二）神经反射

### 1. 浅反射

（1）腹壁反射 嘱患者仰卧，两下肢稍屈以使腹壁放松，然后用火柴杆或钝头竹签按上、中、下三个部位轻划腹壁皮肤。正常人在受刺激的部位可见腹壁肌收缩。

（2）跖反射 嘱患者仰卧，髋及膝关节伸直，以手持患者踝部，用钝头竹签由后向前划足底外侧至小趾关节处再转向趾侧，正常表现为足趾向足跖面屈曲。

### 2. 深反射

（1）肱二头肌反射 患者前臂屈曲，医师用左手拇指置于患者肘部肱二头肌腱上，然后右手持叩诊锤叩击患者左拇指，可使肱二头肌收缩，前臂快速屈曲，反射中枢为颈髓 5～6 节。

（2）肱三头肌反射 患者外展上臂，半屈肘关节，医师托住患者前臂，右手用叩诊锤叩击鹰嘴上方的肱三头肌腱，可使肱三头肌收缩，引起前臂伸展，反射中枢为颈髓 6～7 节。

（3）桡骨膜反射 患者前臂置于半屈半旋前位，医师用左手托住患者腕部，并使腕关节自然下垂，用叩诊锤叩桡骨茎突，引起肱桡肌收缩，发生屈肘和前臂旋前动作，反射中枢在颈髓 5～6 节。

（4）膝反射 坐位检查时，患者小腿完全松弛下垂与大腿呈直角；卧位检查则患者仰卧，检查者以左手托起患者膝关节使之屈曲约 120°，用右手持叩诊锤叩击膝盖髌骨下方肱四头肌腱，可引起小腿伸展，反射中枢在腰髓 2～4 节。

（5）跟腱反射 患者仰卧，髋及膝关节屈曲，下肢取外旋外展位，用左手将患者足部背屈呈直角，叩诊锤叩击跟腱，腓肠肌收缩，足向跖面屈曲，反射中枢为骶髓 1～2 节。

### 3. 病理反射

（1）Babinski 征 用叩诊锤尖端沿患者足底外侧缘，由后向前划至小趾近足跟部并转向内侧，阳性反应为拇趾背伸，余趾呈扇形展开。

（2）Chaddock 征 叩诊锤尖端沿患者足背外侧缘，由后向前划至小趾近足跟部并转向内侧。阳性反应为拇趾背伸，余趾呈扇形展开。

（3）Oppenheim 征 医师弯曲食指和中指，沿患者胫骨前缘用力由上向下滑压。

（4）Gordon 征 医师以一定力量捏压腓肠肌。阳性反应为拇趾背伸，余趾呈扇形展开。

（5）Hoffmann 征 医师左手持患者腕部，然后以右手中指与食指夹住患者中指并稍向上提，使腕部处于轻度过伸位。以拇指迅速弹刮患者中指指甲，引起其余四指掌屈反应则为阳性。反射中枢为颈髓 7 节～胸髓 1 节。

（6）髌阵挛　患者仰卧，下肢伸直，医师以拇指与食指控住其髌骨上缘，用力向远端快速、连续推动数次后维持推力。阳性反应为股四头肌发生节律性收缩，使髌骨上下移动，为腱反射极度亢进。

（7）踝阵挛　患者仰卧，髋与膝关节稍屈，医师以一手持患者小腿，一手持足掌前端，突然用力使踝关节背屈并维持。阳性表现为腓肠肌与比目鱼肌发生连续性节律性收缩。

**4. 脑膜刺激征**

（1）颈强直　患者仰卧，两下肢伸直，医师以手托起患者头部使其下颌接近前胸部，如颈部有抵抗及颈后疼痛感，即为阳性。

（2）Kernig 征　患者取仰卧位，一侧下肢屈髋、屈膝均呈直角，医师一手按握膝关节上方，另一手托住足跟部并向上抬举使膝关节被动伸展。正常人大腿与小腿的夹角大于135°。如伸展小腿与大腿夹角小于135°，或大腿后屈肌紧张，有明显抵抗并伴有痛感即为阳性。

（3）Brudzinski 征　患者仰卧，两下肢伸直，医师以手托起头部使其下颌接近前胸部，如颈部有抵抗感及颈后疼痛感，同时两下肢髋关节反射性屈曲即为阳性。

## 四、自我评价

神经系统检查操作自评表见表 12-7。

**表 12-7　神经系统检查操作自评表**

| A. 操作内容评价 | 结果得分 | | |
| --- | --- | --- | --- |
| 器材准备 | 操作连贯、规范□ | 需提示□ | 不知道怎么做□ |
| 操作者准备 | 操作连贯、规范□ | 需提示□ | 不知道怎么做□ |
| 运动功能检查 | 操作连贯、规范□ | 需提示□ | 不知道怎么做□ |
| 感觉功能检查 | 操作连贯、规范□ | 需提示□ | 不知道怎么做□ |
| 神经反射检查 | 操作连贯、规范□ | 需提示□ | 不知道怎么做□ |
| **B. 操作细节评价** | | | |
| 指鼻试验、跟－膝－胫试验、快速轮替试验、闭目难立征的检查方法 | 操作连贯、规范□ | 需提示□ | 不知道怎么做□ |
| 浅反射、深反射的检查方法 | 操作连贯、规范□ | 需提示□ | 不知道怎么做□ |
| 病理反射的检查方法 | 操作连贯、规范□ | 需提示□ | 不知道怎么做□ |
| 脑膜刺激征的检查方法 | 操作连贯、规范□ | 需提示□ | 不知道怎么做□ |
| **C. 医学人文** | | | |
| 操作后整理衣物 | 操作连贯、规范□ | 需提示□ | 不知道怎么做□ |
| 整理操作设备 | 操作连贯、规范□ | 需提示□ | 不知道怎么做□ |
| 进一步医嘱沟通 | 非常了解□ | 大概知道□ | 不知道□ |

### 本章思考题

1. 李某，女性，35 岁，因反复呕吐 5 周，呕吐物量大，酸臭味，有隔夜宿食就诊。请根据症状完成相关检查。

2. 张某，男性，60 岁，因突发意识障碍 2 小时就诊。请根据症状进行相关神经系统检查。

# 第十三章　急诊急救基本技能

## 第一节　心肺复苏术

### 一、学习目的

熟练掌握单人徒手心肺复苏术（成人）的操作流程。

### 二、适应证与禁忌证

**1. 适应证**　各种原因导致的心脏骤停和（或）呼吸骤停。

**2. 禁忌证**　无绝对禁忌证。胸外按压的相对禁忌证包括：①胸壁开放性损伤、肋骨骨折、严重张力性气胸。②心脏压塞。③胸廓或脊柱严重畸形。④晚期恶性肿瘤。⑤心、脑、肺、肾等重要脏器功能衰竭无法逆转者，可不必行复苏术。

### 三、操作前准备

发现患者倒地时应环视周围环境，判断是否安全、适合抢救。

### 四、操作过程

#### （一）判断意识

双手拍肩，分别向患者双耳畔交替呼叫，可高声呼喊："同志，你怎么啦？"证实患者意识丧失。

#### （二）就近呼救、启动急救系统（EMS）

高声呼救："快来人啊，快拨打120！"在拨打急救电话时，报告地点、事件、人数、伤员情况、正在进行的急救措施等。

#### （三）检查脉搏

1. 在判断呼吸的同时检查脉搏。

2. 医务人员检查脉搏的时间为5～10秒，如10秒内没有明确触摸到脉搏，应开始心肺复苏。如果有体外自动除颤器，应立即取来使用。

3.颈动脉位置：气管与颈部胸锁乳突肌之间的沟内。

4.方法：用右手的中指和食指从气管正中环状软骨划向近侧颈动脉搏动处。

## （四）观察呼吸

可在检查脉搏的同时观察呼吸情况，如胸廓有无起伏、喘息等。

## （五）摆放体位

1.将患者置于地面或硬板上，协助患者取仰卧位。检查患者头、颈、躯干是否位于同一轴线，身体是否扭曲。

2.暴露胸部，松开腰带。

## （六）胸外心脏按压

**1.部位** 胸骨下 1/3 交界处或双乳头与前正中线交界处。

**2.定位** 一手掌根部放置于患者双乳头连线与前正中线交界处，另一手掌根部平行重叠且手指相叩背曲、脱离胸壁。

**3.按压方法** 按压时上半身前倾，双臂绷直，双上肢呈直线，双肩中点垂直于按压部位，以髋关节为支点，垂直向下用力，借助上半身的重力进行按压。

**4.频率** 100 ～ 120 次 / 分。

**5.按压幅度** 胸骨下陷至少 5cm，不超过 6cm，每次按压后应让胸廓完全回弹，下压与松开的时间基本相等。

**6.按压 - 通气比值** 每循环 30 : 2。

## （七）开放气道

**1.去除气道内异物** 舌根后坠和异物阻塞是造成气道阻塞最常见的原因。开放气道应先去除气道内异物。如无颈部创伤，可将患者头偏向一侧，清除口鼻腔异物或分泌物，可一手按压打开下颌，另一手用食指将固体异物钩出，或用指套或手指缠纱布清除口腔中的液体分泌物，如有义齿应取出。如无异物可不进行去除异物的操作。

**2.开放气道的方法**

（1）仰头举颏法 将一手小鱼际置于患者前额部，用力使头部后仰，另一手食指与中指上抬下颏处，使下颌尖、耳垂连线与地面垂直。此方法不宜用于颈部外伤者，以免进一步损伤脊髓。

（2）托颌法 将肘部支撑在患者所处的平面上，双手放置在患者头部两侧并握紧下颌角，向前推下颌骨带动舌体前移，使气道开放。如果需要进行人工呼吸，则将下颌持续上托，用拇指把口唇分开，用面颊贴紧患者的鼻孔进行口对口呼吸。此方法适用于颈部外伤者，以下颌上提为主，不能将患者头部后仰及左右转动。

### （八）人工呼吸

1. 口对口人工呼吸：将纱布覆盖于患者口部，左手将患者的鼻孔捏紧，右手拇指按压纱布并使口张开，口唇严密包绕，不留空隙，平稳、缓慢地吹气，使胸廓扩张（1 秒以上），见胸廓抬高即可，吹气毕，松开患者鼻孔使之被动呼气，操作者头部稍侧转换气，继续听呼吸声音，用面颊感受患者的呼出气流，观察患者胸廓起伏情况。

2. 每循环胸外心脏按压 30 次进行人工呼吸 2 次；只进行人工呼吸者频率为 6 秒一次，每分钟 10 次。

3. 双人心肺复苏时可应用简易呼吸器进行人工呼吸，操作方法详见简易呼吸器的使用。

### （九）复苏效果的评估

1. 进行 5 个循环（大约 2 分钟）后对患者再次进行评估，检查呼吸，触诊脉搏（5～10 秒）。

2. 复苏成功的表现包括自主呼吸恢复，能触及大动脉搏动，散大的瞳孔缩小，颜面、口唇、甲床、皮肤色泽转红润。

## 五、相关知识链接

自动体外除颤器（AED）的使用方法：

1. 开启 AED，部分型号需按下电源，根据设备的提示操作。

2. 在患者胸部适当的位置，将电极片紧密地贴在裸露的皮肤上。一般情况下，两块电极板分别贴在右胸上部和左胸左乳头外侧，具体位置可以参考 AED 机上的图示和电极板上的图片说明，贴片位置要与图示完全一致。

3. 按下"分析"键后开始分析心律（有些型号在插入电极板后会发出语音提示，并自动开始分析心律），在此过程中 AED 会提示任何人不要接触患者。分析完毕后，AED 将会发出是否进行除颤的建议；当有除颤指征时，不要与患者接触，同时告诉附近的人远离患者，由操作者按下"放电"键除颤。

4. AED 到达前，先进行 CPR；AED 到达并贴好电极片后再停止 CPR。一次除颤后未恢复有效灌注心律，应进行 5 个周期 CPR。然后再次分析心律、除颤、CPR，反复至急救人员到位。

## 六、自我评价

操作自评表见表 13-1。

表 13-1 操作自评表

| A. 操作流程评价 | 结果得分 | | |
|---|---|---|---|
| 能够判断周围环境 | 操作连贯、规范□ | 需提示□ | 不知道怎么做□ |
| 拨打 120 或准备抢救车及除颤仪 | 操作连贯、规范□ | 需提示□ | 不知道怎么做□ |
| 能够判断患者意识 | 操作连贯、规范□ | 需提示□ | 不知道怎么做□ |
| 能够检查患者呼吸 | 操作连贯、规范□ | 需提示□ | 不知道怎么做□ |
| 判断患者的颈动脉搏动 | 操作连贯、规范□ | 需提示□ | 不知道怎么做□ |
| 先进行胸外按压，再开放气道 | 操作连贯、规范□ | 需提示□ | 不知道怎么做□ |
| 采用口对口人工通气 | 操作连贯、规范□ | 需提示□ | 不知道怎么做□ |
| 操作后再次对患者进行评估 | 操作连贯、规范□ | 需提示□ | 不知道怎么做□ |
| 持续 3 分钟高效率的 CPR | 操作连贯、规范□ | 需提示□ | 不知道怎么做□ |
| 心脏按压：人工呼吸 =30∶2 的比例进行 5 个周期的操作 | 操作连贯、规范□ | 需提示□ | 不知道怎么做□ |
| 一轮心肺复苏操作后再次判断是否有呼吸，同时触摸是否有颈动脉搏动 | 操作连贯、规范□ | 需提示□ | 不知道怎么做□ |
| B. 操作细节评价 | | | |
| 观察患者胸部起伏 5 ～ 10 秒（数 1001、1002、1003、1004、1005……） | 操作连贯、规范□ | 需提示□ | 不知道怎么做□ |
| 按压点在两乳头连线中点（胸骨中下 1/3 处） | 操作连贯、规范□ | 需提示□ | 不知道怎么做□ |
| 两手重叠，紧贴胸壁的手五指翘起 | 操作连贯、规范□ | 需提示□ | 不知道怎么做□ |
| 双臂伸直，用上身力量用力按压 30 次 | 操作连贯、规范□ | 需提示□ | 不知道怎么做□ |
| 按压频率至少 100 ～ 120 次 / 分 | 操作连贯、规范□ | 需提示□ | 不知道怎么做□ |
| 按压深度 5 ～ 6cm | 操作连贯、规范□ | 需提示□ | 不知道怎么做□ |
| 每次按压后胸壁充分回弹 | 操作连贯、规范□ | 需提示□ | 不知道怎么做□ |
| 仰头抬颌法开放气道 | 操作连贯、规范□ | 需提示□ | 不知道怎么做□ |
| 开放气道后一手捏患者鼻子口对口给气 | 操作连贯、规范□ | 需提示□ | 不知道怎么做□ |
| 缓慢吹气 1 秒以上 | 操作连贯、规范□ | 需提示□ | 不知道怎么做□ |
| 看到胸廓明显抬起后松口、松鼻子，气体呼出，胸廓回落 | 操作连贯、规范□ | 需提示□ | 不知道怎么做□ |
| 使用简易呼吸器时每次挤压球囊的 1/2 ～ 2/3 | 操作连贯、规范□ | 需提示□ | 不知道怎么做□ |
| C. 医学人文 | | | |
| 操作后整理模型衣物 | 操作连贯、规范□ | 需提示□ | 不知道怎么做□ |
| 整理急救设备 | 操作连贯、规范□ | 需提示□ | 不知道怎么做□ |
| 进一步生命支持 | 非常了解□ | 大概知道□ | 不知道□ |
| 在操作时把模型视为 | 玩具□ 模型□ | 患者□ | 亲人□ |

# 第二节 成人经口气管插管术

## 一、学习目的

1. 掌握气管插管术的适应证、禁忌证。

2. 掌握气管插管术的操作步骤。

3. 熟悉气管插管术前准备及注意事项，了解气管插管的意外、并发症及其防治。

## 二、紧急气管插管的适应证与禁忌证

**1. 适应证**　①呼吸、心搏骤停。②自主呼吸无力，需要呼吸机支持。③急性呼吸衰竭。④气道保护性反射迟钝或消失。⑤气道梗阻。⑥昏迷或不能自行清除气道分泌物。

**2. 禁忌证**　①无绝对禁忌证。②上气道狭窄或畸形，包括严重喉头水肿、严重气管畸形或移位等。③严重凝血功能障碍，严重出血倾向者。

## 三、操作前准备

### (一) 物品准备

**1. 物品**　弯型喉镜（需先检查灯光）、一次性气管导管（根据患者情况选择型号）、10mL 注射器、消毒的液体石蜡、牙垫与胶布、吸引装置和吸痰管、简易呼吸器球囊、无菌治疗巾、听诊器等。

**2. 检查**　插管前检查导管套囊是否漏气。

**3. 管芯准备**　将插管管芯放入导管内并塑形，管芯前端不能超过导管斜面，导丝末端反折固定，防止脱落。

**4. 润滑**　润滑气管导管套囊表面及导管前端。

**5. 喉镜准备**　将喉镜镜片与喉镜手柄连接，确认连接稳定，检查光源亮度。

### (二) 操作者准备

1. 详细地了解病史，进行体格检查和必要的实验室检查，如凝血时间等。

2. 除心肺复苏外，应向患者或家属说明气管插管的目的、意义、安全性和可能发生的并发症。简要说明操作过程，取得患者及家属同意，签署知情同意书。

3. 插管前检查患者口腔、牙齿（有义齿需取出）、张口度、颈部活动度、咽喉部情况等。

4. 术者及助手常规洗手，戴帽子、口罩。

## 四、操作过程

1. 患者取仰卧位，枕部垫一薄枕，如无颈髓损伤等禁忌证，可将头后仰，使口、咽、喉三轴线尽量呈一直线。将简易呼吸器接纯氧，"EC"手法给予面罩球囊辅助通气数分钟。遇声门运动活跃者，可用 1% 丁卡因或 4% 利多卡因喷雾局部麻醉。

2. 操作者右手拇指、食指、中指拨开上唇、下唇，提起下颌并启开口腔。左手持喉镜沿口角的右边置入，当喉镜移向口腔中部时，舌头便自动被推向左侧，看到悬雍垂后将镜片提起向前移动，直到暴露会厌。

3. 将镜片置于会厌、舌根的交界处，用力向前上方提起，使舌骨会厌韧带紧张，当会厌翘起紧贴喉镜片，声门得以暴露。注意提喉镜时保持左腕伸直，向前、向上约 45°，着力点应始终放在喉镜片的顶端，严禁以上切牙作为支点，以防用力上翘时导致切牙断裂或脱落。

4. 插入气管插管时以右手拇指、食指及中指握笔式持住导管的中上段，由右侧口角进入口腔，同时双目注视导管前进方向，直到导管已接近喉头才将管端移至喉镜片处，准确地将导管尖端插入声门。

5. 在导管尖端入声门后，可令助手小心将其拔出，同时操作者必须向声门方向顶住导管，以防将导管拔出。管芯拔出后，立即顺势将导管插入气管内，插入深度成年男性约23cm，女性约21cm。

6. 放置牙垫于上、下齿之间，退出喉镜。牙垫侧翼应放于牙齿与口唇之间，防止掉入口腔。给气管导管套囊充气，触摸注气端套囊，其弹性似鼻尖后，立即接简易呼吸器。

7. 导管插入后应立即确定导管位置，挤压呼吸球囊时见双侧胸廓对称起伏，听诊器听诊双肺呼吸音存在并对称，可初步确认气管导管的位置正确。具体方法有如下几种：

（1）呼吸音听诊五点法　即上下胸部的左右侧和上腹部剑突各为一点，若左右呼吸音不对称，可能是插管过深而误入一侧主支气管，若上腹部剑突可闻及气过水声，伴呼吸音消失或上腹部膨隆，则可能误入食管。

（2）观察法　用透明导管时，吸气时管壁清亮，呼气时可见明显"白雾"样变化。

（3）$CO_2$检测法　接$CO_2$监测仪，每次呼吸均出现正常的$CO_2$波形。

（4）胸部X线定位法　可拍摄床旁X线胸片确认导管的位置。

8. 用胶布将牙垫与气管固定于面颊，胶布长短以不超过下颌角为宜，粘贴要牢固，不可粘住口唇。然后将患者头部复位，动作要轻柔。

## 五、注意事项

1. 选择合适的气管导管，一般成年男性导管内径为7.5～8.0mm，女性为7.0～7.5mm。气管导管内径过小可使呼吸阻力增加；导管内径过大或质地过硬都容易损伤呼吸道黏膜。

2. 气管插管的并发症

（1）插管操作不规范，可导致口腔、咽部损伤出血，严重者牙齿脱落误入气道导致窒息。

（2）昏迷浅者可出现强烈呛咳、喉头或支气管痉挛、心律失常乃至心搏骤停。

（3）导管过深可误入一侧支气管内，导致通气不足或术后肺不张；导管过浅可能意外脱出导致窒息。

## 六、相关知识链接

喉镜插管技术失败时，应评估能否使用简易呼吸器（BMV）通气，并根据需要为患者供氧。经过BMV的使用，可再次尝试气管插管。但若3次插管均失败，除非有经验丰富的医师来到现场或有其他插管辅助设备可供使用，否则应停止插管尝试，立即行BMV改善氧疗，并考虑放置声门外装置（EGD），利用这些装置可以在声带以上部位进行通气。常用的方法有喉罩和食管－气管双腔插管。但需注意的是由于装置放置在声门上，注定有其局限性，当声带部位或其以下部位发生病变阻塞时，使用EGD可能无法进行成功通气，此时需行环甲膜穿刺或切开进行急救。

## 七、自我评价

操作自评表见表13-2。

表13-2　操作自评表

| 项目 | 内容 | 操作要求 | 优 | 良 | 中 | 差 |
|---|---|---|---|---|---|---|
| 气管插管 | 准备 | 喉镜、气管导管、牙垫、注射器、润滑剂、导丝、胶带、听诊器 | | | | |
| | | 术者着装整齐，戴口罩、帽子。患者体位摆放得当，仰头抬颌法开放气道，颈椎损伤患者注意保护颈椎 | | | | |
| | | 去氮加压给氧：动作正确<br>面罩位置恰当，固定面罩手法正确<br>通气时气道开放完全、无漏气、无阻塞 | | | | |
| | | 准备动作流畅<br>操作轻柔，相关物品放置有序 | | | | |
| | | 选择合适型号的气管导管<br>检查充气套囊是否漏气<br>气管导管塑型满意<br>充分润滑气管导管<br>喉镜镜片选择得当<br>检查喉镜灯光良好<br>关闭灯光备用<br>准备牙垫<br>准备胶布<br>挂听诊器 | | | | |
| | | 准备时间不超过2分钟 | | | | |
| | | 准备顺序规范 | | | | |
| 气管插管 | 操作 | 喉镜使用得当，手柄握位恰当<br>镜片深度适中<br>不能有撬动门齿的声音<br>声门暴露充分 | | | | |
| | | 气管导管进入深度适当<br>听诊肺部双侧呼吸音对称，患者未出现单肺通气 | | | | |
| | | 气管导管准确地进入气管<br>拔出导丝后继续送入导管 | | | | |
| | | 充气气囊压力适中 | | | | |
| | | 正确放置牙垫并撤出喉镜 | | | | |
| | | 确定导管位置，包括通气、观察胸廓起伏、听诊法、观察法等 | | | | |
| | | 正确固定导管（胶布长短合适、粘贴牢靠、不可粘住嘴唇） | | | | |
| | | 轻柔复位头颅、清理用物 | | | | |

# 第三节　简易呼吸器的使用

## 一、学习目的

掌握简易呼吸器（又称简易呼吸气囊面罩）的使用方法，并能在双人心肺复苏术中运用简易呼吸器进行抢救。

## 二、操作前准备

1. 掌握面罩简易呼吸器通气的适应证，即主要用于气管插管前辅助通气。

2. 选择合适尺寸的面罩。成人面罩分为大、中、小三种，儿童面罩分为新生儿、婴儿和儿童三种。在通气前，应选择适合操作者手部及患者面部的面罩，使患者感觉舒适。

3. 面罩的上缘应放置于鼻梁之上，防止压迫眼球。

## 三、操作步骤

1. 患者取仰卧位，操作者位于其头顶处。

2. 单手扣面罩通气常采用"EC"手法，操作者左手拇指和食指环绕呈"C"形，缺口处应超过面罩纵向中线，便于对面罩右半部分施压密封，拇指负责鼻部区域的密封，食指负责口部区域的密封，通过这两个手指实现面罩与面部轮廓的整体密封。

3. 中指、无名指和小指呈"E"形，中指和无名指的着力点在下颌骨降支骨质，起到仰头、抬颏和开放气道的作用，并使面部向面罩迎合，加强面罩密封效果。小指的着力点在下颌角处骨质，起到托颏的作用。

4. 操作者右手张开，握住呼吸球囊中部加压辅助或控制通气。根据右手加压时的阻力感，观察随压力变化的胸腹部起伏情况及心电监护指标等判断面罩通气的效果。

## 四、操作注意事项

1. 面罩通气时应注意保证患者呼吸道通畅及面罩与患者间的密闭性。

2. 双人心肺复苏时通常应用简易呼吸器通气，未建立高级气道者按压与通气比为30∶2；已建立高级气道者挤压球囊的频率为每6秒钟1次，每分钟10次，每次通气量为球囊的1/2～2/3，通气时间超过1秒钟，不要挤出全部气体或挤压过快以免过度通气。

## 五、相关知识链接

1. 简易呼吸器的组成。面罩、单向阀、球体、安全阀门、储氧袋、氧气导管，部分球囊还配有开口器、口咽通气道等。

2. 工作原理如下。

（1）氧气从 A 阀进入，随球囊复原 D 阀开放，暂存于球体内。若氧气流量不足，则负压使 B 阀开放，空气充入呼吸器内。球囊复原后多余的氧气存于储氧袋中；若氧气流量过多，则 C 阀开放，可将多余气体排出呼吸器外。

（2）挤压球囊时产生负压，内部气体强制性推动 E 阀打开，并关闭 D 阀，球体内气体即由 E 阀中心切口送向患者。

（3）松开球体时，E 阀即刻向上推并处于闭合状态，以使患者呼出的气体由出气口 G 放出。与此同时，球囊松开所产出的负压使 D 阀开放，储氧袋内氧气送入球体，直到球体完全复原。然后再次挤压，重复以上循环。

3. 通常成人呼吸球囊容积为 1500mL，最大输出容积（双手挤压球囊至压缩极限）为 1350mL。

# 第十四章　心电图解析

## 第一节　心电图基本知识与正常心电图

### 一、学习目的

熟悉心电图基本知识与操作，掌握正常心电图各波段的组成和命名。

### 二、相关知识链接

#### （一）心电图的临床应用

判断心肌缺血（心肌梗死、心绞痛）、心室肥大、心房负荷增重、心肌炎、心肌病、心律失常、电解质紊乱、内分泌失调、自律神经功能失调、药物的影响。

#### （二）心电图导联体系

**1. 心脏激动传导系统**　按照窦房结→结间束→房室结→希氏束→左、右束支→浦肯野纤维顺序传导。

**2. 肢体导联**　包括标准肢体导联Ⅰ、Ⅱ、Ⅲ及加压肢体导联 avR、avL、avF。右上肢（红色）、左上肢（黄色）、左下肢（绿色）、右下肢（黑色）。

**3. 胸导联**　包括 $V_1$–$V_6$ 导联：① $V_1$：位于胸骨右缘第 4 肋间。② $V_2$：位于胸骨左缘第 4 肋间。③ $V_3$：位丁 $V_2$ 与 $V_4$ 两点连线的中点。④ $V_4$：位亍左锁骨中线与第 5 肋间相交处。⑤ $V_5$：位于左腋前线与 $V_4$ 同一水平处。⑥ $V_6$：位于左腋中线与 $V_4$ 同一水平处。临床上诊断后壁心肌梗死还常选用 $V_7$–$V_9$ 导联：① $V_7$：位于左腋后线 $V_4$ 水平处。② $V_8$：位于左肩胛骨线 $V_4$ 水平处。③ $V_9$：位于左脊旁线 $V_4$ 水平处。

#### （三）心电图的测量和正常数据

当走纸速度为 25mm/s 时，每两条纵线间（1mm）表示 0.04s，当标准电压 1mV=10mm 时，两条横线间（1mm）表示 0.1mV。

**1. 心率的测量**　测量心率时，只需测量一个 RR 或 PP 间期的秒数，然后用 60 除以该秒数即可求出，如 RR 间距为 0.8 秒，则心率为 60/0.8=75 次 / 分或 1500/RR 间小格数（表 14-1）。

表 14-1 心率的测量

| 大格数 | 1 | 2 | 3 | 4 | 5 |
|---|---|---|---|---|---|
| 心率 | 300 | 150 | 100 | 75 | 60 |

**2. 心电轴的测量** 观察 I 和 III 导联的 QRS 波群，根据向上或向下来判断（图 14-1）。

平均心电轴的判断方法

|  | I | III |
|---|---|---|
| 正常心电图 | + | + |
| 电轴左偏 | + | - |
| 电轴右偏 | - | +，- |

图 14-1 心电轴

## （四）正常心电图波形特点和正常值（4 波 2 段 2 间期）

**1. P 波** I、II、aVF、V$_4$-V$_6$ 导联向上，aVR 导联向下，其余导联呈双向、倒置或低平均可。时间一般小于 0.12 秒。振幅在肢体导联一般小于 0.25mV，胸导联一般小于 0.2mV。

**2. PR 间期** 0.12 ～ 0.20 秒。

**3. QRS 波** 正常成人 QRS 波群时间为 0.06 ～ 0.10 秒。Q 波：正常人除 aVR 导联外，其他导联 Q 波的振幅不得超过同导联 R 波的 1/4，时间不得超过 0.04s，且无切迹。

**4. ST 段** 任何导联 ST 段下移不应超过 0.05mV。ST 段上抬在 V$_1$-V$_3$ 导联不超过 0.3mV，其他导联均不超过 0.1mV。

**5. T 波** 在 I、II、V$_4$-V$_6$ 导联不允许低平、双向、倒置。

**6. QT 间期** 正常范围为 0.32 ～ 0.44 秒。

**7. u 波** 在 T 波之后 0.02 ～ 0.04 秒出现的振幅很低小的波称为 u 波。

## 三、自我评价

心电图具体操作流程自评表见表 14-2。

表 14-2 心电图具体操作流程自评表

| A. 操作流程评价 | 结果得分 | | | |
|---|---|---|---|---|
| 能够正确连接导联 | 操作连贯、规范□ | 需提示□ | 不知道怎么做□ |
| 按 "ON" 键以接通电源 | 操作连贯、规范□ | 需提示□ | 不知道怎么做□ |
| 按 "START" 键自动走纸 | 操作连贯、规范□ | 需提示□ | 不知道怎么做□ |
| 走纸结束后按 "STOP" 键 | 操作连贯、规范□ | 需提示□ | 不知道怎么做□ |
| 按 "OFF" 键切断电源 | 操作连贯、规范□ | 需提示□ | 不知道怎么做□ |
| 在心电图标明姓名、年龄、性别 | 操作连贯、规范□ | 需提示□ | 不知道怎么做□ |
| 整理导联线 | 操作连贯、规范□ | 需提示□ | 不知道怎么做□ |
| B. 医学人文 | | | |
| 操作后整理患者衣物 | 操作连贯、规范□ | 需提示□ | 不知道怎么做□ |
| 分类处理医疗垃圾 | 操作连贯、规范□ | 需提示□ | 不知道怎么做□ |

# 第二节　心电图的分析方法与报告方式

## 一、学习目的

掌握心电图的阅图顺序，能够正确书写心电图报告单。

## 二、相关知识链接

### （一）分析心电图的步骤与方法

1. 首先检查各导联心电图标记有无错误，导联有无接错，定准电压是否正确，有无个别导联电压减半或加倍，纸速如何，有无基线不稳、伪差和交流电干扰等。

2. 根据 P 波的有无、方向与形态、顺序及其与 QRS 波群的关系，确定基本心律是窦性心律或异位心律。应将 P 波清晰的导联如 Ⅱ（或 $V_1$）导联描记的长一些。

3. 测定 P–P 或 P–R 间距、P–R 间期、Q–T 间期、P 波及 QRS 波群时间，必要时测定 $V_1$、$V_5$ 导联的室壁激动时间。测量 P–P 或 R–R 间距以计算心房率和心室率。

4. 测定 QRS 波群平均电轴，可用目测法观察其是否偏移，如有左偏或右偏时应用查表法写出电轴的偏移度数。

5. 观察各导联 P 波、QRS 波群、T 波及 u 波的电压、形态、方向等，以及 ST 段有无移位。

6. 综合心电图所见，结合被检查者的年龄、性别、病史、体征、临床诊断、用药情况以及既往心电图检查资料等，判断心电图是否正常，做出心电图判断。

### （二）心电图的报告方式

心电图报告应包括以下内容：①基本心律及类别。②有无心电轴左偏或右偏及偏移度数。③有钟向转位者可标明。④心电图特征性改变。⑤心电图是否正常。⑥结合临床提供参考意见，必要时建议复查。

## 三、自我评价

阅读心电图具体操作流程自评表见表 14–3。

表 14–3　阅读心电图具体操作流程自评表

| A. 操作流程评价 | 结果得分 | | |
|---|---|---|---|
| 能够正确判断是否为窦性心律 | 操作连贯、规范☐ | 需提示☐ | 不知道怎么做☐ |
| 能够准确填写各间期时间 | 操作连贯、规范☐ | 需提示☐ | 不知道怎么做☐ |
| 能够准确描记各波形形态 | 操作连贯、规范☐ | 需提示☐ | 不知道怎么做☐ |
| 能够正确书写临床诊断 | 操作连贯、规范☐ | 需提示☐ | 不知道怎么做☐ |
| B. 医学人文 | | | |
| 操作后认真核对患者信息 | 操作连贯、规范☐ | 需提示☐ | 不知道怎么做☐ |
| 能够客观合理反映给临床医师 | 操作连贯、规范☐ | 需提示☐ | 不知道怎么做☐ |

# 第三节　临床常见异常心电图

## 一、学习目的

掌握临床常见异常心电图的特点，并能做出正常临床判读。

## 二、相关知识链接

### （一）心房肥大和心室肥厚

**1. 左心房肥大**

（1）P波宽大时限≥0.12秒（至少3个小格），双峰≥0.04秒，又称二尖瓣型P波。

（2）$V_1$导联可呈正负双向。

**2. 右心房肥大**

（1）P波高尖（称肺性P波），在Ⅱ、Ⅲ、aVF导联振幅≥2.5mv。

（2）$V_1$导联上，P波前部高尖，起始P波指数>0.03mm.s。

**3. 左心室肥大**

（1）$V_5$导联高振幅R波，$R_{V_5}$＞2.5mv。

（2）男$R_{V_5}+S_{V_1}$≥4.0mv，女$R_{V_5}+S_{V_1}$≥3.5mv。

（3）电轴左偏。

**4. 右心室肥大**

（1）$R_{V_1}$＞1.0mv。

（2）$R_{V_1}+S_{V_5}$≥1.2mv。

（3）电轴右偏。

### （二）心肌缺血与ST-T改变

ST-T持续性下移1～3mm，以水平型和下斜型最有意义，上斜型J点后0.08s仍在基线下有意义。

### （三）心肌梗死

ST段在相应导联弓背向上抬高：$V_1$-$V_3$前间壁；$V_3$-$V_5$前壁；$V_1$-$V_6$广泛前壁；Ⅰ、aVL，$V_5$，$V_6$侧壁；Ⅱ、Ⅲ、aVF下壁。

### （四）心律失常

**1. 窦性心动过速**

（1）窦性节律。

（2）P波频率＞100次/分，多在100～160次/分。

（3）常伴 ST-T 改变。

**2. 窦性心动过缓**

（1）窦性节律。

（2）P 波频率 < 60 次 / 分，< 45 次 / 分为严重窦性心动过缓。

（3）常伴窦性心律不齐。

**3. 房性期前收缩**

（1）提前出现的 P′波，形状与窦性 P 波不同。

（2）P′-R 间期 ≥ 0.12 秒。

（3）房性 P′波后有正常形态 QRS 波群。

（4）不完全性代偿间歇（小于基础窦性节律的 2 倍）。

**4. 室性期前收缩**

（1）提早出现的 QRS-T 波群，其前无提早出现的异位 P′波。

（2）QRS 波群形态宽大畸形，时间 ≥ 0.12 秒。

（3）T 波方向与 QRS 波群主波方向相反。

（4）有完全性代偿间歇（等于基础窦性节律的 2 倍）。

**5. 交界性期前收缩**

（1）提早出现的 QRS 波群，形态基本正常。

（2）逆行的 P′波可出现在提早出现的 QRS 波群之前、之后、之中（见不到逆行的 P′波）。若逆行 P′波在 QRS 波群之前，P′-R 间期 < 0.12 秒；若逆行 P′波在 QRS 波群之后，R-P′间期 < 0.20 秒。

（3）常有完全性代偿间歇。

**6. 阵发性室上性心动过速**

（1）突然发生，突然终止，频率多为 150 ～ 250 次 / 分，节律快而规则。

（2）QRS 波群形态基本正常，时间 < 0.10 秒。

（3）ST-T 可无变化，但发作时 ST 段可有下移和 T 波倒置。

**7. 室性心动过速**

（1）为室性早搏的连续状态（连续 3 次或 3 次以上），频率多为 150 ～ 200 次 / 分，R-R 大致相等。

（2）QRS 波群宽大畸形，时间 > 0.12 秒，T 波方向与 QRS 主波方向相反。

（3）可有心室夺获或室性融合波。

**8. 心室颤动**

心室颤动是最严重的心律失常，是心脏停搏前的征象，此时表现为 QRS-T 波完全消失，被大小不等、极不匀齐的低小波所取代，频率为 200 ～ 500 次 / 分。

**9. 心房颤动**

（1）P 波消失，被一系列大小不等、间距不均、形态各异的心房颤动波（f 波）所取代，其频率为 350 ～ 600 次 / 分。

（2）R-R 间距绝对不匀齐，即心室率完全不规则。

（3）QRS 波群形态一般与正常窦性者不同。

**10. 心房扑动**

（1）P 波消失，代之以快速、连续、规则的 F 波，频率 250～350 次 / 分，Ⅱ、Ⅲ、avF 导联清晰可见。

（2）QRS 波群形态正常。

**11. 一度房室传导阻滞**

（1）窦性 P 波之后均伴随有 QRS 波群。

（2）P–R 间期延长，成年人 ≥ 0.21 秒（老年人＞ 0.22 秒）。

**12. 二度Ⅰ型房室传导阻滞（文氏现象）**

（1）P 波规律出现。

（2）P–R 间期呈进行性延长（而 R–R 间距则进行性缩短），直至出现一次心室漏搏，其后 P–R 间期又恢复为最短，再逐渐延长，直至又出现心室漏搏。这种周而复始的现象，称为房室传导的文氏现象。

**13. 二度Ⅱ型房室传导阻滞**

（1）P–R 间期恒定（正常或延长），部分 P 波后无 QRS 波群。

（2）QRS 波群成比例地脱漏，形态一般正常或增宽畸形。

**14. 三度房室传导阻滞**

（1）P 波与 QRS 波群无固定关系，P–P 间距、R–R 间距各有其固定的节律。

（2）心房率＞心室率（P 波频率高于 QRS 波群频率）。

（3）QRS 波群形态正常或宽大畸形。

**15. 完全性左束支传导阻滞**

（1）电轴左偏。

（2）QRS ≥ 0.12 秒。

（3）Ⅰ、aVL、$V_5$、$V_6$ 宽阔有切迹，顿挫的 R 波（QRS 呈 M 型）。

**16. 完全性右束支传导阻滞**

（1）电轴右偏。

（2）QRS ≥ 0.12 秒。

（3）$V_1$、$V_2$ 导联 QRS 波群呈 rsr′，rsR′，rSR′（QRS 呈 M 型）。

**17.WPW 预激**

（1）PR ＜ 0.12 秒。

（2）QRS ≥ 0.10 秒，起始粗钝，可见预激波（即 δ 或 △波）。

**18. LGL 预激**

（1）PR ＜ 0.12 秒。

（2）QRS 波群形态正常。

## 三、自我评价

心电图阅图能力自评表见表 14–4。

表 14-4　心电图阅图能力自评表

| 操作流程评价 | 结果得分 | | |
|---|---|---|---|
| 能够判断节律 | 操作连贯、规范□ | 需提示□ | 不知道怎么做□ |
| 能够判断异常心电图 | 操作连贯、规范□ | 需提示□ | 不知道怎么做□ |
| 能够给出临床诊断 | 操作连贯、规范□ | 需提示□ | 不知道怎么做□ |